降糖尿病常備菜145道

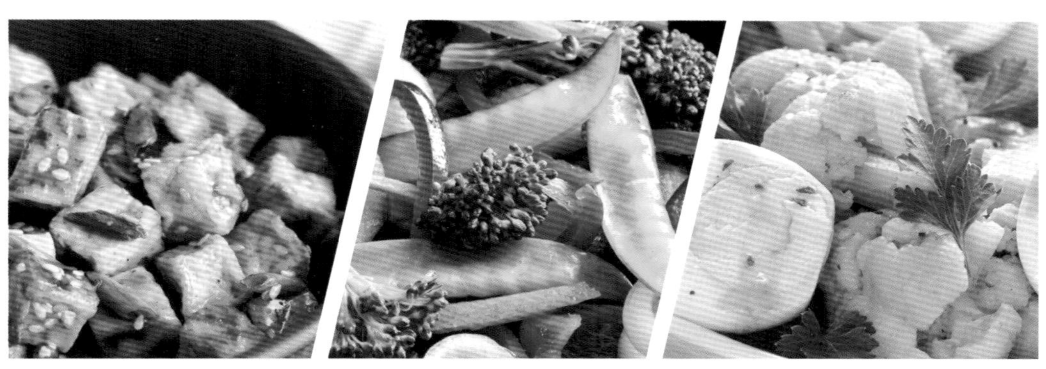

繪虹

糖尿病就要這樣吃！
降糖常備菜穩定血糖，營養又美味

大家都知道糖尿病是一個伴隨一生、無法根治的慢性病。一旦罹患糖尿病，「妥善控制血糖值變化」，是相當重要的事。

要維持血糖穩定，其實一點都不難。在日常飲食中，以低熱量、低脂、低鹽、低糖、高膳食纖維的飲食為主。

然而，許多糖友生活節奏忙碌，經常錯過用餐時間，或是無暇準備一餐控糖料理，只能選擇吃外食。但誤餐容易使血糖太低，攝取高油、高糖、高鹽、高熱量的外食會使血糖升高，血糖的大起大落，隱藏著引發糖尿病併發症如高血壓、高血脂、眼疾、腎臟病、痛風、心臟病等風險，不得不謹慎。

糖友該如何掌握日常飲食呢？事實上，您可以找一天時間，一次採買降糖的食材，一次料理好一週或數天份量的降糖常備菜，煮好後放進冰箱保存。然後，根據「少量多餐」、「定時定量」的糖尿病飲食型態進食，讓您餐餐都吃得到薏仁、花椰菜、苦瓜、洋蔥、蘆筍、番茄、香菇、海帶等降糖食材，輕輕鬆鬆維持血糖穩定，又能吃得健康美味。

現在，就跟著向紅丁、張曄、成向東這三位專業醫師，學習如何與糖尿病「和平共處」，做出一道道專屬自己健康營養又美味的降糖佳餚！

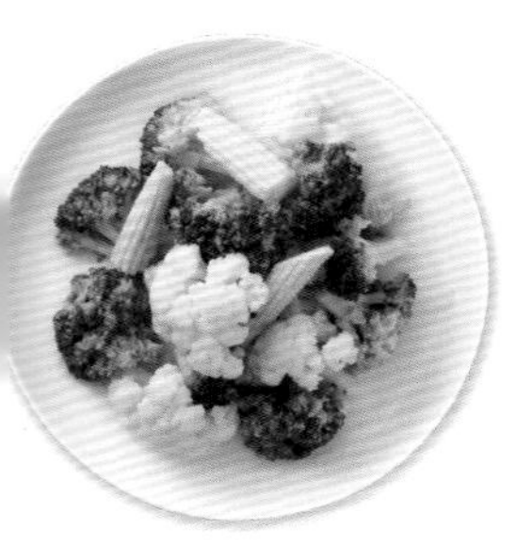
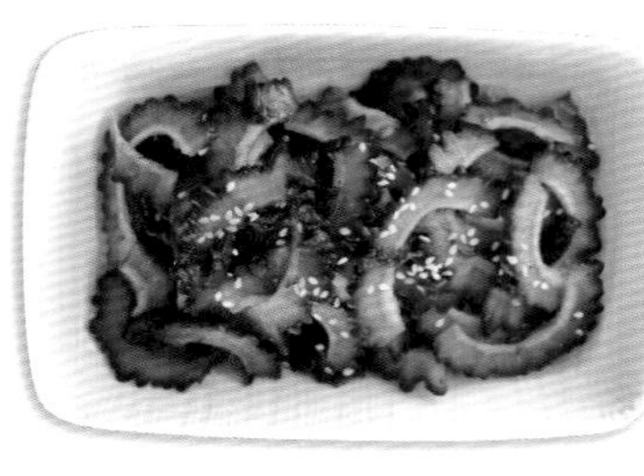
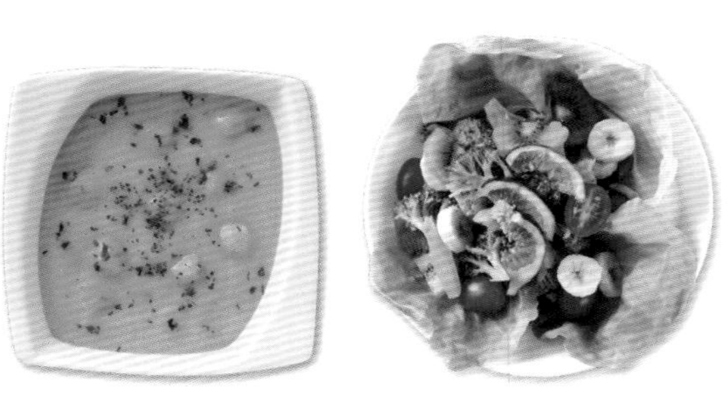

目錄
Contents

Preface 前言 了解糖尿病

PART 1 糖尿病患者如何安排日常飲食

PART 2 吃對食物，預防糖尿病

●糖尿病患者飲食需知

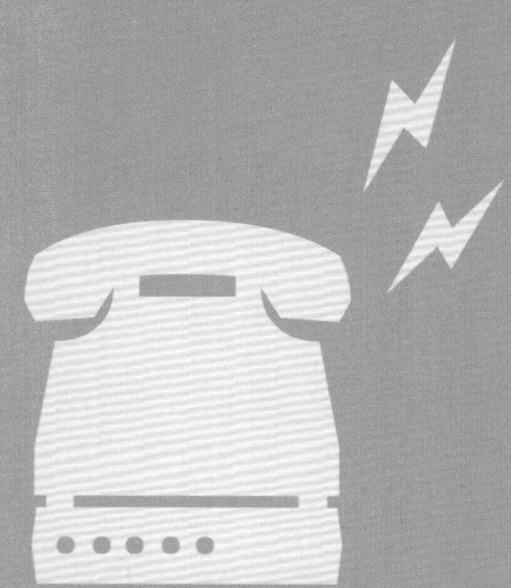

糖尿病的類型

四種類型	特徵	
第1型糖尿病	體型	與肥胖無關
	發病年齡	年齡較輕，多數在30歲以前發病
	發病狀況	來勢洶洶
第2型糖尿病（非胰島素依賴性）	體型	體重過重者多
	發病年齡	以往好發於中老年人，但漸漸有年輕化趨勢
	發病狀況	為慢性病
其他特殊類型糖尿病	體型	與肥胖無關
	發病年齡	依情況而有所不同
	發病狀況	依情況而有所不同
妊娠型糖尿病	體型	肥胖孕婦是高危險群
	發病年齡	懷孕時期
	發病狀況	產檢時即可發現

什麼人需要檢查是否有糖尿病？

◆有糖尿病家族史者

◆肥胖者（超過標準體重20%以上，或BMI大於或等於27，具體計算方法參見第20頁）

◆超過40歲的人

◆葡萄糖不耐症患者

◆高血壓患者

◆高血脂症患者

◆高尿酸患者

◆傷口不易癒合者

◆不明原因的體重減輕者

◆不明原因四肢麻木感者

◆泌尿道經常感染者

◆曾經患有妊娠型糖尿病者

◆女性有不明原因會陰部搔癢者

◆曾生過4000克以上寶寶的女性

★★如果你符合上述的狀況越多，罹患糖尿病的機率也就越高。

了解糖尿病

糖尿病是一種內外因素長期共同作用所導致的慢性、全身性、代謝性疾病。這種代謝性疾病基本的特點就是人體內葡萄糖、蛋白質和脂肪三大產熱營養素代謝紊亂。最主要的表現是血液中葡萄糖的含量過高，以及尿中有糖。

診斷糖尿病的主要依據：血糖

空腹血糖（FPG）大於或等於126毫克／分升，或餐後2小時血糖大於或等於200毫克／分升，即可斷定患有糖尿病。

糖尿病飲食黃金原則

合理供給全天總熱量

糖尿病患者必須進行總熱量的控制。每一位糖尿病患者所需熱量的多少，與其身高、體重、年齡、性別及勞動強度有密切關係。糖尿病患者飲食攝取的總熱量，應以維持理想體重或標準體重為原則。既要考慮減輕胰島β細胞的負擔，又不能影響正常身體代謝，如一個中度活動量的成年人，平均每日每公斤標準體重需熱量25大卡。但也要視每個病人的實際體重情況和活動量來靈活掌握。

均衡飲食

均衡飲食是一種科學的、合理的膳食，這種膳食所提供的熱量和各種營養素不僅全面，而且還要保持膳食供給和人體需要的平衡，既不過剩也不欠缺，並能照顧到不同年齡、性別、生理狀態及各種特殊的情況，這也是糖尿病飲食治療的基礎。糖尿病患者根據中國營養學會設計的「均衡飲食金字塔」安排日常膳食，可獲得更科學合理的營養飲食方案。

均衡飲食金字塔

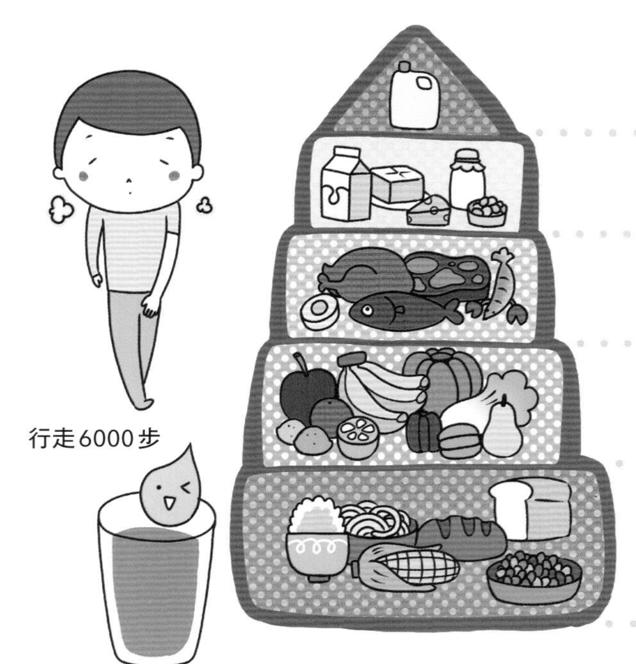

油25～30克及鹽6克

奶類及乳製品300克
大豆類及堅果30～50克

畜禽肉類50～75克
魚蝦類75～100克
蛋類25～50克

蔬菜類300～500克
水果類200～400克

穀類、薯類及雜豆250～400克
水1200毫升

出自《中國居民膳食指南（2007）》

合理攝取碳水化合物

碳水化合物是各種醣類的總稱，主要包括：單醣（葡萄糖、果糖、半乳糖等）、雙醣（蔗糖、乳糖、麥芽糖等）、多醣（澱粉類）。單醣和雙醣的吸收比多醣要快，它們在腸道內不需要消化酶，可直接被吸入血液，使血糖迅速升高。而且攝取過多含單醣和雙醣的食物，可使體內三酸甘油脂合成增強並令血脂升高。因此，糖尿病患者要減少攝取單醣和雙醣類食物。但當病人出現低血糖時，則要補充單醣和雙醣，以使血糖迅速回升到正常水平。

採用低脂飲食

用飲食來輔助治療糖尿病關鍵的第一步就是少食用脂肪。血液中脂肪過多，或是身體積存過多脂肪，胰島素不僅分泌量下降，而且作用也減弱，以致無法把糖分送達細胞內，糖分就在血液中累積，引起血糖升高，使病情更加難以控制。因此，糖尿病患者應控制脂肪的攝取量，採用低脂的蔬菜性食物，減少動物性食品與油脂。脂肪的含量應少於每日總熱量的30％。最好以多元不飽和脂肪酸取代容易阻塞動脈的飽和脂肪酸，用單元不飽和脂肪酸或複合式碳水化合物（豆類、蔬菜與穀類所含的澱粉）取代更佳。其中，多元不飽和脂肪酸主要來源有乳製品、豆油、葵花籽油、核桃油、紅花油、大豆沙拉油和堅果類食物；單元不飽和脂肪酸主要來源為動植物脂肪。

TIPS

減少脂肪攝取的小竅門

- 不吃動物油、肥肉和油炸食品。
- 炒菜時先將鍋子充分預熱，稍加油即可，放入食材後要用大火快速翻炒。在炒之前將食材汆燙一下，用油就更少。
- 吃雞、鴨等禽肉時，去除外皮和脂肪層。
- 吃烤肉時將油脂滴完再吃。
- 盡量選用低脂、脱脂奶製品，不用奶油或奶酪。

適量選擇優質蛋白質

糖尿病患者膳食中，蛋白質的供給應充足。有些患者怕多吃了蛋白質會增加腎臟的負擔，其實當腎臟功能正常時，糖尿病患者的膳食蛋白質應與正常人相近。當合併腎臟疾病時，由於高蛋白飲食會加重腎小球病變，應在營養師的指導之下，合理安排每日膳食中的蛋白質攝取量。奶、蛋、瘦肉、魚、蝦、豆製品含蛋白質較豐富。目前建議蛋白質應佔總熱量的10～20％。穀類含有植物性蛋白，如果一天吃穀類300克，就可攝取20～30克的蛋白質，約佔全日蛋白質的1／2～1／3。植物性蛋白的生理價值低於動物性蛋白，所以在膳食中也應適當控制植物性蛋白。尤其在合併腎病時，應控制植物性蛋白的食用。糖尿病患者選擇蛋白質時需注意，由於富含蛋白質的食物大都含有大量的脂肪，在選用時要注意其脂肪的含量。選擇蛋白質食物盡可能選擇低脂肪肉類，如瘦牛肉、羊肉、瘦豬肉、淡水魚、海產品和無皮的禽肉。

高膳食纖維飲食

研究證實，膳食纖維在一定程度上可以減緩食物在胃腸道消化和吸收的速度，使糖分的吸收維持緩慢而穩定的狀態，胰島素因而得到提升，使血糖維持較正常的濃度。尤其是對於正在控制體重而且限制熱量的第2型糖尿病患者而言，膳食纖維還能增加飽足感，減少熱量攝取。因此建議糖尿病患者飲食中要增加膳食纖維的量，建議每天攝取25～35克。全麥、大麥、燕麥、豆類、蔬菜、水果都是很好的膳食纖維來源，也可提供充足的營養。

TIPS

膳食纖維好處雖多，但卻不是「多多益善」。攝取過多可能會引起腹脹腹瀉、消化不良，影響鈣、鐵、鋅等元素的吸收，降低蛋白質的消化吸收率，引起低血糖等不適反應。

堅持少量多餐，定時定量定餐

由於大多數第2型糖尿病患者的胰腺尚有一定功能，多數人空腹血糖並不高，但是經過進食後，血糖升高，不易控制，因此進食的數量和時間就顯得格外重要。規律的進食有利於血糖的控制。

對於未用任何藥物，單純飲食治療的患者，一日至少進食三餐，且要定時定量，兩餐之間要間隔4～5小時。注射胰島素的病人或易出現低血糖的病人還應在三次正餐間增加2～3次點心，即從三次正餐中挪出一部分食物留作點心，這樣既可以避免藥物作用達到高峰時出現低血糖，也可避免一天飲食總量過少，影響人的體力和體質。點心時間可安排在上午9～10點、下午3～4點及晚上睡前1小時。晚上睡前的點心，除主食外，可搭配牛奶1／2杯或雞蛋1顆或豆腐2塊等富含蛋白質、對血糖影響較小的食物，以防止夜間出現低血糖。

減少食鹽攝取

食鹽中含有鈉，而糖尿病患者體內環境對鈉離子的濃度變化十分敏感，當體內鈉離子濃度高時，會增加血容量，加重心、腎負擔。正常情況下，一個成年人每天食鹽攝取量應為6克。糖尿病患者應為4克以下，如合併高血壓、心臟病、腦血管病變和腎臟疾病，每天應控制在2克以內，其中包括食用的醬油。一般20克醬油中約含鹽4克。

限制鹽的攝取量，難免會影響菜餚的口感，糖尿病患者可透過以下技巧增加菜餚的風味：

❶利用蔬菜本身的自然風味巧妙搭配，如番茄、洋蔥等與味道清淡的食物一起煮。

❷薑、蒜等調味品經食用油爆香後產生的油香味可增加口感。

❸可增加酸味食物減少食鹽用量。在烹調時，使用醋、白醋、檸檬、番茄等各種酸味食材，增加菜餚的味道，減少用鹽量。

❹選擇煮、蒸、燉等烹調方式，有助於保持食物原味。

❺菜餚烹調完畢後，最後將鹽直接撒在菜餚表面。

❻適當使用當歸、肉桂、八角、

花椒等調味料添加風味。

❼避免食用鹽漬小吃。盡可能不食用椒鹽花生米、鹹魚等含鹽量高的食物。

❽適量食用含鉀豐富的食物，如海帶、紫菜、木耳、馬鈴薯、魚類、番茄、乾蘑菇等。

最好不要飲酒

酒精能產生大量的熱量，對血糖監測有重要影響，會使血糖發生波動。當空腹大量飲酒時，可能發生嚴重的低血糖，而且酒醉往往可能忽略低血糖的症狀，非常危險。所以糖尿病人喝酒要注意以下問題：

❶如果血糖控制尚不穩定，就不要喝酒。

❷血糖控制良好時，可適量飲酒，但避免喝有甜味的酒。可制定飲酒計畫如：每週飲酒一至二次，每次飲酒量為白酒2小杯或啤酒1大杯，飲酒時要相對減少一定份量的主食。具體的限量標準為：男性每天不超過2個「酒精單位」，女性不超過1個「酒精單位」，不同酒的「酒精單位」不同：啤酒360克，葡萄酒150克，白酒45克。從長遠考慮，有飲酒嗜好的患者應逐漸戒掉飲酒習慣。

❸切忌大量飲酒。避免空腹飲酒，尤其是對於正在注射胰島素或服用其他藥物的病人，飯前喝酒可不是好主意。

❹飲酒前後可監測血糖，了解飲酒對血糖的影響。

能降血糖的營養素

糖尿病，特別是難以控制的糖尿病，與營養素的缺乏有很大關聯。適當地補充營養素，有利於糖尿病患者降低和控制血糖值。另外，高血糖可能引起多尿，這會造成部分維生素及微量元素的流失，因此糖尿病患者應該比常人更加積極地補充這些營養素。

ω-3脂肪酸

◎降血糖原理

ω-3脂肪酸會使細胞膜的活性增強，而活性強的細胞膜形成胰島素的受體數量也多，因此對胰島素表現得十分敏感，從而加大血糖的消耗並將血糖轉化為糖原，使人體血液中的葡萄糖始終處於平衡狀態，能大大減少糖尿病的發生。

◎推薦攝取量

每天宜攝取800～1000毫克。

◎食物來源

富含ω-3脂肪酸的食物主要是一些海洋魚類，比如旗魚、鯖魚、鮭魚、大馬哈魚等。

補給須知

ω-3脂肪酸有可能升高低密度脂蛋白膽固醇值，因此應適度補充ω-3脂肪酸，且必須監測血脂值。

膳食纖維

◎降血糖原理

膳食纖維可以減少小腸對於醣類與脂肪的吸收、促進胃的排空，有助於減少胰島素的用量，並控制飯後血糖上升的速度。

◎推薦攝取量

每天宜攝取25～35克。

◎食物來源

膳食纖維一般在蔬菜水果，以及全穀類、未加工的麩質、全麥製品、海藻類、豆類、根莖菜類等食物中。

補給須知

在增加膳食纖維攝取的同時，應補充足夠的水分，因為過量攝取膳食纖維會影響鈣、鐵、鋅等元素的吸收，降低蛋白質的消化吸收率。

維生素B1

◎降血糖原理

維生素B1有維持正常醣類代謝和神經傳導的功能，維持微血管健康，預防因高血糖所導致的腎細胞代謝紊亂，避免併發微血管病變和腎病。

◎推薦攝取量

每天宜攝取1.3~1.4毫克。

◎食物來源

維生素B1含量豐富的食物有穀類、豆類、乾果、酵母、硬殼果類，尤其在穀類的表皮部分含量更高，動物內臟、蛋類及綠葉菜中含量也較高。

補給須知

維生素B1在高溫時，特別是在高溫鹼性環境中，非常容易被破壞，而在酸性環境中，穩定性較好，加熱時也是穩定的。因此，烹調含維生素B1的食物時，可加入適量醋。

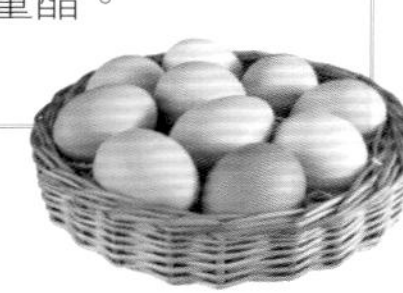

維生素C

◎降血糖原理

維生素C可維持胰島素的功能，促進組織對葡萄糖的利用；還可以抑制醛糖還原酶的作用，延緩或改善糖尿病周圍神經病變。

◎推薦攝取量

每天宜攝取100毫克。

◎食物來源

維生素C常見的食物來源有：柑橘類水果、青椒、紅椒、番茄、菠菜、紫甘藍等。

補給須知

為了盡量減少食物中維生素C的損失，最好吃新鮮的蔬菜、水果。

維生素E

◎降血糖原理

維生素E是一種天然的脂溶性抗氧化劑，也是自由基清除劑，可避免胰島細胞受到自由基的侵害，還能保護心血管，預防糖尿病慢性心血管併發症。

◎推薦攝取量

每天宜攝取14毫克。

◎食物來源

維生素E的主要來源為植物油，如大豆油、玉米油、花生油、芝麻油等。另外，花生米、核桃仁、榛子、松子等堅果中維生素E的含量也很豐富。

補給須知

烹調含維生素E的食物過程中要注意溫度不宜過高，時間不宜過久，以免大部分維生素E喪失。

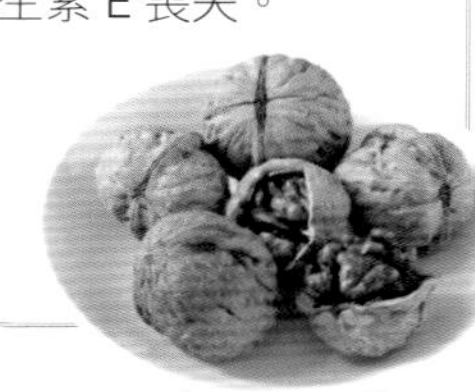

鉻

◎降血糖原理

鉻（三價鉻）是葡萄糖耐糖因子（GTF）的主要組成部分，可促進細胞對葡萄糖的利用，促進葡萄糖的氧化磷酸化，促進糖原合成，從而降低血糖。

◎推薦攝取量

每天宜攝取50微克。

◎食物來源

鉻的最佳食物來源是肉類，尤其是動物內臟，另外富含鉻的食物還有香蕉、牛肉、啤酒、麵包、植物油等。

補給須知

鉻與鐵有拮抗作用，含鉻的食物與含鐵的食物不宜一起吃，不然會影響鉻的吸收。

鋅

◎降血糖原理

鋅能提高胰島素原的轉化率，升高血清中胰島素值，從而使肌肉和脂肪細胞對葡萄糖的利用也大大增強。

◎推薦攝取量

每天宜攝取15毫克。

◎食物來源

蛋黃、魚、海帶、羊肉、豆類、動物內臟、牡蠣（生蠔）、南瓜子、鮮蝦、禽類、穀類等，都是富含鋅的食物。

補給須知

吃富含鋅的食物時宜同時吃些含鈣與鐵的食物，可促進鋅的吸收與利用。

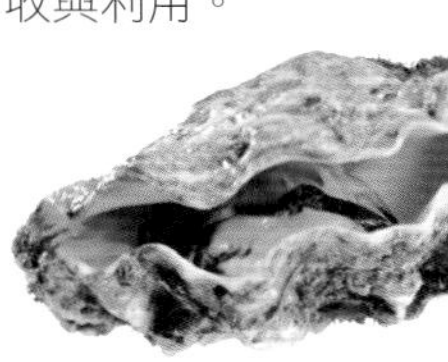

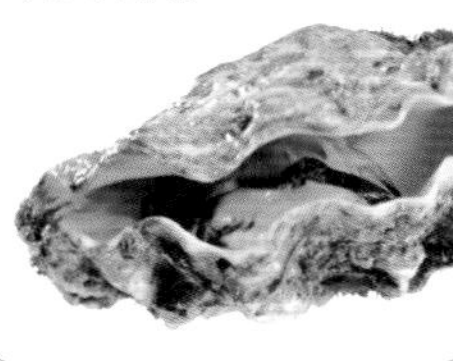

鎂

◎降血糖原理

當血糖轉變成能量時，鎂扮演著重要的角色。研究發現，缺乏鎂會造成身體對胰島素反應不佳，導致血糖上升。

◎推薦攝取量

每天宜攝取350毫克。

◎食物來源

堅果類、乳製品、海鮮、黑豆、香蕉、綠葉蔬菜、小麥胚芽等含鎂量都很豐富。綠葉蔬菜是鎂的最佳來源。

補給須知

烹調含維生素E的食物過程中要注意溫度不宜過高，時間不宜過久，以免大部分的維生素E喪失。

鈣

◎降血糖原理

鈣有刺激胰臟β細胞的作用，能夠促進胰島素正常分泌，同時還能避免併發骨質疏鬆。

◎推薦攝取量

每天宜攝取800毫克。

◎食物來源

奶和乳製品是鈣的主要來源，含鈣量豐富，吸收率也高。發酵的優酪乳更有利於鈣的吸收；魚蝦、豆類、綠色蔬菜類也是鈣的較佳來源。

補給須知

食用含鈣較多的食物時，不宜同時飲用含磷酸鹽的可樂等飲料，否則會妨礙鈣的吸收和利用。

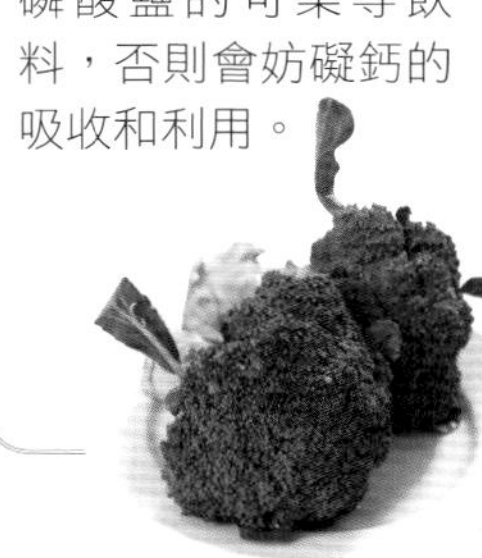

走出常見的飲食迷思

迷思一：飲食控制就是飢餓療法

很多糖尿病患者都認為得了糖尿病就應採用「飢餓療法」，尤其要少吃主食。其實，這是對飲食控制的一種誤解。糖尿病飲食治療是因人而異的控制飲食總熱量，維持合理的飲食結構，而不是單純的飢餓或不吃主食。

如果糖尿病患者一天所吃的主食少於150克，會產生以下的不良後果：首先，人體在飢餓時，體內的生糖激素將很快升高，不僅使血糖升高，而且會自動分解體內的脂肪與蛋白質，產生大量的代謝產物，這些代謝產物需要肝臟的分解和腎臟的排泄，久而久之，可能引起肝腎功能的損害。另外，長期採取「飢餓療法」還會引起多種營養素的缺乏，使人體的抵抗力下降，增加患病的機會。

迷思二：「無糖食品」可以多吃

所謂的「無糖食品」，只是不含有甜味的食糖而已，本身仍由含有澱粉的食物製作而成，如果不加節制大量食用，仍會導致血糖升高而不易控制。事實上，在現實生活中很難找到真正的「無糖食品」。因此，對於「無糖食品」，我們應該有清醒的認識，應該理智地加以選擇。不應一味地選擇所謂的「無糖食品」，而應選擇低血糖指數、低熱量指數的食品。

迷思三：只吃粗食不吃細糧

有些糖尿病患者聽說膳食纖維有降糖、降脂、通便的功效，而粗食含有較多的膳食纖維對身體有利，因此就不吃細糧，這種做法是不可取的。由於粗食富含膳食纖維，能減緩機體對葡萄糖的吸收，因此，攝取同量的粗食和細糧，餐後轉化成血糖的程度是有差異的。基於上述原因，血糖居高不下的糖尿病患者，用粗食代替細糧是可取的。但必須特別注意的是，如果吃太多含有膳食纖維的粗食，有可能增加胃及腸道的負擔，並影響蛋白質和一些微量元素的吸收，時間長了容易造成營養不良，反而對身體不利。所以，選擇主食也要粗細搭配。

迷思四：植物油多吃無妨

有些糖尿病患者認為，植物油中含有大量的不飽和脂肪酸，對控制病情有益，不需限制其攝取量。其實，植物油同樣也是脂肪，熱量仍然很高，如果不加以控制很容易超過每日規定的總熱量。而且研究還指出，攝取過多的不飽和脂肪酸與罹患癌症有關。因此，營養專家提出，正常人每天植物油的攝取量應在25克以下，糖尿病患者及患有胰島素抵抗綜合症的病人應限制在20克以下。

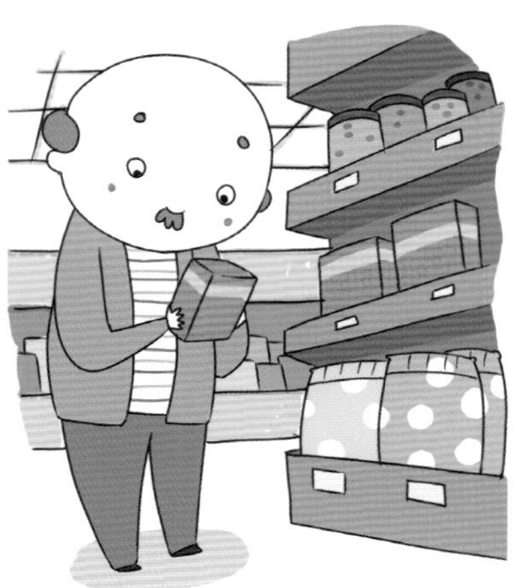

有降糖需求的人士在購買無糖食品時，應選取知名企業的產品，並且一定要查看包裝上的成分說明。

迷思五：副食含糖少，可以多吃

肉、蛋、魚雖然含糖量不高，但卻富含蛋白質和脂肪，在體內可轉變成葡萄糖，此過程在糖尿病病人體內尤為活躍，多食會升高血糖，只是比主食遲緩得多。另外，過多攝取蛋白質會加重腎臟負擔，並可能引起高尿酸血症。堅果類（如花生、瓜子、核桃、杏仁等）不含糖，成為很多病人的零食。堅果除含豐富的蛋白質外，還含有油脂。大量食用花生、瓜子、杏仁，不僅使熱量大為增加，還會使血脂升高。一部分血脂可透過異生作用轉化為葡萄糖，不利於病情的控制。所以，吃花生、瓜子要注意數量，以減少油的攝取。

迷思六：水果含糖量高，糖尿病患者不能吃

水果中含有大量維生素、膳食纖維和礦物質，這些對糖尿病人有益。水果含的糖分有葡萄糖、果糖和蔗糖，其中果糖在代謝時不需要胰島素參加，所以，糖尿病人在血糖已獲控制後不要一概排斥水果。糖尿病患者如果空腹血糖控制在106～126毫克／分升之間、餐後血糖控制在106～145毫克／分升之間，可以在兩餐之間適當地吃一些水果，也可以在用正餐時和主食進行交換，適當減少主食的攝取量以水果為補充。不過，最好能根據升糖指數的高低來選擇水果。如果患者的血糖控制不在這個範圍之內，最好徵求醫生或營養師的建議。

餐後盡量不吃水果，如果很想吃可以在餐後1～2小時用黃瓜、番茄代替。

容易忽視的飲食細節

講究烹調方法

糖尿病患者的飲食除了飲食種類和攝取量的控制很重要外，烹飪方法也需要認真選擇，有的食物可能會因為烹飪方法不同而增加很多熱量。糖尿病患者飲食應該以少油、清淡、低糖、易消化為主，可選用汆、涮、煮、燜、燉、拌、蒸、滷等方法，做出來的菜比炒、煎、炸等方法好，可以減少油脂的攝取量。

改變用餐順序、方法和選擇

●**用餐順序：**飯前先吃一些生菜、黃瓜或番茄等可以生吃的蔬菜，再吃主食和熟菜。

●**用餐方法：**吃飯要一口一口地吃，不宜狼吞虎嚥，不要邊吃邊看電視或做事。吃完飯，立即放下筷子，離開餐桌，在飯後5分鐘內刷牙。

●**用餐選擇：**

❶如果吃富含澱粉的食物，應減少主食的攝取量。
❷應該吃帶葉、莖類的蔬菜，少吃根、塊莖的菜。
❸喝湯時撈去湯麵上的油，吃禽肉時去除皮和肥肉。
❹吃帶刺的魚比吃魚塊好，可減慢進食速度，增加飽足感。
❺血糖控制得宜的患者可以在兩餐中間吃水果，但不宜喝瓶裝的果汁。

注射胰島素或口服降糖藥患者的飲食

為防止低血糖，應讓飲食配合注射。一般第2型糖尿病用的是預混型胰島素，注射完畢一定要在半小時內進食。

如果注射的是超短效胰島素，則應在5～10分鐘內用餐，最遲不超過15分鐘。需要注意的是，運動後血流增加，食物吸收加快，易出現低血糖。建議飯後1小時運動，餐前可少注射2～4個單位，或增加一點飲食。

對注射胰島素或口服降糖藥的患者，除3次正餐外，還要有3次點心。點心時間可選擇上午9～10點、下午3～4點和晚上睡前1小時。在體能活動增加時，應在開始體能活動前先進食。一般每次進食主食25克左右。另外進食時應注意以下兩點：不要單純進食肉類、蛋類食品，應適當進食碳水化合物。加餐不要超過總熱量的需求。

選擇低血糖指數的食物

血糖指數的高低與各種食物的消化、吸收和代謝有關，低血糖生成指數是指低於70%。低血糖指數食物在胃腸停留時間長，釋放緩慢，葡萄糖進入血液後峰值低，下降速度快。

糖尿病患者應該盡量選擇血糖生成指數低的食品，根據血糖指數的數值，燕麥、蕎麥、裸燕麥、雜糧麵等食物對糖尿病患者有益。每餐選用一、兩種血糖指數較低的食品，對於控制血糖非常有益。

TIPS

降低食物血糖生成指數的訣竅

- 用全麥、五穀、雜糧製成的麵包代替精白麵包。
- 一般薯類、蔬菜等不要切得太小或成泥狀。
- 多選用含膳食纖維豐富的蔬菜，如芹菜、竹筍等，木耳、菇類也是較好來源。
- 增加主食中的蛋白質。
- 烹調要用大火快煮，盡量少加水，不要長時間煮，以降低糊化程度。
- 食物經發酵後產生酸性物質，可使整個膳食的食物血糖生成指數降低。在副食中加醋或檸檬汁是簡便易行的方法。

血糖生成指數	食物品種
19～14	黃豆、花生、低脂牛奶（加甜味劑）、罐裝黃豆、米糠
29～20	大麥仁、乾豆類、四季豆、小扁豆、香腸、全脂牛奶、巧克力牛奶（加甜味劑）、果凍（不含奶）、冬粉、桃、葡萄柚、李子、櫻桃、果糖
39～30	黃豆瓣、餛飩、雞蛋麵、義大利細麵條、黑麥仁、小麥仁、扁豆、蘋果、梨、未熟香蕉、乾杏、脱脂牛奶、巧克力甜牛奶、優酪乳、低脂水果、玉米（粟米）粥、番茄湯
49～40	乳糖、巧克力、低脂冰淇淋、義大利麵製品、通心粉、橘子、柳丁、柑子、葡萄（鮮）、全黑麥麵包、混合穀類麵包
59～50	白米、紫米、馬鈴薯（煮/烤）、山芋、山藥、紅薯、蕎麥、甜玉米、米粉、無籽葡萄乾、香蕉、芒果、木瓜、爆米花
69～60	全小麥粉麵包（高纖維）、玉米（粟米）麵、蔗糖、冰淇淋、餅乾、無籽葡萄（鮮）、鳳梨（菠蘿）、蒸或煮馬鈴薯泥、黑豆湯、綠豆湯

需要了解的食物五色

綠色食物

◎指各種綠色的新鮮蔬菜、水果，其中以深綠色的葉菜最具代表性。

◎綠色蔬菜都含有豐富的膳食纖維，能幫助消化、預防便祕，並含有各種礦物質，讓身體保持酸鹼平衡的狀態。

綠色食物中還含有維生素，如維生素A、維生素B群、維生素C、葉酸等，維生素A能強化葡萄糖耐受性，讓身體更強健；維生素E能強化心血管，預防血管性併發症；維生素B1及維生素B2能分解和代謝醣類，促進細胞再生；維生素B6能穩定情緒，增強體內抗體。

哪些是綠色食物？

菠菜、空心菜、芥藍、茼蒿、青江菜、綠花椰花、青椒、韭菜、蔥、絲瓜、黃瓜、苦瓜、青豆、豌豆、蘆筍、芭樂、楊桃……

紅色食物

◎指偏紅色、橙紅色的蔬菜、水果及各種畜肉類的肉及肝臟等。

◎紅色的蔬果富含鐵質，能幫助造血；維生素A和番茄紅素等抗氧化物質可保護細胞膜免遭體內自由基的破壞，維持血管彈性，使血液循環良好，血液通暢，保持血糖處於正常值。胡蘿蔔素和番茄紅素等脂溶性物質，可用油炒的方式來烹調，能增加吸收率。

紅色肉類富含優質蛋白質和脂肪，提供足夠能量，維持人體造血功能，提高興奮感，促進食慾；其中豐富的礦物質，能維持人體生理系統的平衡。

哪些是紅色食物？

牛、羊、豬、胡蘿蔔、紅辣椒、紅甜椒、紅莧菜、紅紫蘇、枸杞子、山楂、番茄、西瓜、紅蘋果、柿子、草莓、老南瓜、櫻桃、李子、桑椹、葡萄、紅米、紫山藥、紅豆、紅薯、紅酒……

黃色食物

◎多為五穀根莖類、豆類和黃色蔬果。

◎五穀和豆類主要含澱粉和醣類，是熱量的主要來源。豆類含有豐富的植物性蛋白質和不飽和脂肪酸，能降低血脂。五穀中富含的醣類能提高葡萄糖耐受性，對預防糖尿病有一定作用，可以提高胰島素的敏感性，促進葡萄糖的利用率，降低、穩定血糖。

黃色蔬果中含豐富的維生素C和胡蘿蔔素、番茄紅素，是很好的抗氧化食物。

哪些是黃色食物？

薏仁、燕麥、糙米、玉米、花生、黃甘薯、金針、玉米筍、韭黃、大豆、豆製品、檸檬、鳳梨、香蕉、木瓜、柳丁、柑橘、白果、甘蔗、枇杷……

黑色食物

◎以黑色菌菇類、海藻類為主。

◎含多種維生素，有助於骨骼及生殖功能；富含礦物質，如鋅、錳、鈣、鐵、碘、硒等，能平衡體內電解質使生理功能正常。如香菇中含多醣體，能抑制腫瘤，增加細胞免疫和體液免疫的功能，提高糖尿病人的身體免疫能力。

哪些是黑色食物？

黑芝麻、黑木耳、黑豆、海帶、香菇、黑棗、海苔、豆豉、醬油、黑醋……

白色食物

◎指的是米、奶、蛋、魚類及蔬果中的瓜類、果實、筍類等。

◎白色瓜果富含水分和水溶性膳食纖維，能補充水分，滋潤皮膚；筍類富含膳食纖維，加速大腸蠕動，幫助排便。

白色食物中的主食，如米類能使人獲得澱粉、蛋白質、維生素等營養，是人體熱量的來源，而膳食纖維還能抑制血糖的上升；白色的魚類、蛋類可提供優質蛋白質，用於組織細胞的修補。

哪些是白色食物？

雞、魚、白米、糯米、馬鈴薯、山藥、蓮子、麵粉、杏仁、洋蔥、冬瓜、竹筍、茭白筍、蘑菇、雞蛋、梨、柚子、銀耳、白蘿蔔、白糖……

糖尿病飲食速查表

穀豆類	
可常吃的穀豆類食物	玉米（粟米）、小米、燕麥、蕎麥、黃豆、黑豆、綠豆、紅豆、黑芝麻
適量少吃的穀豆類食物	年糕、粽子、豆腐乳、臭豆腐
盡量不吃的穀豆類食物	油條、月餅、速食麵、漢堡、三明治、披薩、冬粉、西谷米
蔬菜	
可常吃的蔬菜	洋蔥、苦瓜、黃瓜、絲瓜、胡蘿蔔、白蘿蔔、甜椒、白花椰菜、芹菜、茼蒿、空心菜、白菜、萵苣、高麗菜、青江菜、番茄、蘆筍、蒟蒻、蒜苗、茄子、豆芽、銀耳、木耳、蘑菇
適量少吃的蔬菜	辣椒、雪裡紅、酸菜、榨菜、醬黃瓜
盡量不吃的蔬菜	甜菜、芋頭、菱角、炸薯片、糖蒜
肉食	
可常吃的肉食	烏骨雞、雞胗、鴨肉、鵝肉、鴿肉、鵪鶉、牛蹄筋
適量少吃的肉食	動物肝臟、動物腎臟、動物心臟及豬肺、豬腸、豬腳
盡量不吃的肉食	香腸、火腿、午餐肉、動物腦、炸雞
水產類	
可常吃的水產類食物	海帶、紫菜、海參、扇貝、鱔魚、泥鰍、鯽魚、牡蠣、鰱魚、黃魚、武昌魚、鱸魚、草魚、黑魚、鮭魚、青魚、海蜇皮
適量少吃的水產類食物	淡菜、烤魷魚、煮鮑魚、鯪魚罐頭
盡量不吃的水產類食物	螃蟹、白帶魚、烏賊
蛋類	
可常吃的蛋	雞蛋白、鴨蛋白、鵝蛋白
盡量不吃或少吃的蛋	皮蛋、鹹鴨蛋、雞蛋黃、鴨蛋黃
水果類	
可常吃的水果	楊桃、石榴、草莓、山楂、柚子、桑椹
適量少吃的水果	西瓜、甜瓜、楊桃、芒果
盡量不吃的水果	柿子、櫻桃、荔枝、枇杷、椰子、楊梅、水果罐頭、果乾蜜餞
堅果	
可常吃的堅果	生西瓜子、生葵花子、生花生米、炒榛子、炒南瓜子
適量少吃的堅果	甜杏仁、炒花生米、炒葵花子、炒西瓜子、炒松子、炒腰果
盡量不吃的堅果	栗子、芡實、白果
調味品類	
可常吃的調味品	米醋、豆醬、豆豉
適量少吃的調味品	鹽、味精、甜麵醬、醬油、花椒、八角、丁香、小茴香、食用鹼
盡量不吃的調味品	白糖、冰糖、紅糖、果醬、桂皮、芥末、草豆蔻
油脂類	
可常吃的油脂	橄欖油、大豆油、玉米油、花生油、芝麻油、葵花籽油、沙拉油
適量少吃的油脂	棕櫚油、椰子油、可可油、辣椒油
盡量不吃的油脂	豬油、牛油、羊油、奶油等動物性油脂

PART 1

糖尿病患者
如何安排日常飲食

Daily Recipes

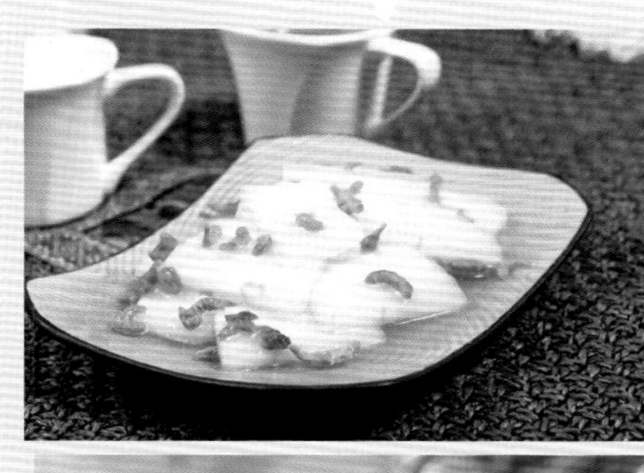

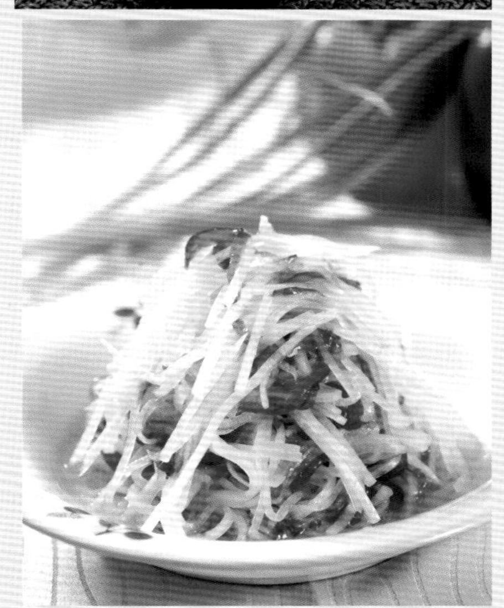

打破常見的飲食迷思，

只給你最安全有效的飲食法，

1天3餐，

只要控制得當，

什麼都可以吃，

降血糖一點也不難！

日常飲食三步驟，輕鬆安全調血糖

為了讓讀者朋友們更好地掌握安排糖尿病患者日常飲食的方法，我用以下的這個案例一步一步地詳細講解：王先生，58歲，身高170公分，體重為85公斤，從事教師工作，患病4年，一直採取單純的飲食治療，沒有出現明顯的併發症。接下來，將為大家示範如何為其安排日常的飲食。

第1步 計算每日所需熱量

王先生，糖尿病史4年，身高170公分，體重85公斤

1. 計算標準體重

標準體重＝身高（公分）－105＝170－105＝65公斤

2. 判斷現有體重是消瘦還是肥胖

BMI（身體質量指數）＝現有體重（公斤）÷〔身高（公尺）〕^{2}＝85÷（1.70）^{2}＝29.4。查詢BMI的評定標準表後得知，這名糖尿病患者屬於3級肥胖。

◎ BMI 的評定標準表◎

等　級	BMI 值
1 級肥胖	＞40
2 級肥胖	30～40
3 級肥胖	25～29.9
正常值	19～24.9
體重偏輕	<19

3. 判斷活動強度

活動強度一般分為四種情況：臥床休息、輕度體力、中度體力、重度體力。具體的界定方法如下：

等　級	BMI 值
輕度體力勞動	以站著或少量走動為主的工作，如教師、售貨員等 以坐著為主的工作，如辦公室工作
中等體力勞動	如學生的日常活動等
重度體力勞動	如體育運動，非機械化的裝卸、伐木、採礦、開採砂石等勞動

4. 查出每日每公斤標準體重需要的熱量

◎成人糖尿病熱量供給標準表（單位：大卡）◎

勞動強度	身體消瘦	體重正常	身體肥胖
臥床休息	20～25	15～20	15
輕度體力勞動	35	20	20～25
中等體力勞動	40	35	30
重度體力勞動	40～45	40	35

已知患者王先生從事的是教師工作，屬輕度體力勞動。

5. 計算每日所需總熱量

標準體重（公斤）× 每日每公斤標準體重需要的熱量（大卡）＝ 65×（20～25）＝ 1300～1625 大卡

第2步 一日三餐吃多少

1. 確定三餐熱量分配比例

可以按照自己的飲食習慣，將早、午、晚三餐按照1/5、2/5、2/5的熱量比例來分配。也可以按照1/3、1/3、1/3的熱量比例進行分配。如果有點心，應從上一餐的熱量總數中減去點心所產生的熱量。這樣做能防止一次進食量過多而加重胰島分泌的負擔，出現餐後血糖過高，同時還能防止進食量過少，發生低血糖。一般說來，吃點心的最佳時段為9～10點、15～16點和21～22點。點心的食物也要有所選擇，不能隨意吃些零食和小吃。上午和下午的點心可隨便一些，麵包、餅乾或豆乾等都可以，晚間的點心種類可以豐富一些，除少量主食外，最好吃一些富含優質蛋白質的食物，如雞蛋、瘦肉、魚蝦等，這些富含優質蛋白質的食物能防止夜間出現低血糖。

在前面的例子中，我們計算出患者王先生每日需要的總熱量為1300～1625大卡，如果按早餐、午餐、晚餐1/5、2/5、2/5的比例來分配三餐的熱量，即：

早餐的熱量＝（1300～1625）大卡 ×1/5 ＝ 260～325大卡

午餐的熱量＝（1300～1625）大卡 ×2/5 ＝ 520～650大卡

晚餐的熱量＝（1300～1625）大卡 ×2/5 ＝ 520～650大卡

2. 確定主食量

主食即富含碳水化合物的食物，如白米、麵粉、玉米等，是全天食物中熱量的主要來源。主食吃得少了或多了都會影響血糖的控制，建議糖尿病患者每天碳水化合物產熱比不低於 50%。可根據個人每日所需要的熱量來指導主食的進食量。

◎供給標準表（單位：大卡）◎

每日所需要熱量	每日建議主食量
1200 大卡	約為 150 克
1300 大卡	約為 175 克
1400 大卡	約為 200 克
1500 大卡	約為 225 克
1600 大卡	約為 250 克
1700 大卡	約為 275 克
1800 大卡	約為 300 克
1900 大卡	約為 325 克
2000 大卡	約為 350 克
2100 大卡	約為 375 克
2200 大卡	約為 400 克

3. 確定副食量

一般情況下，糖尿病患者每天的副食種類及食用量大致如下：

◎熱量與主食量對應表◎

每日所需要熱量	每日建議主食量
蔬菜	500 克
瘦肉	100 ～ 150 克
蛋類	1 顆雞蛋（以 1 週 3 ～ 5 個為限）或 2 顆雞蛋白
豆類及其製品	50 ～ 100 克
奶及乳製品	250 克
水果	200 克（在病情允許的情況下食用）
油脂	不超過 25 克

第3步 食物代換表，讓你想吃什麼就吃什麼

1.認識食物代換表

食物代換表是將食物按照來源、性質分成幾大類，每代換份的同類食物在一定重量內，所含的熱量、醣類、蛋白質和脂肪相似，而每代換份的不同類食物間所提供的熱量是相等的。食物代換表的應用可使糖尿病食譜的設計趨於簡單化。可以根據患者的飲食習慣、經濟條件、季節和市場供應情況等選擇食物，設計一日三餐。在不超出全日總熱量的前提下，能讓糖尿病患者和正常人一樣選擇食物，做到膳食多樣化，營養更均衡。

◎食品交換的四大組（八小類）內容和營養價值表◎

組別	類別	每份質量（克）	熱量（大卡）	蛋白質（克）	脂肪（克）	醣類（克）	主要營養素
穀薯組	穀薯類	25	90	2.0	——	20.0	醣類膳食纖維
蔬果組	蔬菜類	500	90	5.0	——	17.0	礦物質
	水果類	200	90	1.0	——	21.0	維生素
肉蛋組	大豆類	25	90	9.0	4.0	4.0	膳食纖維
	乳製品	160	90	5.0	6.0	——	蛋白質
	肉蛋類	50	90	9.0	6.0	——	脂肪
油脂組	堅果類	15	90	4.0	7.0	2.0	脂肪
	油脂類	10	90	——	10.0	——	脂肪

2.計算食物代換表的份數

食物代換表的份數＝每日需要的總熱量（大卡）÷90（大卡）＝1600÷90≒18（份）

由得出的數值我們知道，患者王先生每天需要的食物份數約為18份（王先生每日所需的總熱量為1300～1625大卡，這裡取的數值為1600大卡，在合理的範圍內，也方便計算）。

3.分配食物

計算出了食物代換表的份數，就可以根據自己的飲食習慣和口味來選擇並交換食物。透過前面的計算我們知道了患者王先生每天所需的總熱量約為1600大卡，查「不同熱量糖尿病飲食內容舉例表」（見第24頁）1600大卡一欄，查出患者王先生每天需要主食250克（計10份），蔬菜500克（計1份），肉蛋豆類150克（計3份），牛奶250克（計1.5份），油脂20克（計2份），一共17.5份，約合18份。

◎不同熱量糖尿病飲食內容舉例表◎

熱量（大卡）	代換單位（份）	穀薯類		菜果類		肉蛋豆類		漿乳類		油脂類	
		重量（克）	單位（份）	重量（克）	單位（份）	重量（克）	單位（份）	重量（克）	單位（份）	重量（克）	單位（份）
1200	14	150	6	500	1	150	3	250	1.5	20	2
1400	16	200	8	500	1	150	3	250	1.5	20	2
1600	18	250	10	500	1	150	3	250	1.5	20	2
1800	20	300	12	500	1	150	3	250	1.5	20	2
2000	22	350	14	500	1	150	3	250	1.5	20	2
2200	24	400	16	500	1	150	3	250	1.5	20	2

4. 規劃食譜

決定好食物種類並計算出每天的食物量後，再結合「食品交換的四大組（八小類）內容和營養價值表」（見第23頁），就可以拿這些食物編寫食譜。以下就是應用食物代換表所規劃的食譜。

◎食譜示範◎

食譜一	食譜二
早　餐	
牛奶1杯（250克）、荷包蛋1顆（帶殼雞蛋60克）、鹹味全麥麵包片（70克）、拌黃瓜絲1小碟（黃瓜100克）、鹽1克，烹調油3克	熱豆漿1杯（200克）、煮鵪鶉蛋6個（帶殼150克）、饅頭片50克、涼拌豆芽（豆芽100克）、鹽1克，烹調油3克
午　餐	
米飯100克、豆乾炒芹菜（芹菜100克，豆乾50克，香腸20克）、拌海帶絲（發泡海帶150克）、鹽2克，植物油9克	花卷100克、雞丁炒白蘿蔔（白蘿蔔100克，雞胸肉50克）、豆腐燉小白菜（小白菜200克，板豆腐100克）、鹽2克，植物油9克
晚　餐	
小米麵發糕（小米麵25克，麵粉25克）、白米粥1碗（白米25克）、清燉鯉魚（鯉魚100克）、蒜香青江菜（青江菜150克）、鹽2克，植物油8克	綠豆飯（白米45克，綠豆30克）、香菇冬瓜湯（冬瓜150克，香菇25克）、豆腐燒蝦（豆腐100克，明蝦28克，番茄50克）、鹽2克，植物油8克
睡前半小時加餐	
麥片粥（燕麥片25克）	燒餅35克

◎等值穀薯類食物交換表◎

說明 每代換份的穀薯類食品提供蛋白質2克、醣類物質20克，供給熱量90大卡。

食品	每代換份重量（克）	食品	每代換份重量（克）
白米、小米、糯米、薏仁	25	綠豆、紅豆、四季豆、乾豌豆	25
高粱米、玉米渣	25	乾粉條、乾蓮子	25
麵粉、米粉、玉米麵	25	油條、油餅、蘇打餅乾	25
混合麵	25	燒餅、烙餅、饅頭	35
燕麥片、裸燕麥麵	25	鹹麵包、窩窩頭	35
蕎麥麵、苦蕎麵	25	生麵條、蒟蒻生麵條	35
各種掛麵、龍鬚麵	25	馬鈴薯	100
通心粉	25	濕粉皮	150
鮮玉米（1個，中等大小，帶棒心）	200		

◎等值蔬菜類食物交換表◎

說明 每代換份蔬菜類食品提供蛋白質5克、醣類物質17克，供給熱量90大卡。

食品	每代換份重量（克）	食品	每代換份重量（克）
大白菜、高麗菜、菠菜、青江菜	500	白蘿蔔、青椒、茭白筍、冬筍	400
韭菜、茴香、茼蒿	500	南瓜、白花椰菜	350
芹菜、大頭菜、萵苣筍、油菜薹	500	鮮菜豆、扁豆、洋蔥、蒜苗	250
櫛瓜、番茄、冬瓜、苦瓜	500	胡蘿蔔	200
黃瓜、茄子、絲瓜	500	山藥、荸薺、藕、豆薯	150
芥藍、油菜	500	慈姑、百合、芋頭	100
空心菜、莧菜、龍鬚菜	500	鮮豌豆	70
豆芽、鮮蘑菇、水浸海帶	500		

◎等值肉蛋類食物交換◎

說明 每代換份的肉蛋類表食品提供蛋白質9克、脂肪6克，供給熱量90大卡。

食品	每代換份重量（克）	食品	每代換份重量（克）
熟火腿、香腸	20	明蝦、青蝦、鮮貝	80
肥瘦豬肉	25	雞蛋（1大個，帶殼）	60
熟叉燒肉（無糖）	35	鴨蛋、皮蛋（1大個，帶殼）	60
熟醬牛肉、熟醬鴨、大肉腸	35	鵪鶉蛋（6個，帶殼）	60
瘦豬、牛、羊肉	50	雞蛋白	150
帶骨排骨	50	白帶魚	80
鴨肉	50	草魚、鯉魚、鰲、比目魚	80
鵝肉	50	大黃魚、鱔魚、黑鰱、鯽魚	80
蟹肉、發泡魷魚	100	發泡海參	350

◎等值大豆類食物交換表◎

說明 每代換份大豆類食品提供蛋白質9克、脂肪4克、醣類物質4克，供給熱量90大卡。

食品	每代換份重量（克）	食品	每代換份重量（克）
腐竹	20	板豆腐（手工豆腐）	100
大豆（黃豆）	25	板豆腐（嫩豆腐）	150
大豆粉	25	豆漿（比例：黃豆1份，加水8份，磨漿）	400
豆腐絲、豆腐乾	50		

◎等值奶類食物交換表◎

說明 每代換份奶類食品提供蛋白質5克，提供脂肪5克、醣類物質6克，供給熱量90大卡。

食品	每代換份重量（克）	食品	每代換份重量（克）
奶粉	20	牛奶	160
脫脂奶粉	25	羊奶	160
奶酪	25	無糖優酪乳	130

◎等值水果類食物交換表◎

說明 每代換份水果類食品提供蛋白質1克、醣類物質21克，供給熱量90大卡。

食品	每代換份重量（克）	食品	每代換份重量（克）
柿子、香蕉、鮮荔枝（帶皮）	150	李子、杏（帶皮）	200
梨、桃、蘋果（帶皮）	200	葡萄（帶皮）	200
橘子、柳丁、柚子（帶皮）	200	草莓	300
楊桃（帶皮）	200	西瓜	500

◎等值油脂類食物交換表◎

說明 每代換份油脂類食品提供脂肪10克，供給熱量90大卡。

食品	每代換份重量（克）	食品	每代換份重量（克）
花生油、香油（1湯匙）	10	豬油	10
玉米油、菜籽油（1湯匙）	10	牛油	10
豆油	10	羊油	10
紅花油（1湯匙）	10	奶油	10
核桃、杏仁	25	葵花子（帶殼）	25
花生米	25	西瓜子（帶殼）	40

學習以上規劃食譜的方法後，以下再為大家總結一些在應用代換份時需要注意的問題：

❶生熟可以互換。

比如50克白米（生重）可以同130克米飯（熟重）交換；50克麵粉（生重）可以同75克饅頭（熟重）交換；50克生肉食可以同35克熟肉食交換。

❷同類食物可以互換。

比如50克小米可以和50克白米互換，25克燕麥片可以和35克燒餅互換。

❸營養素含量相似的食物可以互換。

這種互換稍顯複雜。常見情況如：25克主食可以和200克橘子互換；25克燕麥片可以和200克蘋果互換；50克瘦肉可以和100克豆腐互換；500克蔬菜可以和200克楊桃互換；20顆花生米可以和10克油或50克瘦肉互換。

注意事項 **本書所有食譜的分量是二、三人份的，在進行熱量和食物代換表的計算時，請相應的除以2或3，這樣計算出來的才是每一個糖尿病人所應攝取的數值。**

老年 糖尿病患者怎麼吃？

1. 老年糖尿病患者的熱量計算

範例1 **男性糖尿病患者，年齡63歲，無併發症，身高175公分（1.75公尺），體重95公斤，退休在家，計算其每天需要多少熱量？**

- 患者標準體重＝身高（公分）－105＝175－105＝60公斤
- BMI＝現有體重（公斤）÷〔身高（公尺）〕^{2}＝95 ÷（1.75）^{2}＝31.0，對照「BMI的評定標準表」（見第20頁）查詢後得知，這名糖尿病患者屬於2級肥胖。
- 這名老年糖尿病患者現已退休在家，勞動強度應該是輕體力，查「成人糖尿病熱量供給標準表」（見第21頁）得知該患者每日每公斤標準體重需要20～25大卡熱量。
- 總熱量＝標準體重（公斤）× 每日每公斤標準體重需要的熱量（大卡）＝60 ×（20～25）＝1200～1500大卡/日

2. 老年糖尿病患者的飲食治療原則

- 穀類、蔬菜水果、肉禽、魚蛋、乳、豆類、油脂等食物每天都要保證攝取，忌偏食其中的任何一種。
- 限制脂肪攝取量，適量選擇含優質蛋白的食物。對蛋白質食物的選擇，盡可能選擇如：牛瘦肉、豬瘦肉、羊肉、淡水魚、海產品、去皮禽肉等低脂肉類。油炸食品、肥肉、動物內臟等含膽固醇的食物要少吃或不吃。
- 宜高膳食纖維飲食，如粗食、新鮮蔬菜等。膳食纖維可延緩食物在胃腸道的消化吸收，控制餐後血糖上升幅度，改善葡萄糖耐量。
- 減少食鹽的攝取。糖尿病患者每日食鹽的攝取量應不超過4克。
- 堅持少量多餐，定時定量定餐。既可避免吃得過多增加胰島的負擔而出現血糖上升過快的現象，同時又可避免進食間隔過長而出現低血糖。
- 適當多飲水，限制飲酒。必須飲酒時，應將飲酒量計算在主食範圍內。

3. 老年糖尿病患者的膳食製作要點

- 主食粗細搭配；副食葷素搭配。
- 烹調時的用油量力求最少，以植物油為主，盡可能減少動物油的攝取；少用或不用油炸、油煎的烹調方法，多用煮、燉、滷、拌、蒸等少油的烹調方法。

●食物不可烹調得過鹹，盡量做到低鹽。
●食物宜加工得軟爛，兼顧食物的色、香、味、形，同時要適當照顧老年人的飲食習慣，以刺激食慾。
●盡可能用低脂的乳製品，用優酪乳時盡量用無糖脱脂優酪乳。
●堅果類食品含油脂量很多，作為零食盡量不用或少用。

兒童 糖尿病患者怎麼吃？

1. 兒童糖尿病患者的熱量計算

兒童糖尿病患者的熱量計算公式為：

全天總熱量（大卡）＝年齡 × 係數＋ 1000

係數值一般為 70～100，決定係數的因素如下：

❶身體較胖的兒童給予的熱量應低一些。
❷活動量大的兒童應適當增加熱量的攝取。
❸與年齡有關，年齡越小係數越大，見右表。

年齡	係數
3歲以下	95～100
3～4歲	90～95
5～6歲	85～90
7～10歲	80～85
10歲以上	70～80

範例2 小患者4歲，活動量小，身體瘦弱。計算這名小患者每天需要多少總熱量？

●因為3～4歲的係數是90～95，取90～95的中間值92。
●全天總熱量（大卡）＝ 4 × 92 ＋ 1000 ＝ 1368（大卡）

範例3 小患者11歲，活動量大，體形較胖。計算這名小患者每天需要多少總熱量？

●因為這名小患者身體較胖，活動量大，根據10歲以上的係數是70～80的係數，取70～80的中間值75。（如果這名小患者不胖，可以取係數70～80的最高值80，身體較胖與活動量大同時並存，建議取係數的中間值）
●全天總熱量（大卡）＝ 11 × 75 ＋ 1000 ＝ 1825（大卡）

2. 兒童糖尿病患者的飲食治療原則

●蛋白質的攝取量充足。每天每公斤體重以攝取2～3克蛋白質為宜。宜選用牛奶、雞蛋、瘦肉、魚類、豆類等食物的蛋白質。
●不必過分限制碳水化合物的攝取量，一般推薦佔總熱量的50%～55%，以多醣類澱粉為主，但仍應適當限制單醣和雙醣等精製糖的攝取，可適當攝取部分粗食，一般佔總主食量的30%左右。

●脂肪的攝取量不宜多，一般佔總能量的30%，最多不超過35%。每天總膽固醇的攝取量不能超過300毫克。動物油、動物內臟、肥肉、油炸食品等要少吃或不吃。

●常吃富含維生素、礦物質的食物，預防缺乏這些營養素。

●在總熱量範圍內，採用少量多餐的方法，外出時攜帶食用方便的食品做為點心用。

●蔬菜宜選用含醣量少的黃瓜、菠菜、白菜、蘿蔔等。

●適當增加富含膳食纖維的食物，如玉米、高粱米、海帶、豆皮等，烹調方法宜多樣化，這樣可提高患兒進食的興趣。

●對患兒的一些小要求不用太苛刻，比如多吃了1顆雞蛋，就少吃50克瘦肉，吃了1片巧克力就少吃1個水果。只要控制在總熱量以內，什麼都可嚐一嚐，因為孩子的生活需要一些樂趣。

妊娠 糖尿病患者怎麼吃？

1. 妊娠糖尿病患者的熱量計算

懷孕前4個月與未懷孕前每天熱量的供給量相似，可參考「成人糖尿病熱量供給標準表」(見第21頁)，懷孕中、晚期每天熱量供給量按標準體重 ×（30～35）大卡/公斤（體重）來計算。

範例4 **患者32歲，從事售貨員的工作，懷孕2個月，身高165公分（1.65公尺），體重70公斤，計算其每天需要多少熱量？**

●患者標準體重＝身高（公分）－105＝165－105＝60公斤

●BMI＝現有體重（公斤）÷〔身高（公尺）〕^{2}＝＝70÷（1.65）^{2}＝25.7，對照「BMI的評定標準表」(見第20頁)查詢後得知，這名糖尿病患者屬於3級肥胖。

●已知這名妊娠糖尿病患者從事的是售貨工作，屬於輕體力勞動，查「成人糖尿病熱量供給標準表」(見第21頁)得知該患者每日每公斤標準體重需要20～25大卡熱量。

●總熱量＝標準體重（公斤）× 每日每公斤標準體重需要的熱量（大卡）＝（20～25）大卡 × 60公斤＝1200～1500大卡/日

範例5 **患者26歲，懷孕9個月，身高155公分，體重60公斤，計算其每天需要多少熱量？**

●患者標準體重＝身高（公分）－105＝155－105＝50公斤

●因為這名妊娠糖尿病患者處於妊娠晚期，每天熱量供給量應按標準體重 ×（30～35）大卡/公斤（體重）來計算。

●總熱量＝標準體重（公斤）× 每日每公斤標準體重需要的熱量（大卡）＝50 ×（30～35）＝1500～1750大卡/日

2. 妊娠糖尿病患者的飲食治療原則

- 每天蛋白質的攝取量以每公斤體重1.5～2.0克為宜，以牛奶及乳製品、禽蛋、魚等含優質蛋白質的動物性食物為主。
- 每天脂肪的攝取量每公斤體重要少於1克。
- 食糖、蜂蜜、巧克力、甜點等雙醣、單醣食物應盡量避免。
- 少喝咖啡、茶及含蘇打、酒精的飲料。
- 飲食低鹽，不然容易引起水腫，同時患有高血壓的患者要嚴格限制鹽的攝取量。
- 少量多餐，每天5～6餐，睡前加餐。
- 飲用添加入維生素D的牛奶或每天出去曬曬太陽來補充身體所需的維生素D。
- 常吃些綠葉蔬菜、豆類等富含葉酸且對血糖影響較小的食物。
- 每天應保證攝取1500毫克的鈣，牛奶是鈣的較好來源。
- 每天補充28毫克的鐵，可適量吃些瘦肉、動物肝臟等富含鐵的食物。
- 烹調用油以植物油為主，少吃油炸、油煎、油酥及肉皮、肥肉等食物。
- 減少堅果類食物的數量。
- 盡量選擇膳食纖維含量較高的主食，如以糙米或五穀飯取代白米飯，選用全穀類麵包取代饅頭、花卷等。另外，由於妊娠糖尿病患者早晨的血糖值較高，因此早餐食物的澱粉含量必須少一些，忌食粥等熬煮時間過長或過細的澱粉類食物。

注意事項　妊娠期體重增長不超過9～10公斤，體重的增加在前3個月不應超過1～2公斤，以後每週增加350克為宜。

消瘦型 糖尿病患者怎麼吃？

範例6　**某第2型糖尿病患者，男性，55歲，身高170公分，體重51公斤，從事辦公室工作，同時患有慢性疾病（如肺結核），計算其每天需要多少熱量？**

- 患者標準體重＝身高（公分）－105＝170－105＝65公斤
- BMI＝現有體重（公斤）÷〔身高（公尺）〕^{2}＝51÷（1.70）^{2}＝17.6，對照「BMI的評定標準表」（見第20頁）查詢後得知，這名糖尿病患者屬於消瘦型。
- 已知這名患者從事的是辦公室工作，屬於輕體力勞動，查「成人糖尿病熱量供給標準表」（見第21頁）得知該患者每日每公斤標準體重需要35大卡熱量，由於其身體消瘦，每日每千克體重所需熱量應在其勞動強度所需的基礎上增加5大卡，那麼每日每公斤標準體重需要40大卡熱量。
- 總熱量＝標準體重（公斤）× 每天每公斤標準體重需要的熱量（大卡）＝65 × 40＝2600大卡/日
- 另外，因為這名糖尿病患者同時患有慢性疾病，應在上述計算的總熱量基礎上再增加10%左右，那麼該患者全天的總熱量應為：2600大卡＋2600大卡 × 10%＝2860大卡/日

2. 消瘦型糖尿病患者的飲食安排

在增加熱量攝取的同時，還要增加一定量的優質蛋白質，蛋白質的攝取量以每天每公斤體重1.2克～1.5克為宜，適當增加瘦肉、禽蛋、乳製品、豆製品等食物，避免攝取過多的脂肪；少量多餐，確保設計的膳食量能夠充分攝取；維生素和鐵的攝取量應充足，動物性食物宜和植物性食物搭配在一起吃，可促進動物性食物中鐵的吸收利用。另外，要勤監測體重，一旦體重恢復到正常應及時將飲食調整至正常水平，以免導致體重超重，反過來影響血糖的控制。

肥胖型 糖尿病患者怎麼吃？

1. 肥胖型糖尿病患者的熱量計算

某第1型糖尿病患者，女性，45歲，身高160公分，體重80公斤，從事打字員工作，計算其每天需要多少熱量？

- 患者標準體重＝身高（公分）－105＝160－105＝55公斤
- BMI＝現有體重（公斤）÷〔身高（公尺）〕^{2}＝80 ÷（1.60）^{2}＝31.3，對照「BMI的評定標準表」（見第20頁）查詢後得知，這名糖尿病患者屬於2級肥胖。
- 已知這名患者從事的是打字員工作，屬於輕體力勞動，查「成人糖尿病熱量供給標準表」（見第21頁）得知該患者每日每公斤標準體重需要20～25大卡熱量，由於其身體肥胖，每日每千克體重所需熱量應在其勞動強度所需的基礎上減少5大卡，那麼每日每公斤標準體重需要15～20大卡熱量。
- 總熱量＝標準體重（公斤）× 每日每公斤標準體重需要的熱量（大卡）＝55 ×（15～20）＝825～1100大卡/日

2. 肥胖型糖尿病患者的飲食原則

- 低熱量飲食，控制熱量攝取。
- 適當減少碳水化合物的攝取量，每天的主食量以150～200克為宜。
- 高蛋白飲食，蛋白質的攝取量較普通患者可稍多些，佔總熱量的20%～24%。
- 低脂飲食，控制脂肪的攝取量，忌用高油脂食物，如花生、核桃等堅果。
- 烹調方法以蒸、煮、燉為宜，盡可能避免煎、炸等方法。
- 傍晚或臨睡前不宜進食較多食物。
- 適量補充維生素和礦物質。

PART 2

吃對食物，預防糖尿病

Healthy Recipes

本章選用了87種最具代表性的特效食材，
精心設計成健康又美味的食譜，
做法簡單容易，
讓你輕鬆煮出營養滿點的好吃料理，
即使得了糖尿病，
依然可以滿足口慾。

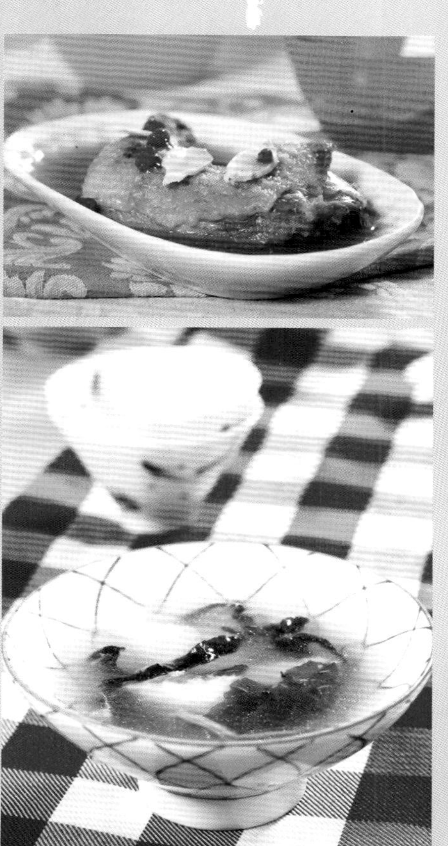

玉米（粟米）

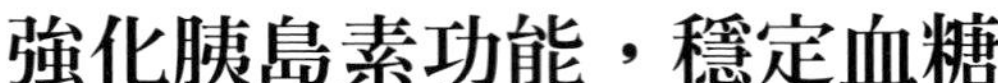

強化胰島素功能，穩定血糖

升糖指數：55　中　★★☆
推薦用量：鮮玉米每餐宜吃 100 克；玉米麵每餐宜吃 50 ～ 100 克

基礎營養素含量（每 100 克，下同）	含量比較	營養功效
熱　量：106 大卡	低 ★☆☆	玉米含有鈣、穀胱甘肽、維生素、鎂、硒、維生素 E 和脂肪酸等營養素，具有較高的保健營養價值。玉米含有的黃體素、玉米黃質可以對抗眼睛老化；玉米還富含谷氨酸，能促進腦細胞代謝，有一定的健腦功能。
醣　類：22.8 克	低 ★☆☆	
蛋白質：4.0 克	低 ★☆☆	
脂　肪：1.2 克	低 ★☆☆	

降血糖關鍵營養素

膳食纖維（✔）鎂（✔）穀胱甘肽（✔）

對糖尿病的益處

改善葡萄糖耐量，穩定血糖值。玉米富含膳食纖維，具有降低血糖、血脂及改善葡萄糖耐量的功效。玉米中所含有的鎂，有強化胰島素功能的功效；穀胱甘肽則能清除破壞胰島素的自由基，延緩醣類吸收，穩定糖尿病患者的血糖水平。

對預防併發症的益處

調節血脂，降低血壓。玉米中含有豐富的單元不飽和脂肪酸，長期食用能幫助調節血脂；玉米中膳食纖維、礦物質的含量也較豐富，長期食用還有降血壓的作用。對糖尿病患者預防併發高血脂和高血壓具有一定幫助。

這樣吃才健康

糖尿病患者應選擇含膳食纖維較多的老玉米，盡量少吃含糖量高的甜玉米和支鏈澱粉含量高、食用後升高血糖的糯玉米。

搭配宜忌

✔ 玉米＋豆類 ⇨ 補充色氨酸

玉米蛋白質中缺乏色氨酸，單一食用玉米易發生糙皮病，所以宜與富含色氨酸的豆類食品搭配食用。

食譜製作小提醒

1. 本書根據《中國食物成分表》中的「食物血糖生成指數」標出部分食材的升糖指數便於糖尿病患者合理地安排膳食，進而達到調節和控制人體血糖值的作用。
2. 本書食材升糖指數高、中、低衡量標準：當血糖生成指數（即 GI）低於 55 時，為低 GI 食物；55 ～ 75，為中等 GI 食物；高於 75，為高 GI 食物。

降糖超特效食譜

Ⓖ綠色食物 Ⓡ紅色食物 Ⓨ黃色食物 Ⓦ白色食物 Ⓑ黑色食物

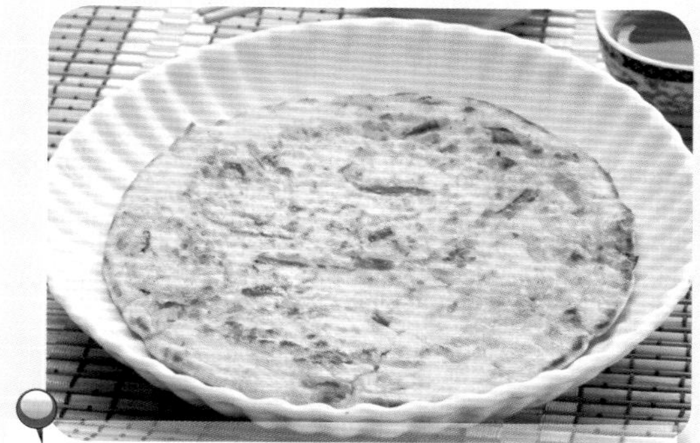

降糖妙招 為減少用油，用刷子在鍋上刷一層油即可。

食物代換表 玉米 1.5 代換份、麵粉 4 代換份

蔬菜玉米餅 ⒼⓇⓎⓌ

食材：鮮玉米 1 根，雞蛋 1 顆，麵粉 300 克，韭菜、胡蘿蔔各 50 克。

調味料：蔥花 5 克，鹽 3 克，植物油 15 克。

做法：

1. 韭菜洗淨，切段；胡蘿蔔洗淨，切絲；玉米煮熟，撈出，放涼，剝成玉米粒；麵粉加溫水、雞蛋，調成糊，放入韭菜段、蔥花、胡蘿蔔絲、玉米粒、鹽攪勻。
2. 油鍋燒熱，將麵糊舀出平攤在鍋中，小火煎至兩面金黃色即可。

營養計算機

總熱量約 718 大卡 · 蛋白質 24.6 克 · 脂肪 22.9 克 · 醣類 110.1 克

空心菜炒玉米 ⒼⓎ

食材：空心菜 250 克，熟玉米粒 120 克，榨菜末 15 克。

調味料：鹽 3 克，乾辣椒段 5 克，植物油 3 克，花椒少許。

做法：

1. 空心菜洗淨，入沸水中汆燙，瀝乾，切段備用；榨菜切末。
2. 油鍋大火燒熱，放入乾辣椒段炸至棕紅色，下花椒、榨菜末炒香，倒玉米粒、空心菜段炒熟，加鹽調勻即可。

降糖妙招 將玉米粒沸水煮熟，空心菜沸水汆燙。

食物代換表 空心菜 1/2 代換份、玉米粒 3/5 代換份

營養計算機

總熱量約 197 大卡 · 蛋白質 9.3 克 · 脂肪 5.1 克 · 醣類 35.2 克

Expert 專家連線

糖尿病患者在進食哪些副食後應減少主食？

糖尿病患者在進食含糖量高和脂肪含量高的食品後，主食需要減量。紅豆、綠豆、薏仁、紅薯等含糖量均在 20% 以上，馬鈴薯、山藥、芋頭、菱角、蠶豆、豌豆等含糖量也在 15% 以上。另外，腐竹、澱粉等含糖量也不少。這些食品不宜吃得太多。含脂肪過多的食物包括動物油、植物油、芝麻醬、肉類（特別是肥豬肉、鴨肉皮、鵝肉皮）、蛋黃及堅果（如松子）等。

薏仁

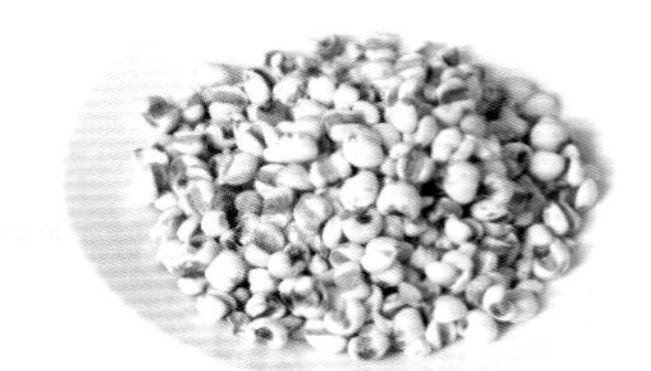

降低血糖，改善腎病

升糖指數：53　低　★☆☆
推薦用量：每餐宜吃 50 ～ 100 克（熟重）

基礎營養素含量（每 100 克，下同）	含量比較	營養功效
熱　量：375 大卡	高 ★★★	薏仁的營養價值高，含有蛋白質、高纖維、鈣、磷、鐵、維生素 B_1、維生素 B_2、菸鹼酸、多種氨基酸、薏米酯、脂肪油、穀脂醇、生物鹼等營養成分。薏仁中的薏仁酯、亞油酸能抑制腫瘤生長，還能減輕腫瘤患者放射化療的毒副作用。
醣　類：71.1 克	高 ★★★	
蛋白質：12.8 克	高 ★★★	
脂　肪：3.3 克	中 ★★☆	

降血糖關鍵營養素

薏苡仁多醣體（✔）脂肪油（✔）

對糖尿病的益處

降低血糖。現代藥理研究顯示，薏仁多醣體有顯著的降糖作用，可抑制氧自由基對胰島 β 細胞膜的損傷及腎上腺素引起的糖異生；薏仁中的脂肪油也有助於降低血糖。

對預防併發症的益處

清熱利尿，改善水腫。薏仁能增強腎功能，並有清熱利尿的作用，可以改善糖尿病併發腎病尿少、水腫等症狀。

這樣吃才健康

薏仁化濕滑利的效果顯著，孕婦食用薏仁可能會引起流產等意外，所以患妊娠糖尿病的孕婦不宜食用薏仁；另外，遺精、遺尿患者也不宜食用。

搭配宜忌

✔ 薏仁＋紅豆 ⇨ 降低血糖

薏仁適合搭配紅豆食用，兩者均含有較高的碳水化合物、蛋白質以及多種維生素和人體必需的氨基酸，搭配食用不僅能降低血糖，還能對糖尿病合併肥胖、高血脂有一定的預防作用。

挑選祕訣

選購薏仁時，以新鮮、顆粒完整、大小均勻，少雜質及無油耗味者為佳。購買後，必須儲存在陰涼、乾燥、通風處。

降糖超特效食譜

Ⓖ 綠色食物 Ⓡ 紅色食物 Ⓨ 黃色食物 Ⓦ 白色食物 Ⓑ 黑色食物

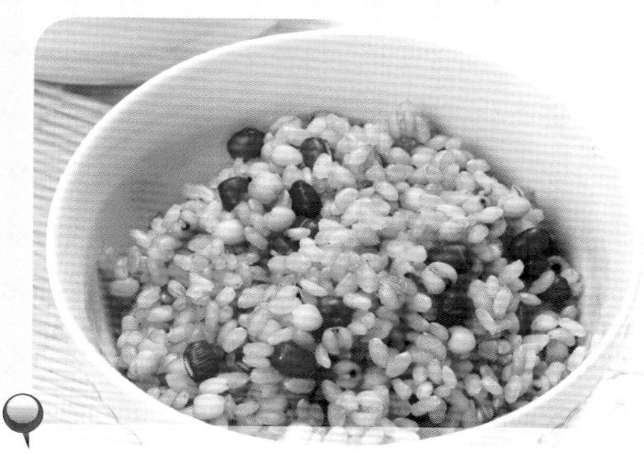

薏仁紅豆糙米飯 ⓇⓌ

食材：薏仁 50 克，紅豆 25 克，糙米 125 克。

做法：

1. 薏仁、糙米、紅豆分別淘洗乾淨，用清水浸泡 4～6 小時。
2. 把薏仁、紅豆和糙米一同倒入電鍋中，放入淹過食材 2 個指腹的清水，蓋上鍋蓋，按下蒸飯鍵，待米飯蒸好即可。

營養計算機

總熱量約 698 大卡．蛋白質 17.5 克．脂肪 2.9 克．醣類 152.4 克

降糖妙招 電鍋提示米飯蒸好即可出鍋，不要長時間蒸，以免加重糊化程度，提高升糖指數。

食物代換表 薏仁 2 代換份、紅豆 1 代換份、糙米 5 代換份

薏仁山藥粥 Ⓦ

食材：薏仁、白米各 50 克，山藥 30 克。

做法：

1. 將薏仁和白米分別淘洗乾淨，薏仁浸泡 4 小時，白米浸泡 30 分鐘；山藥洗淨，去皮，切成丁。
2. 鍋中倒入適量清水，放入薏仁煮軟再加入山藥丁、白米，大火煮至山藥熟、米粒熟爛即可。

營養計算機

總熱量約 365 大卡．蛋白質 10.6 克．脂肪 2.1 克．醣類 77.6 克

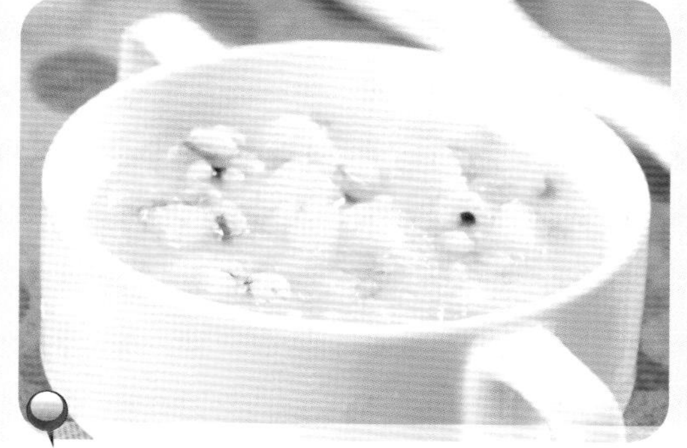

降糖妙招 將薏仁、白米提前泡軟，放入水中，先煮薏仁，再煮白米，大火煮熟即可，不要小火熬煮，以降低糊化程度。

食物代換表 薏仁 2 代換份、山藥 1/5 代換份

Expert 專家連線

糖尿病患者睡前要進食嗎？

睡前進食的目的是補充血中的葡萄糖，這樣才能保證夜晚血糖不至於過低。睡前要不要進食，取決於睡前的血糖值。如果血糖值正常或接近正常，那麼每天睡前的進食量應相當於全天攝取總熱量的 1/7 左右。如果睡前血糖值高於 180 毫克 / 分升，那就沒有必要額外進食；如果血糖值低於 180 毫克 / 分升，那就需要進食，可選擇澱粉類和蛋白質，如蘇打餅乾、饅頭、花生或牛奶等。

燕麥

使餐後血糖上升趨於緩和

升糖指數：55　中　★★☆
推薦用量：每餐宜吃 40 克左右（乾重）

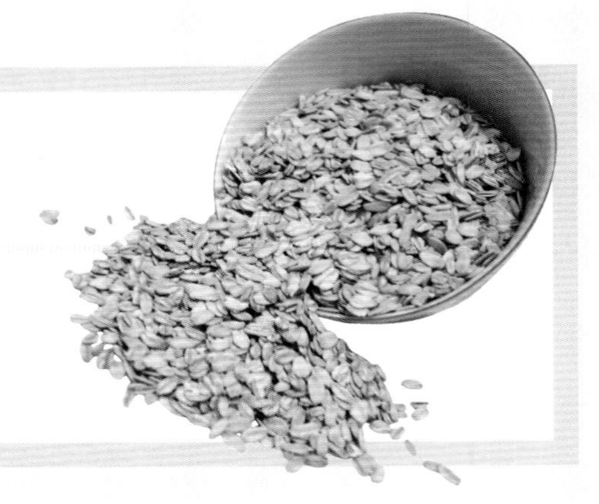

基礎營養素含量（每 100 克，下同）	含量比較	營養功效
熱　量：367 大卡	高 ★★★	燕麥含有蛋白質、亞油酸、磷、鐵、鈣、維生素 E、維生素 B 群、葉酸、泛酸、可溶性膳食纖維等豐富的營養成分。燕麥富含膳食纖維，有潤腸通便的作用；燕麥含有亞麻油酸可維持人體的正常代謝活動。
醣　類：66.9 克	高 ★★☆	
蛋白質：15.0 克	高 ★★★	
脂　肪：6.7 克	中 ★★☆	

降血糖關鍵營養素

可溶性膳食纖維（✔）

對糖尿病的益處

阻止小腸對澱粉的吸收，控制血糖。燕麥中豐富的可溶性膳食纖維可阻止小腸對澱粉的吸收，使餐後血糖上升趨於緩和，胰島素被合理利用，達到控制血糖和預防糖尿病的功效。

這樣吃才健康

燕麥不宜吃得太多，否則會造成胃痙攣或腹部脹氣。

搭配宜忌

✔ 燕麥＋豆類 ⇨ 抑制餐後血糖值上升

兩者搭配，蛋白質能互補，而且可降低膽固醇，還能抑制餐後血糖值上升。可用燕麥、黑豆、紅豆一起打成豆漿食用。

降糖超特效食譜

Ⓖ綠色食物 Ⓡ紅色食物 Ⓨ黃色食物 Ⓦ白色食物 Ⓑ黑色食物

燕麥粥 ⓎⓌ

食材：燕麥 50 克，白米 50 克。

做法：

1. 燕麥、白米淘洗乾淨，用清水浸泡 30 分鐘。
2. 鍋中倒入適量清水煮滾，加入燕麥和白米大火煮滾，轉小火繼續煮 20 分鐘即可。

營養計算機

總熱量約 375 大卡．蛋白質 11.2 克．脂肪 3.8 克．醣類 69.8 克

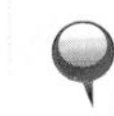

降糖妙招 煮燕麥粥時，可以多放清水，煮出比較稀的粥

食物代換表 燕麥仁 2 代換份、白米 2 代換份

蕎麥

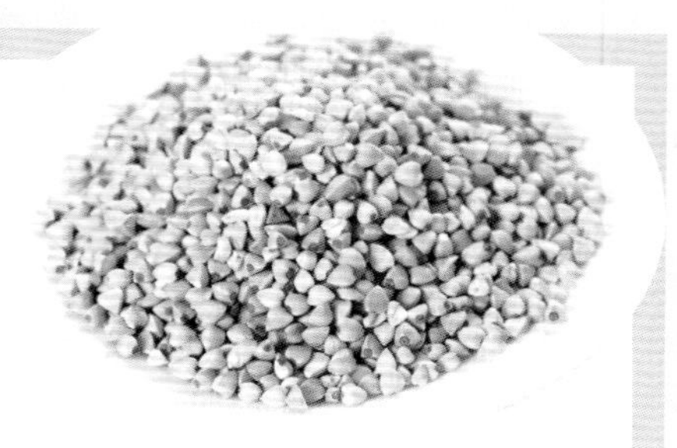

促進胰島素分泌，降低血糖

升糖指數：54　低　★☆☆
推薦用量：每餐宜吃 60 克（熟重）

基礎營養素含量（每 100 克，下同）	含量比較	營養功效
熱　量：324 大卡	高 ★★★	蕎麥蛋白質中含有豐富賴氨酸成分，鐵、錳、鋅等微量元素比一般穀物豐富，而且含有膳食纖維、維生素 E、菸鹼酸和蘆丁。蕎麥能抑制體內脂肪的蓄積，達到減肥瘦身的作用；蕎麥所含的黃酮類物質有抗菌、消炎、止咳、平喘的功效。
醣　類：73.0 克	高 ★★★	
蛋白質：9.3 克	中 ★★☆	
脂　肪：2.3 克	低 ★☆☆	

降糖超特效食譜

Ⓖ綠色食物 Ⓡ紅色食物 Ⓨ黃色食物 Ⓦ白色食物 Ⓑ黑色食物

蔥香蕎麥餅 Ⓨ

食材：蕎麥麵粉 200 克。

調味料：蔥花、植物油各 10 克，鹽 4 克。

做法：

1. 蕎麥麵粉倒入足夠大的容器中，加適量溫水，和成光滑的軟麵糰，靜置發酵 30 分鐘；蔥花拌入少許植物油和鹽。
2. 發酵好的麵糰擀成麵皮，把蔥花均勻地撒在上面，捲成麵卷分成 3 等份，將麵卷露出蔥花的兩頭捏緊，按成圓餅狀，用擀麵棍擀薄，放入煎鍋中烙熟即可。

營養計算機

總熱量約 738 大卡．蛋白質 18.6 克．脂肪 14.6 克．醣類 146 克

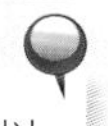

降糖妙招 用刷子在鍋底刷一層油可減少用油量。還可以直接將蕎麥麵粉做成花卷蒸熟。

食物代換表 蕎麥麵粉 8 代換份、植物油 1 代換份

降血糖關鍵營養素

黃酮類物質（✔）

對糖尿病的益處

調節胰島素活性，降低血糖。蕎麥中的黃酮類物質尤其是蘆丁能促進胰島素分泌，而且苦蕎麥中含有蕎麥糖醇，能調節胰島素活性，具有降糖作用。

這樣吃才健康

蕎麥性涼，脾胃虛寒、消化功能差、經常腹瀉的人不宜食用。

搭配宜忌

✔ 蕎麥＋牛奶 ⇨ 營養互補

蕎麥的蛋白質中缺少精氨酸、酪胺酸，與牛奶搭配食用，能夠營養互補。

裸燕麥

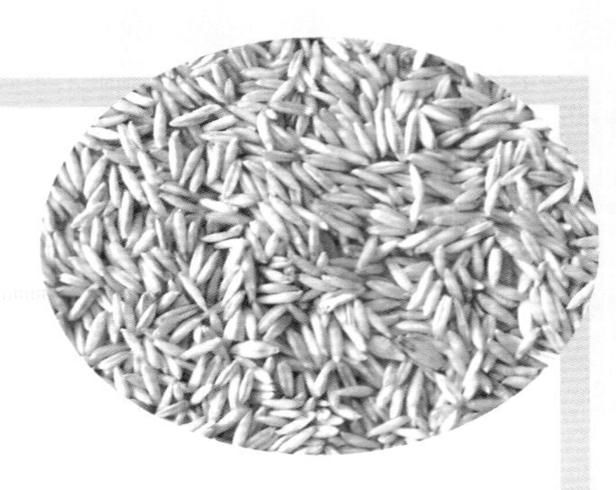

明顯減輕糖尿病自覺症狀

推薦用量：每天 60 克為宜

基礎營養素含量（每 100 克，下同）	含量比較	營養功效
熱　量：366 大卡	高 ★★★	裸燕麥富含蛋白質、維生素、磷、鐵及 8 種氨基酸，可抗疲勞、耐饑抗寒、降血脂、降血糖、降血壓。可用於疲勞綜合症、糖尿病、高血脂、高血壓等病的調養。
醣　類：67.8 克	中 ★★☆	
蛋白質：12.2 克	高 ★★★	
脂　肪：7.2 克	中 ★★☆	

降血糖關鍵營養素

鉀、鋅、鎂（✔）

對糖尿病的益處

促進胰島素形成和分泌。裸燕麥含有鉀、鋅、鎂等元素，可促進胰島素形成和分泌，能降低血糖。輕度糖尿病患者每天若能吃一次裸燕麥，不但血糖、尿糖能降低，而且自覺症狀可明顯減輕。

這樣吃才健康

裸燕麥米的米質較硬，直接烹煮不易煮熟，烹調前宜先用清水浸泡數小時。

脾胃虛寒者、胃及十二指腸潰瘍患者忌食裸燕麥

搭配宜忌

✔ 裸燕麥＋豆類 ⇨ 降低膽固醇

裸燕麥和豆類搭配，蛋白質能互補，而且可使降低膽固醇的作用更強，同時還能抑制餐後血糖水平上升。

降糖超特效食譜

Ⓖ綠色食物 Ⓡ紅色食物 Ⓨ黃色食物 Ⓦ白色食物 Ⓑ黑色食物

裸燕麥蛋餅 ⒼⓎⓌ

食材：裸燕麥麵粉 100 克，雞蛋 1 顆（約 60 克），韭菜 50 克。

調味料：植物油 10 克，鹽 3 克。

做法：

1. 雞蛋打入碗內，攪散；韭菜洗淨，切末。
2. 將蛋液、鹽、韭菜末、適量水倒入裸燕麥麵粉中攪勻。
3. 平底鍋加油，將裸燕麥麵糊倒入鍋中，攤成餅形，煎至兩面金黃即可。

營養計算機

總熱量約 550 大卡．蛋白質 20.1 克．脂肪 23.3 克．醣類 70.6 克

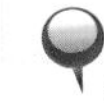

食物代換表 裸燕麥麵粉 4 代換份、韭菜 1/10 代換份

黑豆

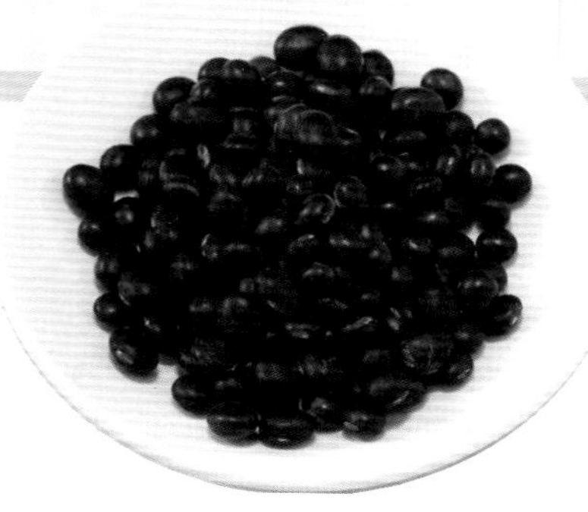

增強胰腺功能，促進胰島素分泌

升糖指數：55　中　★★☆
推薦用量：每餐宜吃 30 克

基礎營養素含量（每 100 克，下同）	含量比較	營養功效
熱　量：381 大卡	高 ★★★	黑豆營養全面，含較豐富的蛋白質、胡蘿蔔素、維生素 B_1、維生素 B_2、菸鹼酸及鈣、磷、鐵、高纖維等營養物質。黑豆中微量元素含量很高，可延緩人體衰老、降低血液黏稠度等；常食黑豆不僅美容護髮，還可以防止大腦老化遲鈍。
醣　類：33.6 克	高 ★★★	
蛋白質：36.0 克	中 ★★☆	
脂　肪：15.9 克	低 ★☆☆	

降糖超特效食譜

Ⓖ綠色食物 Ⓡ紅色食物 Ⓨ黃色食物 Ⓦ白色食物 Ⓑ黑色食物

蓮藕黑豆湯 ⓇⓌⒷ

食材：蓮藕 300 克，黑豆 50 克，紅棗 10 克。

調味料：薑絲、陳皮各 5 克，鹽 3 克。

做法：

1. 黑豆乾炒至豆殼裂開，洗去浮皮；蓮藕去皮，洗淨，切片；紅棗洗淨；陳皮浸軟。
2. 鍋置火上，倒入水煮滾後，放入蓮藕、陳皮、薑絲、黑豆和紅棗煮滾，轉小火煮 1 小時，加鹽調味即可。

營養計算機

總熱量約 396 大卡 · 蛋白質 23.4 克 · 脂肪 8.5 克 · 醣類 65.5 克

降糖妙招 可以多加入清水，不要加高湯、清湯等含油脂高的湯類。

食物代換表 蓮藕 2 代換份、黑豆 2 代換份

降血糖關鍵營養素

胰蛋白酶（✔）胰凝乳蛋白酶（✔）

對糖尿病的益處

促進胰島素分泌。黑豆中含有胰蛋白酶和胰凝乳蛋白酶，能增強胰腺功能，促進胰島素分泌。另外，黑豆血糖生成指數很低，非常適合糖尿病患者食用。

這樣吃才健康

黑豆較難消化，消化功能不良者不宜多食，避免引起腹瀉。

搭配宜忌

✔ 黑豆＋維生素 C ⇨ 幫助吸收鋅和鐵

黑豆中的植酸會妨礙身體吸收鋅和鐵，建議搭配富含維生素 C 的食品。

紅豆

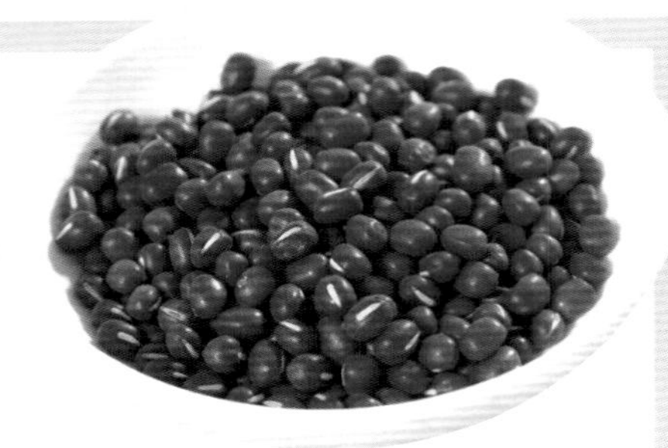

延緩飯後葡萄糖的吸收

推薦用量：每餐宜吃 30 克

基礎營養素含量（每 100 克，下同）	含量比較	營養功效
熱　量：309 大卡	高 ★★★	紅豆富含鈣、鉀、鐵、鋅、硒等礦物元素及維生素 B 群、膳食纖維。紅豆含有較多的皂角苷，有很好的利尿作用；豐富的膳食纖維，能潤腸通便；紅豆還富含葉酸，產婦、乳母多吃有催乳的功效。
醣　類：63.4 克	中 ★★☆	
蛋白質：20.2 克	高 ★★★	
脂　肪：0.6 克	低 ★☆☆	

降血糖關鍵營養素

可溶性膳食纖維（✔）

對糖尿病的益處

延緩葡萄糖的吸收，穩定血糖。紅豆中的可溶性膳食纖維可延緩飯後血中葡萄糖的吸收，食用後血糖上升速度較慢，維持餐後血糖、穩定胰島素的能力較好。

對預防併發症的益處

控制血壓和膽固醇。紅豆有助於控制血壓和膽固醇水平，能夠預防糖尿病併發高血壓和血脂異常症。

這樣吃才健康

1. 紅豆具有利尿的功效，頻尿的人不宜多食。

2. 紅豆與相思豆兩者外形相似，均有紅豆的別名。相思豆的外形特徵是半粒紅半粒黑，過去曾有誤把相思豆當做紅豆食用而引起中毒的，食用時不可混淆。

搭配宜忌

✔ 紅豆＋薏仁 ⇨ 輔助治療腎炎水腫

紅豆和薏仁都具有利水消腫的功效，兩者搭配在一起吃，利水消腫的效果會更明顯，用於輔助治療腎炎水腫的效果很好。

挑選祕訣

選購紅豆時，以新鮮、顆粒飽滿圓潤者為佳。購買後，應存放於陰涼、乾燥、通風處，以免受潮變質。

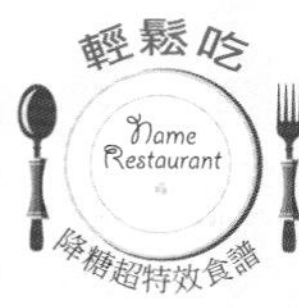

降糖超特效食譜

G 綠色食物 R 紅色食物 Y 黃色食物 W 白色食物 B 黑色食物

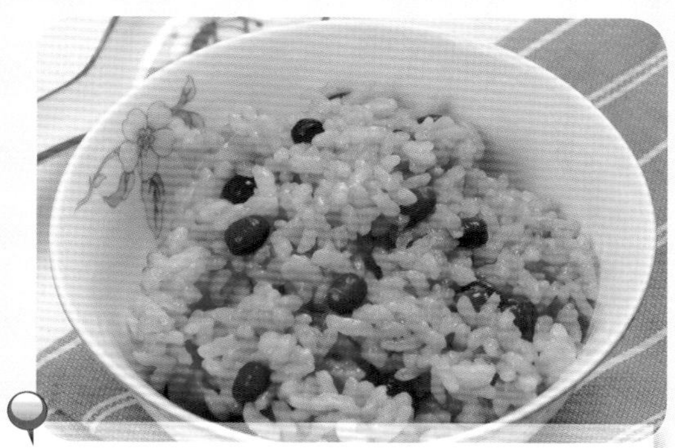

降糖妙招 紅豆用水浸泡至軟；電鍋提示米飯蒸好即可盛出，不要在鍋裡繼續受熱，以降低糊化程度。

食物代換表 紅豆 1 代換份、白米 3 代換份

紅豆飯 R W

食材：白米 75 克，紅豆 25 克

做法：

1. 白米淘洗乾淨；紅豆洗淨，浸泡 2、3 小時。
2. 白米和浸泡好的紅豆倒入電鍋中，加適量清水，蓋上鍋蓋，按下「蒸飯」鍵，待米飯蒸好即可。

營養計算機

總熱量約 337 大卡．蛋白質 10.6 克．脂肪 0.8 克．醣類 74.3 克

紅豆薏仁粥 R Y W

食材：紅豆、薏仁、白米各 50 克。

做法：

1. 將紅豆、白米、薏仁分別淘洗乾淨；紅豆用水浸泡 3 小時；薏仁和白米用水浸泡 1 小時。
2. 鍋中放入紅豆，倒入 1200 毫升的清水，大火煮開後改小火。
3. 煮約 40 分鐘後，放入薏仁煮 30 分鐘，再將白米放入鍋中，大火煮滾後，改小火煮 20 分鐘即可。

營養計算機

總熱量約 506 大卡．蛋白質 20.2 克．脂肪 2.4 克．醣類 106.2 克

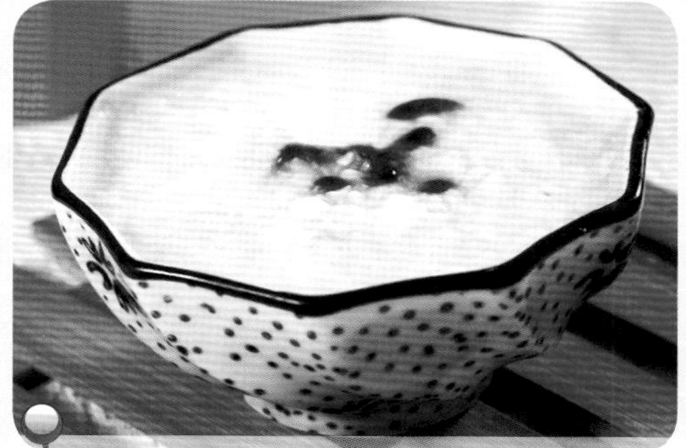

降糖妙招 紅豆、薏仁用水浸泡至軟。

食物代換表 紅豆 2 代換份、薏仁 2 代換份

Expert 專家連線

適合糖尿病患者的甜味劑有哪些？

①木糖醇和果糖。食用後血糖升高的速度和水平均低於食入葡萄糖或蔗糖，吸收率也低於葡萄糖，適用於血糖控制較好的糖尿病患者，但用量不宜多，食用時要計算熱量。
②甜葉菊類和糖精。甜度比蔗糖高 300 倍，不提供熱量，所以不會引起血糖的波動。但糖精不宜過多食用，妊娠期禁用，以免有害健康。
③氨基糖或蛋白醣類。甜度很高，但對血糖和熱量的影響不大。

黃豆

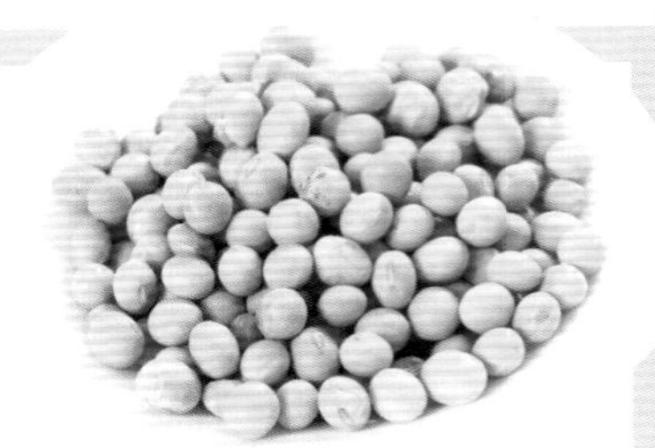

有效平穩血糖，調節血脂

升糖指數：18 低 ★☆☆
推薦用量：每餐宜吃 40 克

基礎營養素含量（每 100 克，下同）	含量比較	營養功效
熱　量：359 大卡	高 ★★★	黃豆含有豐富的蛋白質、維生素 A、維生素 D、維生素 E、鈣、磷、鐵等營養物質。黃豆中的卵磷脂可除掉附著在血管壁上的膽固醇，保護心臟；其富含的大豆異黃酮能有效延緩女性衰老，使皮膚保持彈性。
醣　類：34.2 克	中 ★★☆	
蛋白質：35.0 克	高 ★★★	
脂　肪：16.0 克	高 ★★★	

降血糖關鍵營養素

豆膠（✔）

對糖尿病的益處

改善胰島素敏感性。黃豆中的豆膠經現代研究證實具有促進胰島素的分泌及改善組織細胞對胰島素敏感性的作用，可提高葡萄糖的利用率，有利於病情控制。

對預防併發症的益處

調節血脂，減少脂肪含量。黃豆所含的皂苷有明顯的調血脂作用，同時，可抑制體重增加，減少血清、肝中脂質含量和脂肪含量。因此，黃豆對於預防糖尿病併發血脂異常症、肥胖症和脂肪肝均有一定的益處。

這樣吃才健康

1. 生黃豆含有不利健康的抗胰蛋白酶和凝血酶，所以黃豆不宜生食，半熟黃豆及乾炒黃豆也不宜食用。

2. 嚴重肝病和腎病、消化潰瘍及痛風、動脈硬化低碘者、過敏、腹脹疼痛者，都不宜吃黃豆。

搭配宜忌

✔ 黃豆＋小麥 ⇨ 提高蛋白質的營養價值

黃豆適合和小麥、玉米等穀類搭配食用，氨基酸可以互相補充，能提高蛋白質的營養價值。

挑選祕訣

選購黃豆時，以顆粒飽滿、大小均勻、顏色相近者為佳。購買後，應存放於陰涼、乾燥、通風處，以免受潮變質。

降糖超特效食譜

Ⓖ綠色食物 Ⓡ紅色食物 Ⓨ黃色食物 Ⓦ白色食物 Ⓑ黑色食物

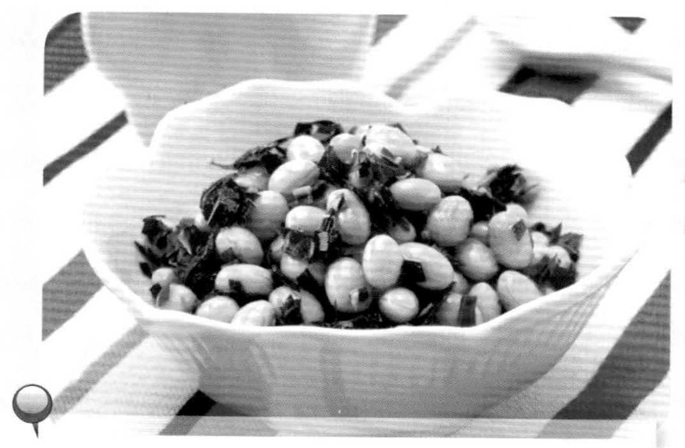

降糖妙招 黃豆浸泡時間可以長一點，大火煮熟即撈出過水。香椿芽涼拌可減少用油量。

食物代換表 香椿芽 1/5 代換份、乾黃豆 2 代換份

香椿芽拌黃豆 ⒼⓎ

食材：香椿芽 100 克，黃豆 50 克。

調味料：鹽、香油各 3 克，雞粉少許。

做法：

1. 黃豆淘洗乾淨，用清水浸泡 8 ～ 12 小時，煮熟，撈出，瀝乾水分，放涼；香椿芽洗淨，放入沸水中汆燙 30 ～ 40 秒，撈出，瀝乾水分，放涼，切末。
2. 取小碗，加鹽、雞粉、香油攪拌均勻，製成醬汁。
3. 取盤，放入黃豆和香椿芽，淋入醬汁拌勻即可。

營養計算機

總熱量約 506 大卡 · 蛋白質 20.2 克 · 脂肪 2.4 克 · 醣類 106.2 克

黃豆豬腳湯 ⓇⓎ

食材：豬腳 250 克，黃豆 50 克。

調味料：薑片、蔥段各 5 克，鹽 4 克。

做法：

1. 黃豆用清水浸泡 1 小時；豬腳洗淨，剁成塊，放入沸水中燙一下，撈出用水沖洗乾淨。
2. 鍋中加水煮滾，放入豬腳、薑片、蔥段大火煮 1 小時，再加入黃豆煮 30 分鐘至豬腳、黃豆熟爛，加入鹽調味即可。

營養計算機

總熱量約 570 大卡 · 蛋白質 51.4 克 · 脂肪 36. 克 · 醣類 17.1 克

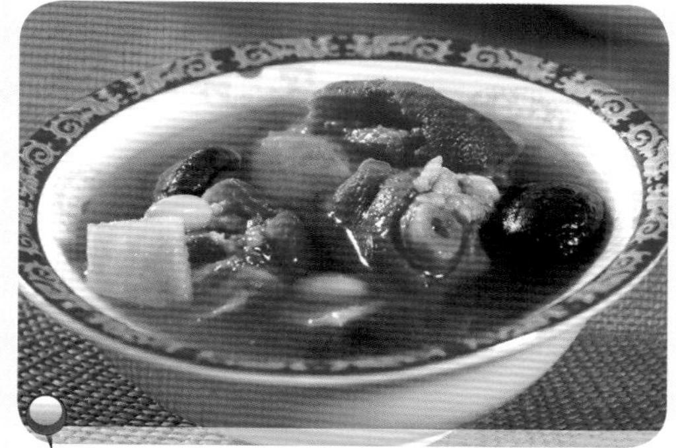

降糖妙招 黃豆用水浸泡至軟；豬腳用沸水汆燙去除油脂，再用水沖洗去油脂；黃豆煮 30 分鐘至熟即可。

食物代換表 豬腳 6 代換份、黃豆 2 代換份

Expert 專家連線

糖尿病患者可以多吃堅果嗎？

堅果中含有的不飽和脂肪酸、纖維素和鎂可以改善人體中胰島素的分泌及胰島素對糖的分解，達到控制血糖的作用。但是堅果類食物往往富含植物性脂肪，也是高熱量食物，吃得過多可能會使體重增加，反而導致糖尿病的發生或加重。為避免攝取過多熱量，建議將堅果做為精製穀物或紅肉（豬肉、牛肉、羊肉）的替代品，而且一定要注意適量食用，一般每週吃 100 ～ 120 克比較合適。

綠豆

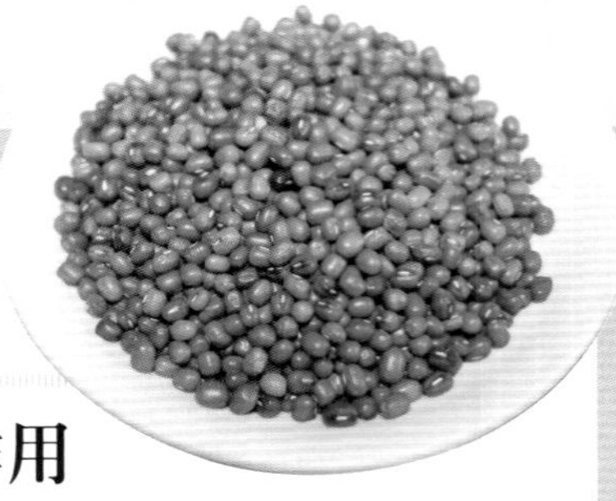

對空腹、餐後血糖的降低有一定作用

升糖指數：27.2　低　★☆☆
推薦用量：每餐宜吃 40 克

基礎營養素含量（每 100 克，下同）	含量比較	營養功效
熱　量：316 大卡	高 ★★★	綠豆含有蛋白質、醣類、鈣、磷、鐵、胡蘿蔔素、維生素 B_1、維生素 B_2、菸鹼酸、磷脂等。綠豆中所含的蛋白質和磷脂具有興奮神經、增進食慾的功能；綠豆含有豐富的胰蛋白酶抑制劑，可以減少蛋白分解，保護腎臟。
醣　類：62.0 克	中 ★★☆	
蛋白質：21.6 克	高 ★★★	
脂　肪：0.8 克	低 ★☆☆	

降血糖關鍵營養素

寡糖（✔）

對糖尿病的益處

降低血糖，熱量低。綠豆澱粉中含有的寡糖，對糖尿病患者的空腹血糖、餐後血糖的降低都有一定的作用，而且其產生的熱量很低，不會引起肥胖，很適合糖尿病患者食用。

對預防併發症的益處

保肝護肝，降血壓。綠豆有保肝護肝的作用，還能抑制脂肪的吸收，可用於預防糖尿病併發脂肪肝；綠豆還含有降血壓成分，對預防糖尿病併發高血壓病有一定的幫助。

這樣吃才健康

1. 綠豆性涼，身體虛寒或脾胃虛寒者不宜過量食用，否則會出現腹痛腹瀉等症狀。

2. 綠豆不宜煮得過爛，以免使有機酸和維生素遭到破壞，降低清熱解毒的功效。

搭配宜忌

✔ 綠豆＋白米 ⇨ 補充微量元素和維生素 B 群

綠豆可以搭配白米煮粥，能補充更多的微量元素和維生素 B 群，還能增進食慾。

挑選祕訣

選購綠豆時，以顆粒飽滿、大小均勻、色澤鮮綠且無異味者為佳。購買後，必須儲存在陰涼、乾燥、通風處。

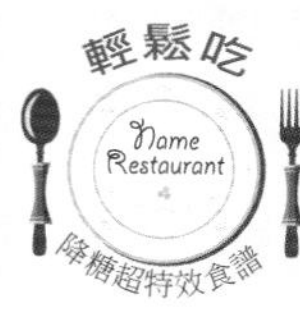

降糖超特效食譜

Ⓖ綠色食物 Ⓡ紅色食物 Ⓨ黃色食物 Ⓦ白色食物 Ⓑ黑色食物

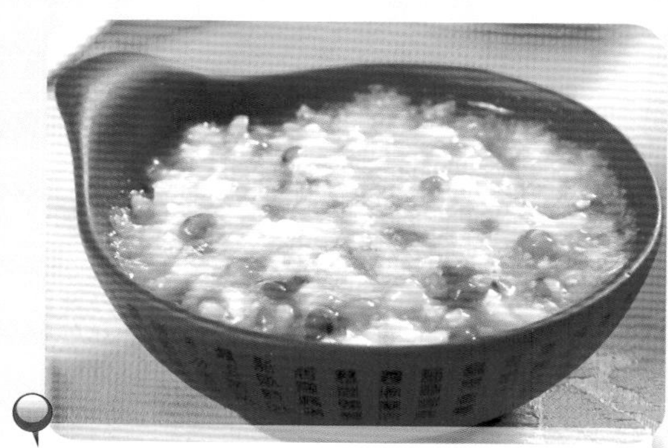

玉米綠豆粥 ⒼⓎⓌ

食材：綠豆、玉米渣、糯米各 30 克。

做法：

1. 綠豆、玉米渣、糯米分別淘洗乾淨；糯米浸泡 1 小時；玉米渣浸泡 6 小時；綠豆提前一晚浸泡，用電鍋蒸熟，待用。
2. 鍋置火上，放入適量清水，加入玉米渣大火煮滾後放入糯米，轉小火後熬煮 20 分鐘，加入綠豆再煮 5 分鐘即可。

降糖妙招 綠豆提前浸泡一晚，用電鍋蒸熟，以降低血糖生成指數；按照食物易熟程度分別加入，煮熟即可。

食物代換表 綠豆 1.2 代換份、玉米渣 2 代換份

營養計算機

總熱量約 303 大卡．蛋白質 11.0 克．脂肪 1.4 克．醣類 64.8 克

苦瓜綠豆湯 Ⓖ

食材：苦瓜 100 克，綠豆 50 克。

調味料：陳皮少許。

做法：

1. 綠豆洗淨，浸泡 30 分鐘；苦瓜洗淨，切塊；陳皮洗淨備用。
2. 鍋置火上，加入適量清水，放入陳皮，煮滾後放入苦瓜、綠豆，燉約 30 分鐘至綠豆熟即可。

營養計算機

總熱量約 173 大卡．蛋白質 11.6 克．脂肪 5.1 克．醣類 35.0 克

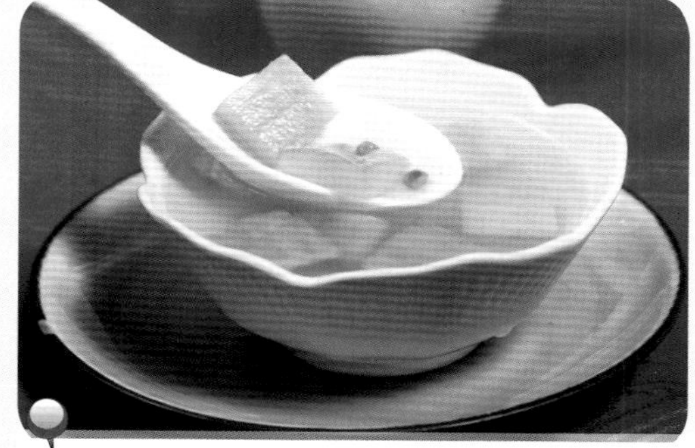

降糖妙招 綠豆大火燒開，轉中火煮熟開花即可，不可長時間熬煮。

食物代換表 苦瓜 1/5 代換份、綠豆 2 代換份

Expert 專家連線

糖尿病患者如何解決控制飲食時的飢餓感？

糖尿病患者需要控制飲食，飢餓感是經常遇到的一種反應。在飢餓難耐時應從以下幾個方面解決：首先要注意控制主食，應採取循序漸進的方法，每週減少 100 ～ 200 克的主食，一般 1 個月左右應限制到每日 300 克；其次應少量多餐，並增加高纖維的食物，如蕎麥麵、玉米麵、綠豆、海帶等，同時適當多吃些低熱量、高營養的蔬菜，像番茄、菠菜、黃瓜、大白菜、油菜、豆芽、茄子等。

大白菜

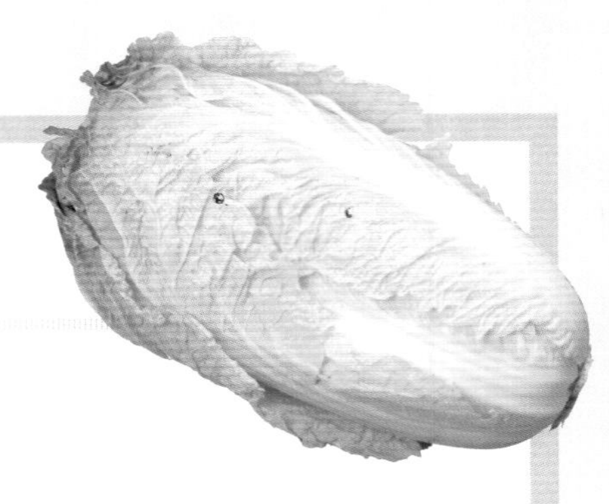

減緩餐後血糖上升的速度

推薦用量：每餐宜吃 100 克

基礎營養素含量（每 100 克，下同）	含量比較	營養功效
熱　量：17 大卡	低 ★☆☆	大白菜含有維生素 B_1、維生素 B_2、維生素 C、菸鹼酸、胡蘿蔔素、鈣、磷、鐵、硒、膳食纖維等。大白菜中豐富的膳食纖維，能達到潤腸、促進排毒、幫助消化的作用；大白菜所富含的維生素 C、維生素 E，具有護膚養顏的功效。
醣　類：3.2 克	低 ★☆☆	
醣　類：3.2 克	低 ★☆☆	
脂　肪：0.1 克	低 ★☆☆	

降血糖關鍵營養素

膳食纖維（✔）

對糖尿病的益處

阻斷糖吸收，減緩餐後血糖上升。

大白菜含有豐富的阻斷糖吸收的膳食纖維，能夠促進腸胃蠕動，減緩餐後血糖上升的速度，糖尿病患者可以經常食用。

這樣吃才健康

不要吃隔夜的熟白菜，否則會產生亞硝酸鹽，在人體內會轉化為致癌物質亞硝胺。

搭配宜忌

✔ 大白菜＋豆腐 ⇨ 幫助鈣的吸收

大白菜和豆腐是最好的搭檔，能取長補短。豆腐中鈣與磷的比值很低，而大白菜中的鈣磷比值卻很高，能幫助鈣的吸收。

降糖超特效食譜

Ⓖ綠色食物 Ⓡ紅色食物 Ⓨ黃色食物 Ⓦ白色食物 Ⓑ黑色食物

拌大白菜心 ⒼⓇ

食材：大白菜心 200 克，紅辣椒 20 克。

調味料：蔥絲、香菜各 5 克，淡醬油、醋各 10 克，香油 3 克。

做法：

1. 大白菜心洗淨，切成細絲；香菜洗淨，切段；紅辣椒去蒂和籽，切成細絲。
2. 將白菜絲、蔥絲、香菜段及紅椒絲一起放入盤中，加入淡醬油、醋，淋上香油拌勻即可。

營養計算機

總熱量約 57 大卡 · 蛋白質 2.6 克 · 脂肪 3.2 克 · 醣類 5.6 克

降糖妙招 涼拌白菜心可以減少用油量，用淡醬油拌菜，減少用鹽量。

食物代換表 大白菜心 2/5 代換份、香油 3/10 代換份

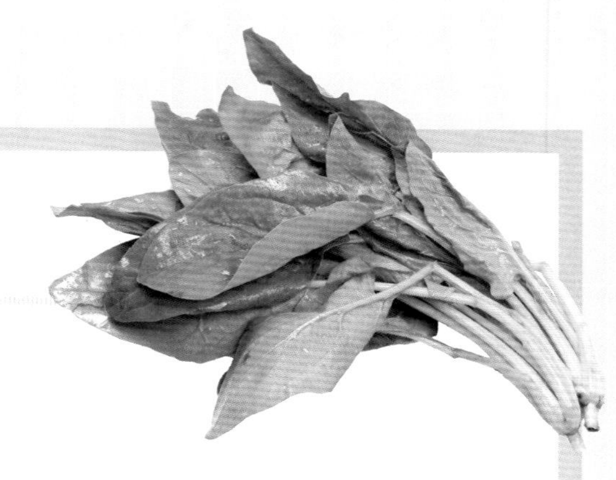

菠菜

有利於保持血糖穩定

升糖指數：54　低　★☆☆
推薦用量：每餐宜吃 80 ～ 100 克

基礎營養素含量（每 100 克，下同）	含量比較	營養功效
熱　量：24 大卡	低 ★☆☆	菠菜含大量膳食纖維及葉酸、胡蘿蔔素、維生素 B_1、維生素 B_2、維生素 C、鈣、磷、鐵、鉀等。菠菜富含酶，能刺激腸胃、胰腺的分泌，既助消化，滋潤腸道，有利於大便順利排出；菠菜含有豐富的胡蘿蔔素、維生素 B_2 等，能夠保護視力，防治夜盲症、口角炎、口腔潰瘍等。
醣　類：4.5 克	低 ★☆☆	
醣　類：2.6 克	低 ★☆☆	
脂　肪：0.3 克	低 ★☆☆	

降糖超特效食譜

Ⓖ綠色食物 Ⓡ紅色食物 Ⓨ黃色食物 Ⓦ白色食物 Ⓑ黑色食物

木耳菠菜蛋湯　ⒼⓌⓎⒷ

食材：雞蛋 1 顆，菠菜 50 克，發泡木耳 5 克，筍片 25 克，發泡蝦米 10 克。

調味料：鹽 4 克，香油 3 克。

做法：

1. 將雞蛋打入碗內攪勻；菠菜洗淨，汆燙後切段；發泡木耳洗淨，切塊；筍片洗淨，汆燙；發泡蝦米洗淨，待用。
2. 鍋中加水煮滾，放入蝦米、木耳、筍片煮熟，再加入菠菜，加鹽調味，湯滾後把蛋液淋入湯內，淋香油即可。

營養計算機

總熱量約 138 大卡 · 蛋白質 13.0 克 · 脂肪 8.1 克 · 醣類 4.3 克

降糖妙招 直接加水，不用高湯以減油脂。

食物代換表 雞蛋 1 代換份、菠菜 1/10 代換份

降血糖關鍵營養素

菠菜皂苷 A、菠菜皂苷 B（✔）、膳食纖維（✔）

對糖尿病的益處

刺激胰腺分泌，調節醣脂代謝。

菠菜中含菠菜皂苷 A、菠菜皂苷 B，有抗菌活性，能刺激胰腺分泌，使血糖保持穩定；而且菠菜中的膳食纖維含量較高，經常食用有利於調節糖尿病患者的醣脂代謝。

這樣吃才健康

菠菜食用前宜用沸水汆燙熟透，以減少菠菜草酸含量，避免影響鈣的吸收。

搭配宜忌

✔ 菠菜＋鹼性食物 ⇨ 防止結石

菠菜宜與鹼性食物搭配食用，可分解草酸並促使其排出體外，防止結石的形成。

莧菜

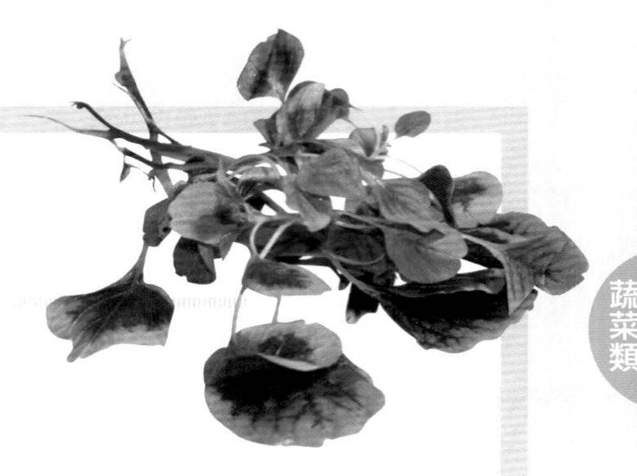

預防第 2 型糖尿病

推薦用量：每餐宜吃 80 ～ 100 克

基礎營養素含量（每 100 克，下同）	含量比較	營養功效
熱　量：21 大卡	低 ★☆☆	莧菜的維生素 C 含量高踞綠色蔬菜第一位，它富含鈣、磷、鐵等營養物質，而且不含草酸，所含鈣、鐵進入人體後很容易被吸收利用，還能促進兒童的生長發育；莧菜具有促進凝血、增加血紅蛋白、促進造血等功能。
醣　類：5.9 克	低 ★☆☆	
蛋白質：2.8 克	低 ★☆☆	
脂　肪：0.4 克	低 ★☆☆	

降血糖關鍵營養素

鎂（✔）

對糖尿病的益處

提高胰島素敏感性，穩定醣類代謝。莧菜含有豐富的鎂元素，在胰島素的敏感性及醣類代謝的穩定達到十分重要的作用，能預防第 2 型糖尿病和降低第 1 型糖尿病患者患心腦血管疾病的危險。

這樣吃才健康

莧菜性滑嫩，腸胃不適或消化不良者不宜多吃或最好不吃。

搭配宜忌

✔ 莧菜＋雞蛋 ⇨ 增強人體免疫力

莧菜宜與雞蛋搭配食用，能夠提供全面的營養，有利於增強人體免疫力。

降糖超特效食譜

Ⓖ綠色食物 Ⓡ紅色食物 Ⓨ黃色食物 Ⓦ白色食物 Ⓑ黑色食物

蒜末莧菜 Ⓖ

食材：莧菜 250 克。

調味料：蔥花 5 克，鹽 3 克，蒜末 10 克，香油 3 克。

做法：

1. 莧菜洗淨，沸水汆燙，過涼水，切段。
2. 莧菜段放入碗中，加蔥花、鹽、蒜末、香油調味即可。

營養計算機

總熱量約 84 大卡 · 蛋白質 7.4 克 · 脂肪 4.8 克 · 醣類 4.4 克

降糖妙招 莧菜汆燙後直接涼拌。

食物代換表 莧菜 1/2 代換份、植物油 3/10 代換份

豌豆苗

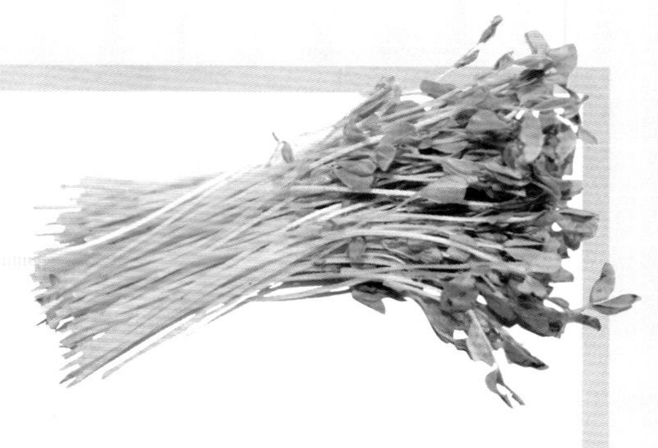

有利於醣和脂肪的代謝

推薦用量：每餐宜吃 50 克

基礎營養素含量（每 100 克，下同）	含量比較	營養功效
熱　量：34 大卡	低 ★☆☆	豌豆苗含有維生素 B_2、維生素 C、胡蘿蔔素、鈣、鉀、磷、鉻、鎂、膳食纖維等。豌豆苗富含維生素 C 和能分解體內亞硝胺的酶，可分解亞硝胺，具有防癌、抗癌的功效；豌豆苗含有豐富的膳食纖維，有助於促進腸胃蠕動，防治便祕。
醣　類：4.6 克	低 ★☆☆	
蛋白質：4.0 克	中 ★★☆	
脂　肪：0.8 克	低 ★☆☆	

降糖超特效食譜

G 綠色食物 R 紅色食物 Y 黃色食物 W 白色食物 B 黑色食物

素炒豌豆苗 G W Y B

食材：豌豆苗 250 克。

調味料：蔥花、蒜末各 5 克，鹽、植物油各 3 克，雞粉少許。

做法：

1. 豌豆苗洗淨，沸水汆燙煮熟，瀝乾。
2. 油鍋燒至七分熱，放蔥花炒香，放入豌豆苗炒熟，用鹽、雞粉和蒜末調味即可。

營養計算機

總熱量約 100 大卡・蛋白質 8.6 克・脂肪 4.7 克・醣類 9.9 克

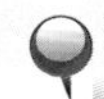

降糖妙招 豌豆苗直接用開水汆燙後，入鍋炒，減少用油量。還可以直接加冬粉等涼拌。

食物代換表 豌豆苗 1/2 代換份、植物油 3/10 代換份

降血糖關鍵營養素

鉻（✔）膽鹼（✔）氮氨酸（✔）

對糖尿病的益處

維持胰島素的正常功能，防止動脈粥狀硬化。豌豆苗含鉻元素較多，有利於醣和脂肪的代謝，維持胰島素的正常功能。豌豆苗還含有膽鹼、氮氨酸等，有助於防止動脈粥狀硬化。

這樣吃才健康

豌豆苗的烹調時間不宜過久，以免造成維生素的流失，降低其營養價值。

搭配宜忌

✔ 豌豆苗＋豬肉 ⇨ 利尿止瀉

豌豆苗和豬肉是很好的搭配，有利尿、止瀉、消腫、止痛和助消化等作用。

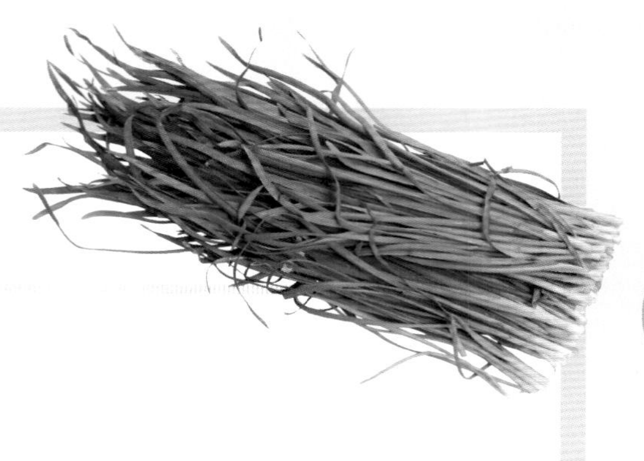

韭菜

食用後不會引起血糖的波動

推薦用量：每餐宜吃 50 ～ 100 克

基礎營養素含量（每 100 克，下同）	含量比較	營養功效
熱　量：24 大卡	低★☆☆	韭菜含有揮發性精油及硫化物等特殊成分，有助於疏調肝氣，增進食慾，增強消化功能；韭菜含有一定量的鋅元素，能溫補肝腎。
醣　類：4.5 克	低★☆☆	
蛋白質：2.6 克	低★☆☆	
脂　肪：0.3 克	低★☆☆	

降血糖關鍵營養素

揮發油（✔）含硫化合物（✔）鈣（✔）磷（✔）鎂（✔）鋅（✔）

對糖尿病的益處

促進血液循環、降低血糖。韭菜中所含的揮發油和含硫化合物，以及鈣、磷、鎂、鋅等元素具有促進血液循環、降低血糖的作用，而且韭菜含糖量低，食用後不會引起血糖的波動。

對預防併發症的益處

韭菜對糖尿病合併高血壓、心臟病、高血脂等疾病均有較好的預防作用。

這樣吃才健康

1. 炒熟的韭菜放置隔夜後不宜食用，因為韭菜含有硝酸鹽，炒熟放置過久後硝酸鹽會轉化為有毒的亞硝酸鹽，人吃後會頭暈、噁心、腹瀉。
2. 韭菜膳食纖維含量較高，腹瀉的人不宜食用，否則會加重病情。

搭配宜忌

✔ 韭菜＋豬肉 ⇨ 提高胡蘿蔔素的吸收率

韭菜和豬肉搭配不僅可以消除韭菜的特殊氣味，而且能夠提高韭菜中胡蘿蔔素的吸收率，更有利於營養的吸收。

✔ 韭菜＋雞蛋 ⇨ 補腎、行氣、止痛

韭菜和雞蛋混炒，可以達到補腎、行氣、止痛的作用，對治療陽痿、頻尿、腎虛、痔瘡及胃病有一定輔助療效。

挑選祕訣

選購韭菜時，以香味濃郁、顏色鮮綠、葉片有光澤者佳。購買後，須放進冰箱冷藏保存，並盡速食用。

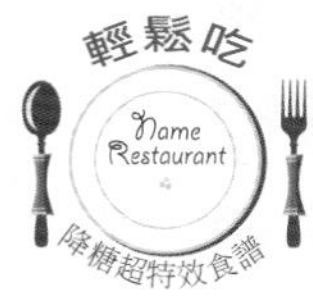

降糖超特效食譜

Ⓖ綠色食物 Ⓡ紅色食物 Ⓨ黃色食物 Ⓦ白色食物 Ⓑ黑色食物

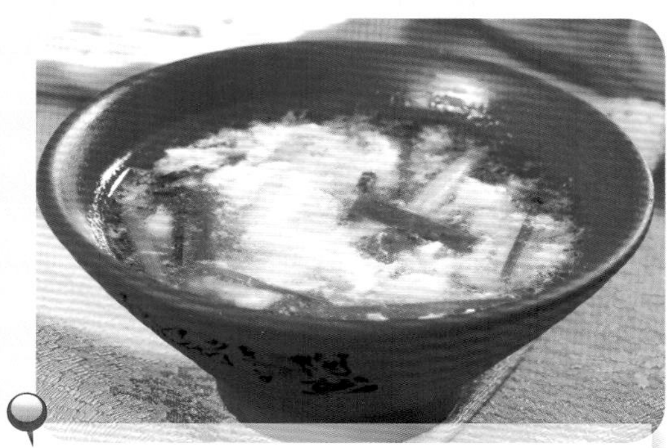

降糖妙招 用煮的烹飪方法可以減少油脂量；冬粉的血糖生成指數很低，適合糖尿病患者食用。

食物代換表 韭菜 1/10 代換份、雞蛋 1 代換份

韭菜雞蛋湯 ⒼⓇⓎⓌ

食材：韭菜 50 克，雞蛋 1 顆，冬粉 10 克。

調味料：鹽 3 克，香油 5 克。

做法：

1. 將雞蛋打入碗中，攪散；冬粉沖洗乾淨，用水泡軟；韭菜洗淨，切段。
2. 鍋裡倒入適量開水，放入冬粉，用大火煮滾，淋入雞蛋液攪勻，立即將韭菜段倒入湯內，加鹽，淋入香油攪勻即可。

營養計算機

總熱量約 133 大卡・蛋白質 8.1 克・脂肪 9.8 克・醣類 3.5 克

韭菜炒豆芽 Ⓖ

食材：豆芽 250 克，韭菜 100 克。

調味料：植物油 10 克，鹽、蔥絲、薑絲各適量。

做法：

1. 將豆芽掐去兩頭，放入涼水內淘洗乾淨，撈出瀝乾水分；將韭菜洗淨，切成 3 公分長的段。
2. 油鍋大火燒熱後，放入蔥絲、薑絲爆香，隨即倒入豆芽，翻炒幾下，再倒入韭菜，加鹽翻炒幾下即成。

營養計算機

總熱量約 158.4 大卡・蛋白質 7.41 克・脂肪 10.61 克・醣類 11.39 克

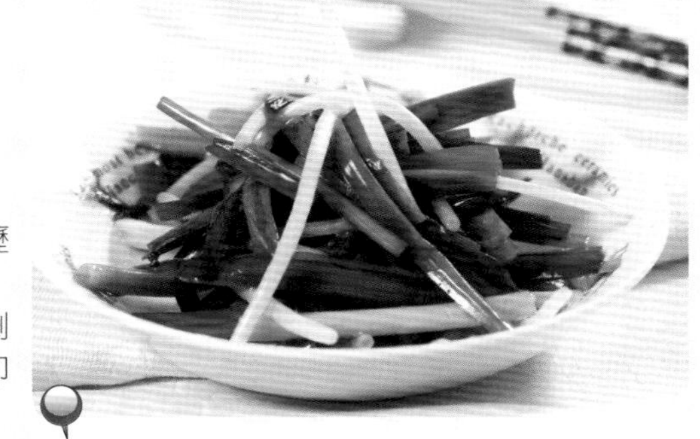

降糖妙招 選購韭菜以葉直、鮮嫩翠綠為佳，這樣的營養素含量較高。

食物代換表 韭菜 1/5 代換份、豆芽 1/2 代換份

Expert 專家連線

糖尿病患者需不需要控制副食？

雖然主食是血糖的主要來源，應予以控制，但是副食中的蛋白質、脂肪進入體內照樣有一部分也可變成血糖，成為血糖的來源。副食攝取過多，也會引起血糖升高。蛋白質和脂肪在代謝中分別有 58% 和 10% 變成葡萄糖。有些副食，如肉、蛋等食物，含有較多的脂肪，熱量很高，攝取過多，可使體重增加，對病情不利。因此，除合理控制主食外，副食的量也要控制，否則同樣不能取得預期效果。

空心菜（蕹菜）

輔助降血糖，改善糖尿病症狀

推薦用量：每餐宜吃 50 克

基礎營養素含量（每 100 克，下同）	含量比較	營養功效
熱　量：20 大卡	低 ★☆☆	空心菜含有蛋白質、膳食纖維、鈣、磷、鐵、鉀、鎂、胡蘿蔔素、維生素 B_1、維生素 B_2、維生素 C、菸鹼酸等。空心菜中含有木質素可殺菌消炎；果膠則能加速體內有毒物質排泄；空心菜中的葉綠素有潔齒防齲，除口臭，健美皮膚的作用。
醣　類：3.6 克	低 ★☆☆	
蛋白質：2.2 克	低 ★☆☆	
脂　肪：0.3 克	低 ★☆☆	

降血糖關鍵營養素

膳食纖維（✔）胰島素樣成分（✔）

對糖尿病的益處

控制餐後醣類代謝，輔助降低血糖。空心菜中含有豐富的膳食纖維，可降低胰島素需要量，控制進餐後醣類的代謝；還含有胰島素樣成分，能夠輔助降低血糖，改善糖尿病症狀。

對預防併發症的益處

降低血中膽固醇總量。空心菜中含有豐富的膳食纖維，可降低血中膽固醇總量，有益於糖尿病患者預防併發高血脂。

這樣吃才健康

1. 空心菜性寒滑嫩，所以體質虛弱，脾胃虛寒、大便泄瀉者不宜多食；體質虛寒的人不宜過量食用，易引起小腿抽筋。

2. 空心菜遇熱容易變黃，烹調時要充分熱鍋，大火快炒，不等葉片變軟即可熄火盛出。

搭配宜忌

✔ 空心菜＋蒜 ⇨ 緩解寒涼

涼拌或清炒空心菜時，最好放點蒜，因為蒜能緩解空心菜的寒涼，避免引起或加重腹瀉症狀。

挑選祕訣

選購空心菜時，以新鮮細嫩、莖葉完整、顏色翠綠者為佳。另外，烹煮空心菜前，若能先浸泡於清水約 5 分鐘，口感會更加鮮脆。

降糖超特效食譜

Ⓖ 綠色食物 Ⓡ 紅色食物 Ⓨ 黃色食物 Ⓦ 白色食物 Ⓑ 黑色食物

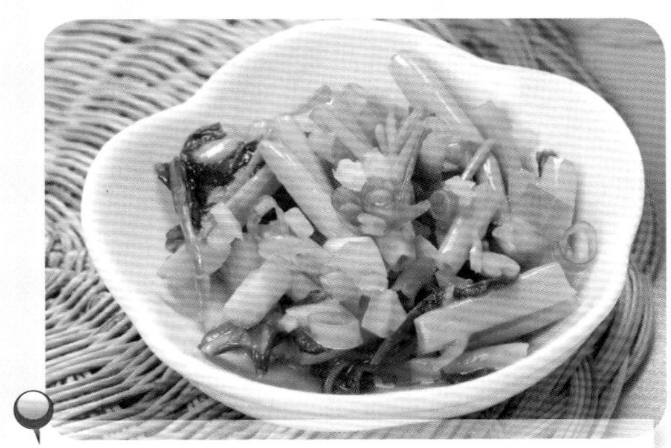

降糖妙招 空心菜沸水汆燙，爆香蔥末後入鍋。

食物代換表 空心菜 1/2 代換份、植物油 1/2 代換份

蒜香空心菜 Ⓖ

食材：空心菜 250 克。

調味料：鹽、蔥末、蒜末各 4 克，植物油 5 克。

做法：

1. 將空心菜去除根、莖和老葉，洗淨，沸水汆燙，瀝乾水分。
2. 油鍋燒熱，倒入蔥末，放入空心菜大火翻炒，加鹽、蒜末，翻勻即可。

營養計算機

總熱量約 83 大卡．蛋白質 4.2 克．脂肪 5.7 克．醣類 8.2 克

腐乳炒空心菜 ⒼⓇ

食材：空心菜 300 克，豆腐乳 1 小塊。

調味料：蔥花 5 克，植物油 10 克，雞粉少許。

做法：

1. 空心菜去除根、莖和老葉，洗淨，沸水汆燙，瀝乾水分。
2. 油鍋燒熱，炒香蔥花，放入豆腐乳用鍋鏟碾碎，倒入空心菜翻炒至熟，加雞粉調味即可。

營養計算機

總熱量約 103 大卡．蛋白質 7.4 克．脂肪 5.3 克．醣類 9.8 克

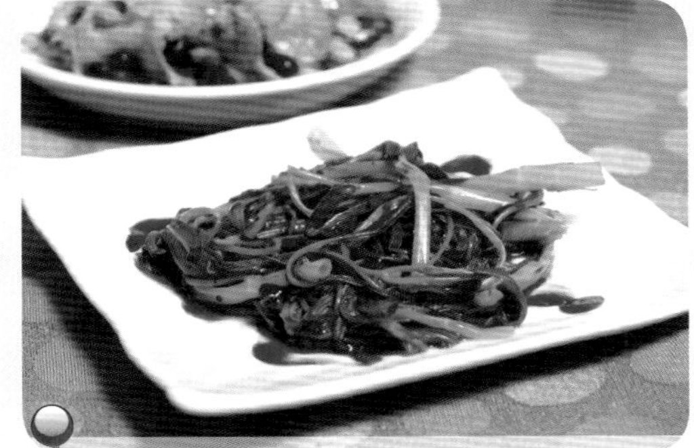

降糖妙招 空心菜沸水汆熟，爆香蔥花，豆腐乳炒好後空心菜再入鍋。用豆腐乳可以不用加鹽。

食物代換表 空心菜 3/5 代換份、豆腐乳 2/5 代換份

Expert 專家連線

糖尿病患者可以多吃無糖食品嗎？

市場上的無糖食品多數是不加蔗糖，或加入了木糖醇等不增加食物熱量的甜味劑。比如無糖糕點是用雜糧做的，雜糧的主要成分就是碳水化合物，它在體內最終仍分解成葡萄糖；「無糖奶粉」只是未混有蔗糖，而奶粉中原有的乳糖並沒有減少，乳糖經消化後仍可分解成葡萄糖和半乳糖。所以不加節制地食用這些無糖食品同樣會引起血糖升高。選擇無糖食品，應仔細查看食物的成分。

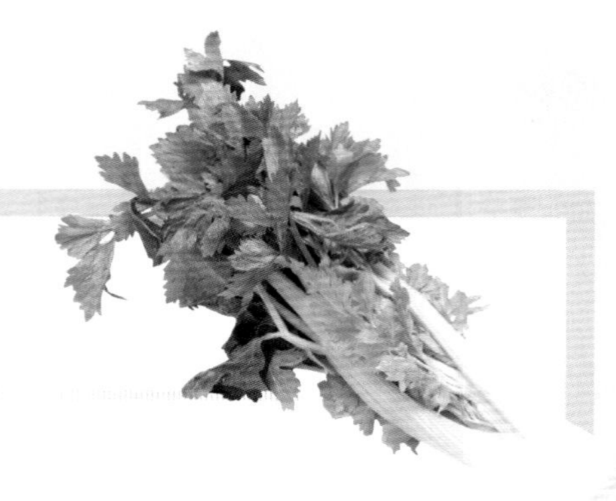

芹菜

減少患者對胰島素的用量

推薦用量：每餐宜吃 50 克

基礎營養素含量（每 100 克，下同）	含量比較	營養功效
熱　量：14 大卡	低 ★☆☆	芹菜含有膳食纖維、胡蘿蔔素、維生素B群、維生素C、鈣、磷、鐵等營養成分。芹菜中豐富的膳食纖維可抑制腸內細菌產生致癌物質，有效防癌；芹菜含有揮發性的芳香油，對增進食慾，幫助消化、吸收都大有好處。
醣　類：3.9 克	低 ★☆☆	
蛋白質：0.8 克	低 ★☆☆	
脂　肪：0.1 克	低 ★☆☆	

降血糖關鍵營養素

膳食纖維（✔）

對糖尿病的益處

改善醣類代謝，使血糖下降。芹菜中含有較多膳食纖維，能夠改善糖尿病患者細胞的醣類代謝，增加胰島素受體對胰島素的敏感性，能使血糖下降，從而減少糖尿病患者對胰島素的用量。

對預防併發症的益處

預防糖尿病併發高血壓、肥胖症。芹菜含有特殊成分芹菜素和豐富的膳食纖維，對預防糖尿病併發高血壓、肥胖症有積極作用。

這樣吃才健康

1. 計劃生育的男性要少吃芹菜，因為芹菜有殺精作用，會抑制睪丸酮的生成，減少精子數量。

2. 服用安蒙西林（AMOXICILLIN）前的2小時內，不要吃芹菜，因為芹菜中豐富的膳食纖維會降低其在胃腸道的濃度，影響藥效。

搭配宜忌

✔ 芹菜＋牛肉 ⇨ 確保人體酸鹼平衡

芹菜和牛肉搭配食用，除營養互補，確保人體酸鹼平衡外，由於芹菜含有大量的膳食纖維，還不會增加人的體重。

✔ 芹菜＋番茄 ⇨ 降血壓

芹菜含有豐富的膳食纖維，有明顯的降血壓作用，番茄可健胃助消化，對高血壓、高血脂患者尤為適用。

挑選祕訣

選購芹菜時，以菜梗短粗、新鮮翠綠者為佳。購買後，須放進冰箱冷藏保存，並盡速食用。

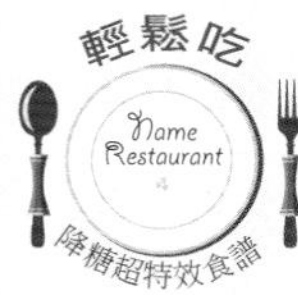

降糖超特效食譜

Ⓖ綠色食物 Ⓡ紅色食物 Ⓨ黃色食物 Ⓦ白色食物 Ⓑ黑色食物

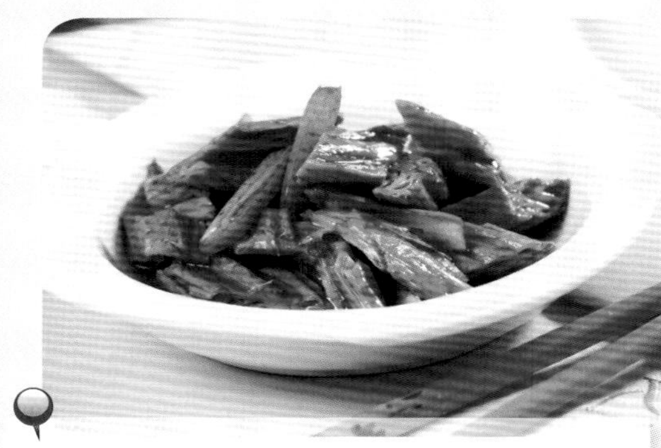

降糖妙招 芹菜和腐竹均用沸水汆燙。

食物代換表 芹菜 1/2 代換份、發泡腐竹 1 代換份

腐竹拌芹菜 ⒼⓎ

食材：芹菜 250 克，發泡腐竹 150 克。

調味料：鹽 3 克，醋 10 克，香油 5 克。

做法：

1. 芹菜去葉，洗淨，切斜段；發泡腐竹洗淨，切斜段備用。
2. 芹菜段放入沸水中汆燙，撈出，用涼開水過涼，撈出瀝乾，與腐竹一起裝盤。
3. 將鹽、醋和香油放碗中調好，澆在芹菜段、腐竹段上拌勻即可。

營養計算機

總熱量約 757 大卡．蛋白質 68.2 克．脂肪 42.2 克．醣類 37.6 克

什錦芹菜 Ⓖ

食材：芹菜 200 克，胡蘿蔔 100 克，香菇 20 克，冬筍 50 克。

調味料：薑末 5 克，鹽 4 克，香油 3 克。

做法：

1. 將芹菜洗淨，入沸水汆燙煮熟，過涼，撈出瀝乾，切斜段，撒少許鹽拌勻；香菇泡發，去蒂，洗淨，切絲；冬筍去殼、削去老硬部分，洗淨切絲；胡蘿蔔洗淨，切絲；將胡蘿蔔絲、香菇絲、冬筍絲分別放入沸水中汆燙熟透，撈出瀝乾。
2. 將芹菜段、胡蘿蔔絲、香菇絲、冬筍絲放入盤中，加入薑末、鹽、香油拌勻即可。

營養計算機

總熱量約 124 大卡．蛋白質 3.7 克．脂肪 3.4 克．醣類 17.3 克

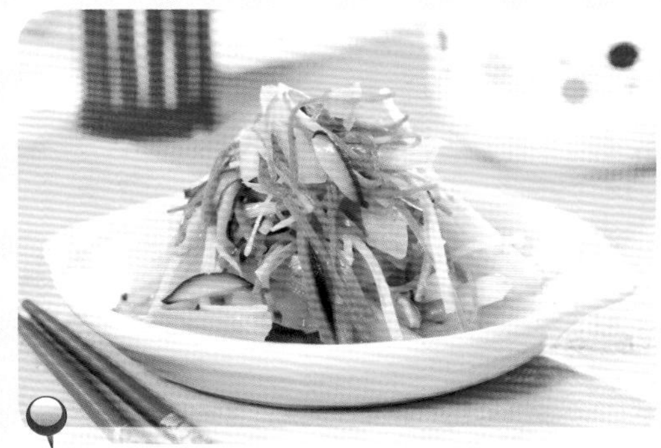

降糖妙招 芹菜、胡蘿蔔、香菇、冬筍均沸水燙熟。

食物代換表 芹菜 2/5 代換份、胡蘿蔔 1/2 代換份

Expert 專家連線

糖尿病患者要限制飲水嗎？

有些糖尿病患者說飲水多會導致多尿，進而限制飲水，這種觀點是錯誤的。糖尿病患者多尿是因為血糖升高從腎臟排出過多的糖，從而帶走大量的水分形成多尿。糖尿病患者如限制飲水，會造成血液濃縮，過多的血糖和血液中有毒的廢物不能從尿中排除，危害身體健康。因此，糖尿病患者只要沒有心腎疾病，不應盲目限制飲水。每天飲水量要達到 1200 ～ 1500cc。尿量越多，越要注意補充水分。

花椰菜（西蘭花）

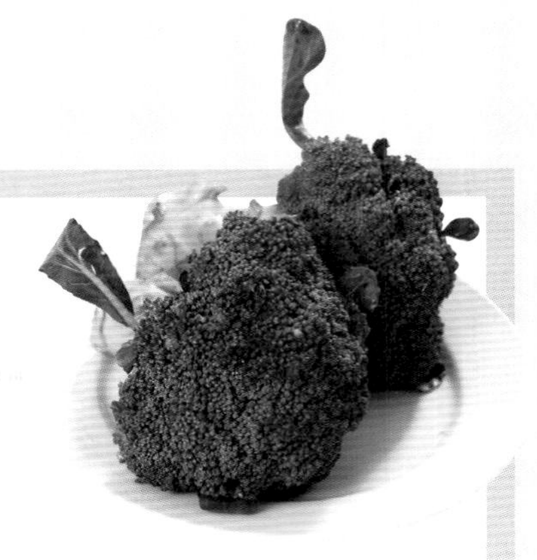

有效預防和控制第 2 型糖尿病

推薦用量：每餐宜吃 70 克

基礎營養素含量（每 100 克，下同）	含量比較	營養功效
熱　量：33 大卡	低 ★☆☆	花椰菜的營養十分全面，包括蛋白質、維生素 C、胡蘿蔔素、鈣、磷、鐵、鉀、鋅、錳等。花椰菜含有的硫葡萄糖苷使其可以減少乳腺癌、直腸癌及胃癌等癌症的發病機率；花椰菜還含有豐富的維生素 C，能增強肝臟的解毒能力，提高身體免疫力。
醣　類：4.3 克	低 ★☆☆	
蛋白質：4.1 克	中 ★★☆	
脂　肪：0.6 克	低 ★☆☆	

降血糖關鍵營養素

鉻（✔）膳食纖維（✔）

對糖尿病的益處

提高胰島素的敏感性，控制腸胃對葡萄糖的吸收。花椰菜含有豐富的微量元素鉻，能幫助糖尿病患者提高胰島素的敏感性，減少胰島素的需要量，加上膳食纖維能有效控制腸胃對葡萄糖的吸收，對控制糖尿病的病情很有幫助，尤其適用於預防和控制第2型糖尿病。

對預防併發症的益處

預防高血壓、心臟病。花椰菜含有豐富的維生素C和一定量的類黃酮物質，對高血壓、心臟病等糖尿病併發症有調節和預防的功用。

這樣吃才健康

花椰菜富含鉀，尿少或無尿患者應減少鉀的攝取，不宜食用；花椰菜普林含量較高，會加重痛風病人體內普林代謝紊亂，痛風病人也應該少食。

搭配宜忌

✔ 花椰菜＋番茄 ⇨ 抗癌

番茄含有番茄紅素，是天然防癌的重要營養素；花椰菜中的硫黃則有助於消除體內能導致腫瘤的毒素。兩者搭配具有很強的抗癌作用。

✔ 花椰菜＋香菇 ⇨ 降脂、降血壓

花椰菜和香菇都含有維生素 C，可維持胰島素的功能，促進組織對葡萄糖的利用；香菇可降低膽固醇，防止血管硬化；兩者共用，有較強的降脂、降血壓作用。

降糖超特效食譜

Ⓖ綠色食物 Ⓡ紅色食物 Ⓨ黃色食物 Ⓦ白色食物 Ⓑ黑色食物

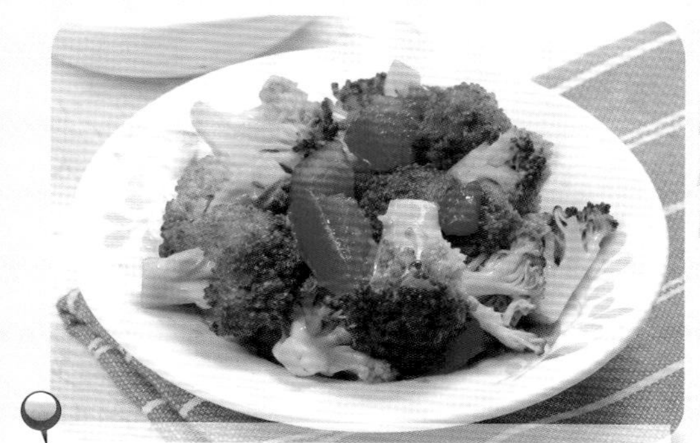

降糖妙招 花椰菜沸水燙熟，番茄最後放入，翻炒均勻即可。

食物代換表 花椰菜 1/2 代換份、番茄 1/10 代換份

番茄炒花椰菜 ⒼⓇ

食材：花椰菜 150 克，番茄 50 克。

調味料：花椒 1 克，鹽 3 克，植物油 5 克，雞粉少許。

做法：

1. 花椰菜去柄，切小朵，洗淨，放入沸水中燙一下，立即撈出，再放入涼水中過涼，撈出瀝乾；番茄洗淨，切塊，待用。
2. 油鍋燒熱，放入花椰菜，快速翻炒，再放入番茄塊，放鹽、雞粉稍炒即可。

營養計算機

總熱量約 96 大卡 · 蛋白質 5.6 克 · 脂肪 5.9 克 · 醣類 7.2 克

花椰菜炒蝦仁 ⒼⓇ

食材：新鮮蝦仁 80 克，花椰菜 200 克。

調味料：蒜末 5 克，米酒 10 克，淡醬油 3 克，植物油 5 克。

做法：

1. 花椰菜去柄，切小朵，洗淨，沸水汆燙；蝦仁洗淨，去腸泥，沸水汆燙，過涼，瀝水。
2. 油鍋燒熱，放入蒜末爆香，加入蝦仁翻炒。
3. 倒入米酒，放入花椰菜大火爆炒，加淡醬油調味即可。

營養計算機

總熱量約 249 大卡 · 蛋白質 48.1 克 · 脂肪 7.1 克 · 醣類 17.1 克

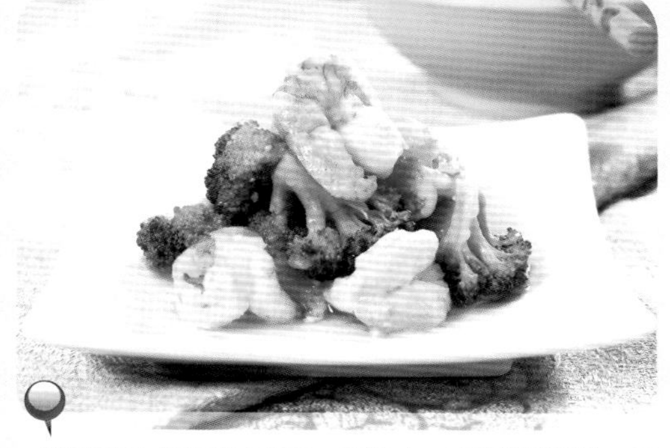

降糖妙招 蝦仁沸水燙熟，過冷水；直接用淡醬油，不用放鹽。

食物代換表 花椰菜 2/3 代換份、鮮蝦仁 1 代換份

Expert 專家連線

糖尿病患者可以吃澱粉類食物嗎？

應該區分對待。糖尿病患者適當食用豆類，並不會使血糖有明顯的波動。但是糖尿病患者如果食用 1 個饅頭，就會有很明顯的血糖上升表現。因此，糖尿病患者在選擇含有澱粉類的食物時，應該以該食物在體內的消化時間為依據，消化時間越長、越耐咀嚼的含澱粉食物越適合糖尿病患者食用，反之，則不適合糖尿病患者食用。如吃全穀物麵包、整支熟玉米、糙米飯，就比吃精製米麵、黏稠的白米粥、馬鈴薯泥等要好，因為血糖上升速度會減慢，消化時間會加長，也就更止餓。

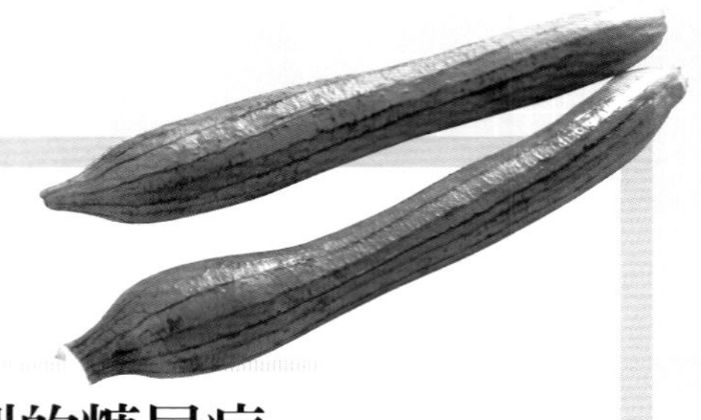

絲瓜

輔助治療燥熱傷肺、胃燥傷津型的糖尿病

推薦用量：每餐宜吃 60 ～ 200 克

基礎營養素含量（每 100 克，下同）	含量比較	營養功效
熱　量：20 大卡	低 ★☆☆	絲瓜中含維生素 B_1 和維生素 C 等成分，能保護皮膚、消除斑點，使皮膚潔白、細嫩；絲瓜獨有的干擾素誘生劑，可刺激身體產生干擾素，抗病毒、防癌抗癌。
醣　類：4.2 克	低 ★☆☆	
蛋白質：1.0 克	中 ★★☆	
脂　肪：0.2 克	低 ★☆☆	

降血糖關鍵營養素

膳食纖維（✔）絲瓜苦味質（✔）皂苷（✔）瓜胺酸（✔）

對糖尿病的益處

輔助治療燥熱傷肺、胃燥傷津型的糖尿病。絲瓜含有豐富的膳食纖維、絲瓜苦味質、皂苷、瓜胺酸等有效成分，而且低熱量、低脂肪、含糖量低，能潤肺生津，可輔助治療燥熱傷肺、胃燥傷津型的糖尿病。

對預防併發症的益處

有益高血壓、皮膚病。絲瓜有預防中老年糖尿病患者合併高血壓病、皮膚病症的作用。

這樣吃才健康

絲瓜有通經絡、行血脈、化痰、下乳等功效，產後乳汁不通的婦女及月經不調、身體疲乏，痰喘咳嗽者可常吃些絲瓜。

搭配宜忌

✔ 絲瓜＋雞蛋 ⇨ 營養互補、降低膽固醇

絲瓜適合搭配雞蛋食用，兩者的營養可以互補，而且絲瓜中的膳食纖維還可以降低多吃雞蛋引起的膽固醇升高。

✔ 絲瓜＋蝦 ⇨ 避免及改善甲狀腺腫大

絲瓜中有類胡蘿蔔素，蝦含有碘和硒，硒能幫助碘轉化成甲狀腺素，而類胡蘿蔔素可以維持甲狀腺正常功能，兩者同食，可以避免及改善甲狀腺腫大。

✘ 絲瓜＋竹筍 ⇨ 破壞類胡蘿蔔素

絲瓜中的類胡蘿蔔素碰到竹筍中的生物活性物質，會破壞類胡蘿蔔素，降低營養價值。

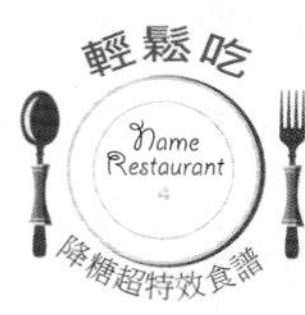

降糖超特效食譜

Ⓖ 綠色食物 Ⓡ 紅色食物 Ⓨ 黃色食物 Ⓦ 白色食物 Ⓑ 黑色食物

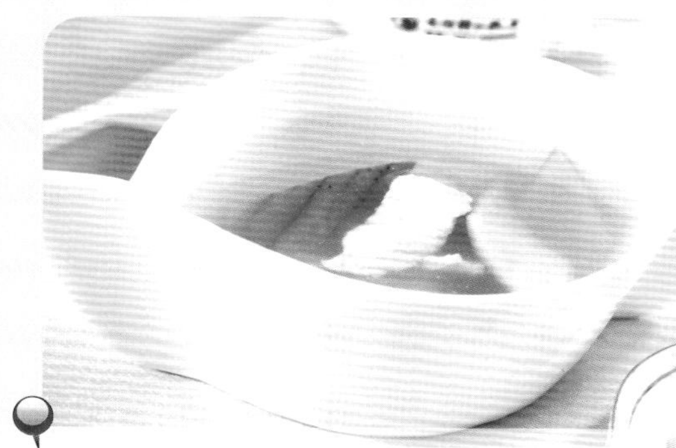

降糖妙招 豬瘦肉片沸水燙熟；加入絲瓜塊，倒入開水煮滾後，再放入燙熟的瘦肉片。

食物代換表 豬瘦肉 3 代換份、絲瓜 1/5 代換份

絲瓜肉片湯 ⒼⓇ

食材：豬瘦肉 150 克，絲瓜 100 克。

調味料：蔥花、薑絲各 5 克，太白粉 10 克，鹽 3 克，植物油 5 克，香油 2 克，雞粉、胡椒粉各少許。

做法：

1. 豬瘦肉洗淨，切成薄片，用太白粉、鹽和少許清水拌勻，沸水燙熟；絲瓜去皮洗淨，切滾刀塊。
2. 湯鍋放入植物油大火燒熱，加入絲瓜塊炒至八分熟，倒入開水煮滾後放入豬瘦肉片，撒上蔥花、薑絲、鹽、雞粉煮滾，盛入湯碗，撒上胡椒粉，淋上香油即可。

營養計算機

總熱量約 294 大卡・蛋白質 31.3 克・脂肪 16.5 克・醣類 5.7 克

洋蔥絲瓜 ⒼⓌ

食材：絲瓜 300 克，洋蔥 100 克。

調味料：鹽 2 克，淡醬油 3 克，植物油 5 克，香油 2 克，胡椒粉少許。

做法：

1. 將絲瓜洗淨，去蒂，去皮，切條；洋蔥洗淨，去老皮，切絲。
2. 油鍋燒熱，放入絲瓜和洋蔥翻炒幾下，加適量水燒至絲瓜熟透，加入鹽、淡醬油、胡椒粉調味，淋入香油即可。

營養計算機

總熱量約 148 大卡・蛋白質 3.5 克・脂肪 7.7 克・醣類 18.6 克

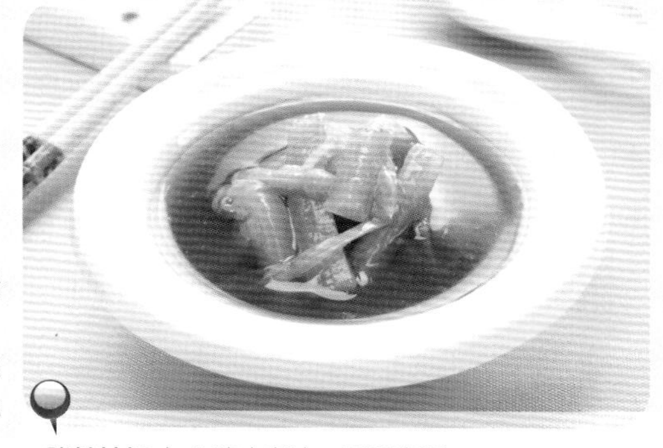

降糖妙招 加入清水煮滾，不用高湯。

食物代換表 絲瓜 3/5 代換份、洋蔥 2/5 代換份

Expert 專家連線

糖尿病患者可以喝茶嗎？

茶中含有多種營養成分，糖尿病患者可以飲用，不僅可以補充水分，還可攝取豐富的維生素和礦物質。茶葉中的多酚類物質還能防止動脈硬化，預防糖尿病併發心血管疾病。但是要注意不要飲用濃茶，因濃茶中含有較多的咖啡因，對神經系統有興奮作用。不要在睡前喝茶，以免造成失眠；也不要在用餐前和服藥前後飲茶。

冬瓜

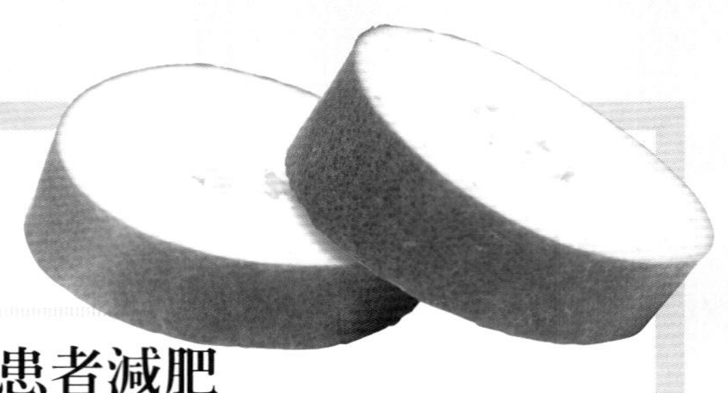

有助於中老年第 2 型糖尿病患者減肥

推薦用量：每餐宜吃 60 克

基礎營養素含量（每 100 克，下同）	含量比較	營養功效
熱　量：11 大卡	低 ★☆☆	冬瓜含有腺普林、葫蘆巴鹼、組氨酸、維生素 B 群、維生素 C、維生素 E、鈣、磷、胡蘿蔔素、菸鹼酸等。冬瓜能清熱生津，消暑除煩；冬瓜中所含的丙醇二酸，能有效地抑制醣類轉化為脂肪，對於防止人體發胖具有重要意義。
醣　類：2.6 克	低 ★☆☆	
蛋白質：0.4 克	低 ★☆☆	
脂　肪：0.2 克	低 ★☆☆	

降血糖關鍵營養素

丙醇二酸（✔）葫蘆巴鹼（✔）

對糖尿病的益處

含糖量極低，控制肥胖。冬瓜中含有丙醇二酸和葫蘆巴鹼，能有效抑制體內的醣類轉化為脂肪，對於中老年第 2 型糖尿病患者中的肥胖者十分有益。而且冬瓜是低熱量、含糖量極低的高鉀低鈉蔬菜，對血糖的影響非常小。

對預防併發症的益處

輔助治療高血壓、血脂異常症及腎病。冬瓜為高鉀低鈉食物，對糖尿病尤其是中老年患者合併高血壓、血脂異常症，以及腎病有較好的輔助治療作用。

這樣吃才健康

冬瓜性寒涼，會加重體內寒氣，脾胃虛弱、腎臟虛寒、腹瀉、四肢寒冷者少食。

搭配宜忌

✔ 冬瓜＋雞肉 ⇨ 瘦身、美容

冬瓜有清熱利尿、消腫輕身的作用，雞肉有補中益氣的功效。兩者同時食用，對身體的補益作用很強，有瘦身的作用，還有美容功效。

✔ 冬瓜＋蝦米 ⇨ 補鈣

冬瓜含有維生素 K，蝦米含有鈣，兩者同食，可以強化人體對鈣的吸收，促進血液正常凝固，幫助骨骼成長。

✔ 冬瓜＋鱉 ⇨ 生津止渴、除濕利尿

冬瓜和鱉一起吃，可以生津止渴、除濕利尿、散熱解毒，多吃還有助於減肥。

✔ 冬瓜＋火腿 ⇨ 補充營養，對解尿不乾淨有效

冬瓜和火腿一起食用，不僅能提供豐富的蛋白質、脂肪、維生素 C 和鈣、磷、鉀、鋅等礦物質，對解尿不乾淨還有輔助療效。

降糖超特效食譜

Ⓖ 綠色食物 Ⓡ 紅色食物 Ⓨ 黃色食物 Ⓦ 白色食物 Ⓑ 黑色食物

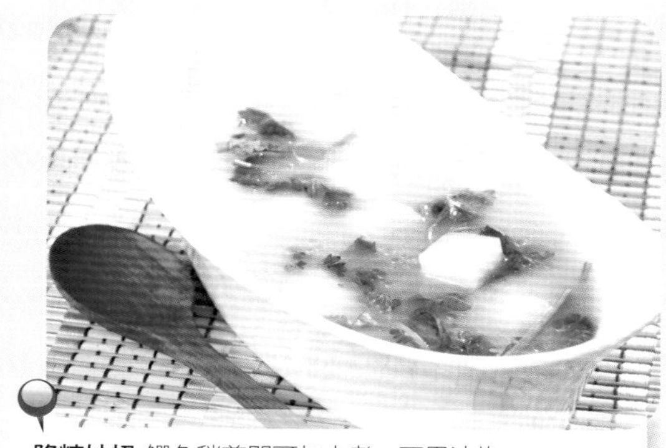

降糖妙招 鯽魚稍煎即可加水煮，不用油炸。

食物代換表 鯽魚 4 代換份、冬瓜 1/5 代換份

鯽魚冬瓜湯 Ⓦ

食材：鯽魚 300 克，冬瓜 100 克。

調味料：植物油、鹽各 5 克，米酒、蔥段、薑片各 10 克，香菜段少許。

做法：

1. 鯽魚去鱗，除鰓和內臟，洗淨，切段，去除水分；冬瓜去皮除籽，洗淨，切成薄片。
2. 油鍋燒熱，先下蔥段、薑片爆香，放入鯽魚，待魚皮煎黃後，加米酒、鹽，至酒香溢出時，加冷水 3 大碗煮滾。
3. 將鯽魚連湯倒入沙鍋，加冬瓜片，小火慢煨約半小時，魚湯呈奶白色，魚肉熟爛，放入香菜段即可。

營養計算機

總熱量約 229 大卡 · 蛋白質 28.0 克 · 脂肪 9.5 克 · 醣類 8.2 克

蝦米冬瓜 Ⓦ Ⓨ

食材：冬瓜 500 克，蝦米 20 粒。

調味料：蔥花、薑末各 5 克，米酒 10 克，鹽 3 克，雞粉少許，植物油 10 克。

做法：

1. 冬瓜削去外皮，去掉內瓤及籽，沖洗乾淨，切成片，用少許鹽醃 5 分鐘，去汁；蝦米用溫水泡軟。
2. 炒鍋燒熱，倒入油燒至六分熱，放入冬瓜片炒至嫩綠時撈出去油。
3. 鍋內留少許油，放入蔥花、薑末爆香，倒入水、鹽、米酒、雞粉、蝦米，燒開後放入冬瓜片，用大火翻炒均勻，煮滾後轉小火燜燒至冬瓜透明入味即可。

營養計算機

總熱量約 154 大卡 · 蛋白質 6.0 克 · 脂肪 11.1 克 · 醣類 10.4 克

降糖妙招 直接加水，不加高湯。

食物代換表 冬瓜 1 代換份、蝦米 1/2 代換份

Expert 專家連線

糖尿病患者一定不能吃糖和甜食？

血糖或尿糖裡的「糖」指的是葡萄糖，而一般人理解的「糖」指的是食糖或白糖，即蔗糖。碳水化合物也稱為「醣類」，其中包括澱粉等多醣，也包括葡萄糖、蔗糖等單雙醣。糖尿病患者控制飲食，主要是限制攝取總熱量以及飽和脂肪酸，而不是減少碳水化合物在總熱量中所佔的比例。所以，糖尿病患者不能吃葡萄糖，但吃少量白糖不必擔心，雜糧更應該佔一定比例，重點是控制飲食的總熱量。

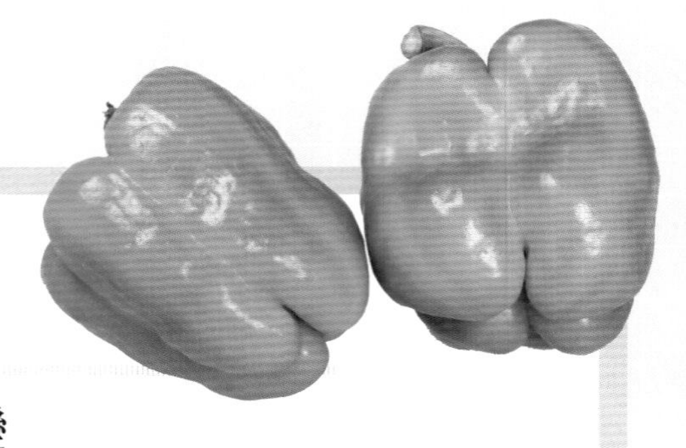

青椒

調節醣代謝，預防糖尿病病變

推薦用量：每餐宜吃 60 克

基礎營養素含量（每 100 克，下同）	含量比較	營養功效
熱　量：23 大卡	低 ★☆☆	青椒含有維生素 B 群、維生素 C、維生素 E、維生素 K、鈣、磷、鉀等營養素。青椒特有的味道和所含的辣椒素，能刺激唾液和胃液的分泌，增進食慾，促進消化；青椒對減少皮膚皺紋、維持皮膚彈性有一定效果。
醣　類：5.8 克	低 ★☆☆	
蛋白質：1.4 克	低 ★☆☆	
脂　肪：0.3 克	低 ★☆☆	

降血糖關鍵營養素

維生素C（✔）辣椒素（✔）

對糖尿病的益處

預防糖尿病合併神經和血管病變。青椒中維生素C的含量十分豐富，能夠清除對人體有害的自由基，增強胰島素的作用，調節醣類代謝，可預防糖尿病合併神經和血管病變。青椒所含的辣椒素也有利於降血糖。

對預防併發症的益處

青椒有利於減緩糖尿病併發症的惡化，對減輕糖尿病視網膜的病變及腎病有益。

這樣吃才健康

辣味重的青椒不可一次食用過多，否則會刺激胃腸黏膜，引起胃痛、腹瀉並使肛門燒灼刺疼，誘發胃腸疾病，促使痔瘡出血。

搭配宜忌

✔ 青椒＋牛肉 ⇨ 補鐵，降膽固醇

青椒和牛肉是很好的搭配，青椒中的維生素 C 會使牛肉中的鐵更容易被人體吸收，所含的纖維素也會使牛肉中的膽固醇被更多地排出體外。

✔ 青椒＋菠菜 ⇨ 防止和緩解糖尿病併發眼部疾病

菠菜富含類胡蘿蔔素，可保護視網膜；青椒富含維生素 A，對眼睛有益。兩者同食，可防止和緩解糖尿病併發眼部疾病。

✔ 青椒＋雞蛋 ⇨ 延緩或改善糖尿病周圍神經病變

青椒含有豐富的維生素 C，但易被氧化；雞蛋中所含維生素 E 可防止維生素 C 被氧化。兩者同食，有利於維生素 C 的吸收和利用，延緩或改善糖尿病周圍神經病變。

降糖超特效食譜

Ⓖ綠色食物 Ⓡ紅色食物 Ⓨ黃色食物 Ⓦ白色食物 Ⓑ黑色食物

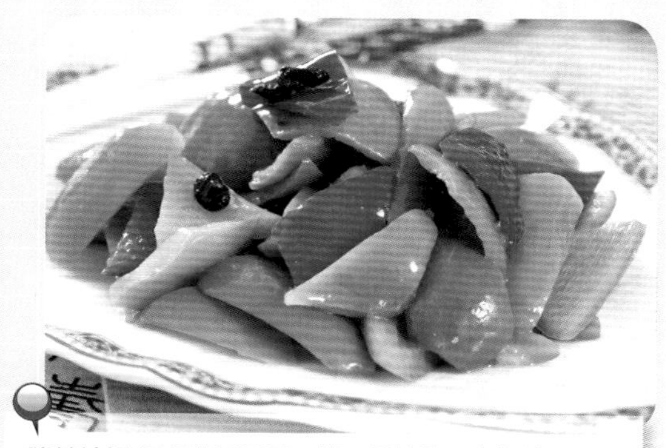

豆豉炒青椒 ⒼⓇⒷ

食材：青椒、紅椒各 150 克，豆豉 25 克。

調味料：蔥花、薑末各 5 克，植物油 3 克，花椒粉、雞粉各少許。

做法：

1. 青椒、紅椒洗淨，去蒂除籽，切塊。
2. 油鍋燒至六分熱，放入蔥花、薑末、花椒粉、豆豉炒香，再將青椒、紅椒塊倒入鍋中，翻炒 3 分鐘，用雞粉調味即可。

降糖妙招 已經放了豆豉，就不用放鹽，青椒炒至八分熟即可。

食物代換表 青紅椒 3/4 代換份、植物油 3/10 代換份

營養計算機

總熱量約 150 大卡．蛋白質 9.6 克．脂肪 4.7 克．醣類 17.1 克

青椒炒牛肉 ⒼⓇ

食材：青椒 300 克，牛肉 150 克。

調味料：蔥花、醬油各 5 克，米酒 10 克，鹽 3 克，香油 2 克，植物油 5 克。

做法：

1 牛肉洗淨，切片，沸水燙熟，備用。

2. 青椒去蒂和籽，洗淨，切成片，放入沸水中汆燙後撈出。

3. 油鍋燒至五分熱，放入蔥花略炒，加牛肉片、米酒、醬油、鹽及少許清湯，小火燒透入味，再放入青椒炒勻，淋上香油即可。

營養計算機

總熱量約 289 大卡．蛋白質 33 克．脂肪 12 克．醣類 16.97 克

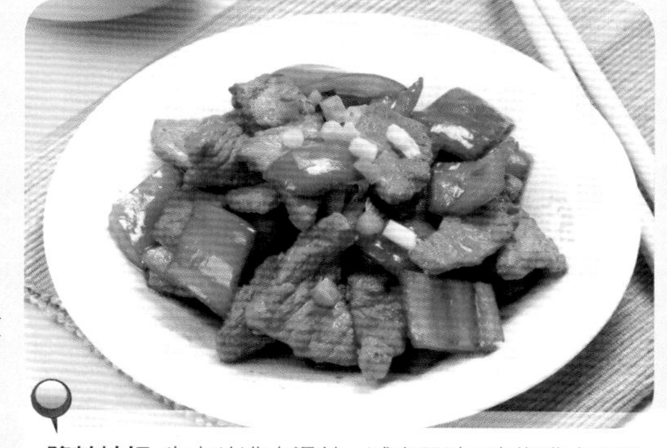

降糖妙招 牛肉片沸水燙熟，減少用油；青椒沸水汆燙，入鍋炒勻即可。

食物代換表 青椒 3/4 代換份、牛肉 3 代換份

Expert 專家連線

適合糖尿病患者的烹調方法有哪些？

糖尿病患者的飲食除了飲食種類和攝取量的控制很重要外，烹飪方法也需要認真選擇，有的食物可能會因為烹飪方法不同而增加很多熱量。以下幾種烹飪方法值得推薦：汆（將部分食材置於開水中快速煮熟）、涮（把切成薄片的食材投入沸水中至熟）；蒸、熬（將部分食材加湯水或調味品用火慢煮至熟）；拌、炒、燜、燒、煮、燉（將食材加水，大火燒開後改用小火，加熱至食材軟爛而湯汁醇厚）。

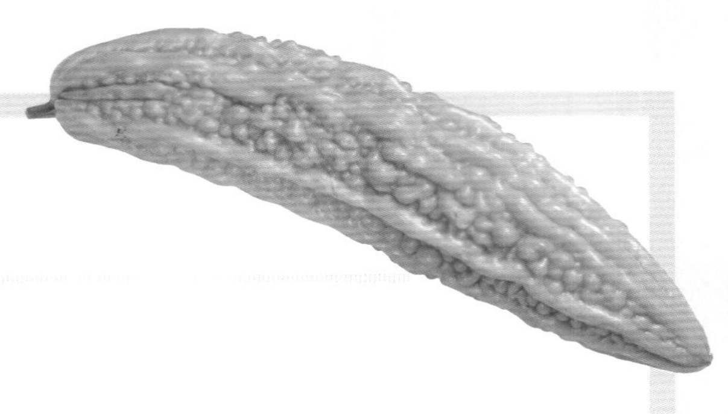

苦瓜

穩定血糖及血壓

推薦用量：每餐宜吃 80 克

基礎營養素含量（每 100 克，下同）	含量比較	營養功效
熱　量：19 大卡	低 ★☆☆	苦瓜含有蛋白質、膳食纖維、鈣、磷、鐵、胡蘿蔔素、維生素 B_1、維生素 C、苦味素等營養素。苦瓜中的苦味素能增進食慾，健脾開胃；苦瓜的蛋白質成分及大量維生素 C 能提高身體的免疫功能，使免疫細胞具有殺滅癌細胞的作用。
醣　類：4.9 克	低 ★☆☆	
蛋白質：1.0 克	低 ★☆☆	
脂　肪：0.1 克	低 ★☆☆	

降血糖關鍵營養素

苦瓜皂苷（✔）多肽 - P（✔）

對糖尿病的益處

降低、調節血糖。苦瓜中的苦瓜皂苷有明顯的降血糖作用，不僅可以減輕人體胰島的負擔，而且有利於胰島 β 細胞功能的恢復。另外，苦瓜中含有一種「多肽 - P」的胰島素樣物質，能夠有效調節血糖。

對預防併發症的益處

有益高血壓。苦瓜能穩定血壓和血糖，適合糖尿病患者用來預防併發高血壓症。

這樣吃才健康

苦瓜性寒，多食容易損脾敗胃，最好不要空腹食用，脾胃虛寒、慢性胃腸炎患者應少吃或不吃。

挑選祕訣

選購苦瓜時，以形狀完整、色澤優良、無病蟲害者為佳。烹飪前，稍微汆燙 2 分鐘，可以降低苦味。

搭配宜忌

✔ 苦瓜＋瘦肉 ⇨ 促進鐵吸收和利用率

苦瓜含有豐富的維生素 C，瘦肉富含鐵元素，搭配烹調，苦瓜中的維生素 C 可以促進人體對瘦肉中鐵的吸收和利用率。

✔ 苦瓜＋茄子 ⇨ 解除疲勞，清心明目

苦瓜和茄子一起吃，有解除疲勞、清心明目、益氣壯陽、延緩衰老的作用，也是心血管病人的理想蔬菜。

✔ 苦瓜＋洋蔥 ⇨ 提高身體免疫功能

苦瓜中含有奎寧，可以解熱；洋蔥含有穀胱苷肽，能與致癌物質結合，具有解毒作用。兩者搭配，可有效提高身體的免疫功能，有益健康。

✔ 苦瓜＋青椒 ⇨ 降低血脂、抗衰老

富含苦瓜素的苦瓜和含有豐富維生素 C 的青椒一起食用，可以有效降低血脂。

降糖超特效食譜

Ⓖ綠色食物 Ⓡ紅色食物 Ⓨ黃色食物 Ⓦ白色食物 Ⓑ黑色食物

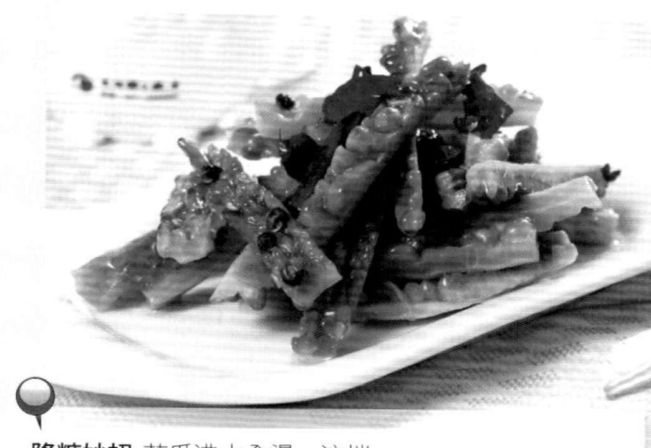

降糖妙招 苦瓜沸水汆燙，涼拌。

食物代換表 苦瓜 1 代換份、植物油 1/2 代換份

涼拌苦瓜 Ⓖ

食材：苦瓜 500 克。

調味料：乾紅辣椒 5 克，鹽 3 克，香油 5 克，花椒少許。

做法：

1. 苦瓜洗淨，去兩頭，剖兩半，去瓤和籽，切成片，放涼開水中泡 30 分鐘，撈出，汆燙煮熟，瀝乾；乾紅辣椒洗淨，切段。
2. 油鍋燒熱，放入乾紅辣椒、花椒爆香，將油淋在苦瓜上，加鹽、香油拌勻即可。

營養計算機

總熱量約 122 大卡．蛋白質 4.1 克．脂肪 5.4 克．醣類 19.8 克

苦瓜豆腐湯 ⒼⓎ

食材：苦瓜 150 克，豆腐 200 克。

調味料：米酒 10 克，醬油 5 克，植物油 3 克，香油 4 克，鹽 3 克，雞粉少許。

做法：

1. 苦瓜洗淨，去瓤，切片；豆腐洗淨，切塊。
2. 油鍋燒熱，放入苦瓜片翻炒數下，倒入沸水，放入豆腐，加入米酒、醬油、鹽、雞粉煮滾，淋上香油即可。

營養計算機

總熱量約 158.4 大卡．蛋白質 17.4 克．脂肪 11.5 克．醣類 14.4 克

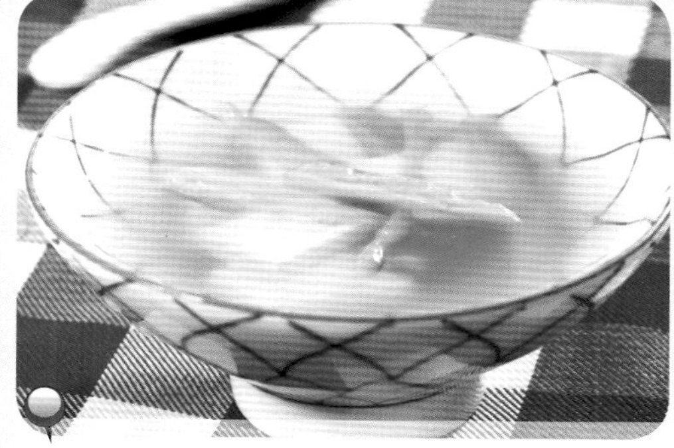

降糖妙招 豆腐用燒開的水煮熟，不用炒。

食物代換表 苦瓜 3/10 代換份、豆腐 2 代換份

Expert 專家連線

糖尿病患者該選擇哪些食用油？

糖尿病患者需控制熱量和脂肪的攝取量，每日炒菜油不能超過 20 克，所以對允許範圍內炒菜油的質和量就應精挑細選，選擇對人體最健康的油。烹飪油應選擇橄欖油、苦茶油、花生油、大豆油等植物油，因為以上植物油不含膽固醇，含有豐富的多元不飽和脂肪酸，多元不飽和脂肪酸有保護細胞膜，降低血中膽固醇、三酸甘油脂和低密度脂蛋白膽固醇，預防心血管疾病的重要作用。

黃瓜

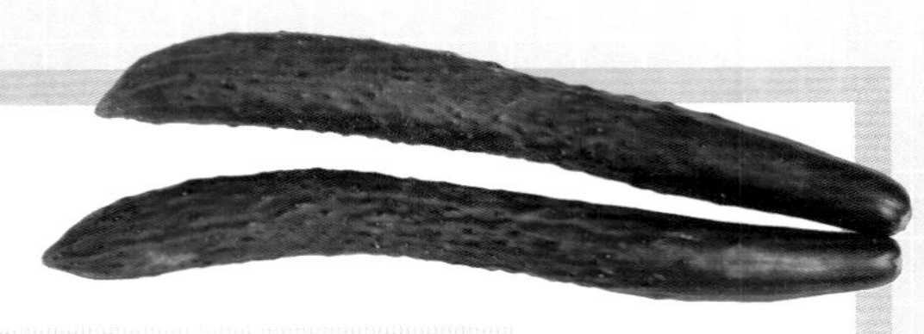

不參與醣代謝，適合糖尿病人充飢

推薦用量：每餐宜吃 100 克

基礎營養素含量（每 100 克，下同）	含量比較	營養功效
熱　量：15 大卡	低 ★☆☆	黃瓜含有蛋白質、鈣、磷、鐵、胡蘿蔔素、維生素 B_1、維生素 B_2、核黃素、菸鹼酸等營養成分和多種游離氨基酸。黃瓜含有豐富的維生素，可有效地對抗皮膚老化，減少皺紋的產生；黃瓜還能抑制脂肪的堆積，有助於達到減肥的效果。
醣　類：2.9 克	低 ★☆☆	
蛋白質：0.8 克	低 ★☆☆	
脂　肪：0.2 克	低 ★☆☆	

降血糖關鍵營養素

葡萄糖苷（✔）果糖（✔）丙醇二酸（✔）

對糖尿病的益處

降低血糖，預防糖尿病。黃瓜中所含的葡萄糖苷、果糖等不參與正常的醣類代謝，所以糖尿病患者以黃瓜代替澱粉類食物充饑，血糖非但不會升高，還會降低。黃瓜中所含的丙醇二酸，可抑制醣類物質轉變為脂肪，對預防糖尿病有重要意義。

對預防併發症的益處

黃瓜對預防糖尿病併發高血壓、血脂異常症、肥胖症有較好的作用。

這樣吃才健康

黃瓜含有抗壞血酸氧化酶，生吃時會破壞維生素C，所以最好是熟吃，或在兩餐之間吃，以免造成其他蔬菜、水果中的維生素C被破壞。

搭配宜忌

✔ 黃瓜＋木耳 ⇨ 減肥、排毒

黃瓜的最佳搭配是木耳，黃瓜有抑制醣類物質轉變為脂肪的作用；木耳含有植物膠質，可清除體內有毒物質。兩者搭配可以達到減肥、排毒的效果。

✔ 黃瓜＋大蒜 ⇨ 有效降低膽固醇

黃瓜不僅含熱量低，還能抑制醣類物質轉化為脂肪，和大蒜一起食用，可以有效降低膽固醇，對糖尿病患者有幫助。

✘ 黃瓜＋花生 ⇨ 易腹瀉

花生富含脂肪，主要為油酸，黃瓜性涼，與油脂相遇容易導致腹瀉，脾胃虛弱者應慎食。

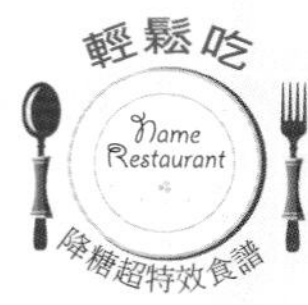

降糖超特效食譜

Ⓖ綠色食物 Ⓡ紅色食物 Ⓨ黃色食物 Ⓦ白色食物 Ⓑ黑色食物

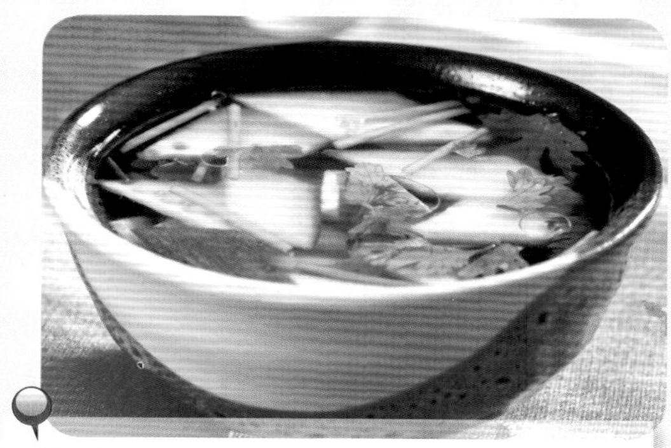

降糖妙招 用清水燒開做湯，用油少。

食物代換表 黃瓜 1/2 代換份、香菜 1/10 代換份

香菜黃瓜湯 Ⓖ

食材：黃瓜 250 克，香菜 25 克。

調味料：薑絲 5 克，大蒜 1 瓣，鹽 3 克，香油 4 克，胡椒粉、雞粉各少許。

做法：

1. 黃瓜洗淨，切片；香菜洗淨，切段；大蒜去皮，洗淨，切末。
2. 鍋中加適量清水，加雞粉、蒜末、薑絲煮滾，放入黃瓜片煮滾，加鹽、胡椒粉，撒入香菜段，淋上香油即可。

營養計算機

總熱量約 77 大卡．蛋白質 2.2 克．脂肪 4.5 克．醣類 7.9 克

木耳拌黃瓜 ⒼⒷ

食材：發泡黑木耳、黃瓜各 100 克。

調味料：醋 10 克，鹽 3 克，辣椒油 5 克，雞粉少許，蒜末 5 克。

做法：

1. 發泡木耳洗淨，入沸水中汆燙煮熟，撈出，瀝乾水分，放涼，切絲；黃瓜洗淨，去蒂，切絲。
2. 取小碗，放入醋、鹽、雞粉、蒜末和辣椒油拌勻，製成醬汁。
3. 取盤，放入黃瓜絲和木耳絲，淋入醬汁拌勻即可。

營養計算機

總熱量約 80 大卡．蛋白質 2.2 克．脂肪 5.4 克．醣類 8.7 克

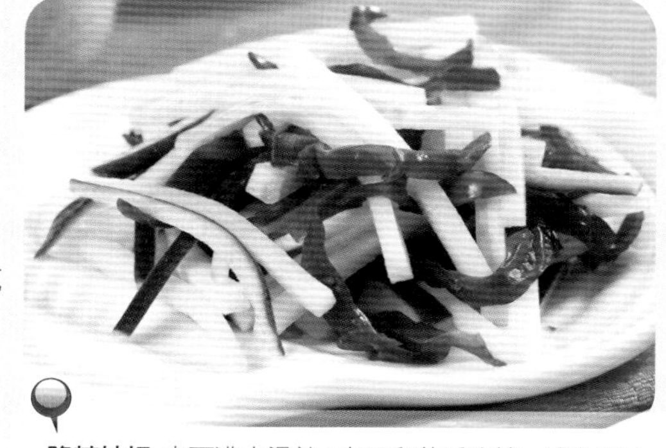

降糖妙招 木耳沸水燙熟；木耳和黃瓜涼拌，減少用油。

食物代換表 發泡黑木耳 1/3 代換份、黃瓜 1/5 代換份

Expert 專家連線

糖尿病患者每日可攝取多少食鹽？

糖尿病患者食鹽的攝取參考量為：主食每日少於 250 克者，食鹽每日 2.5 克；主食每日 250～300 克者，食鹽每日 3 克；主食每日高於 400 克者，食鹽每日 3.5～4 克；若併發高血壓、心臟病、腎動脈硬化、腎功能損害等，必須嚴格限制食鹽量，每日應少於 2 克。特別值得注意的是，每日食鹽攝取量應包含從醬油中獲得的在內，醬油中食鹽含量為 18% 左右（大約 5 克醬油含鹽 1 克）。

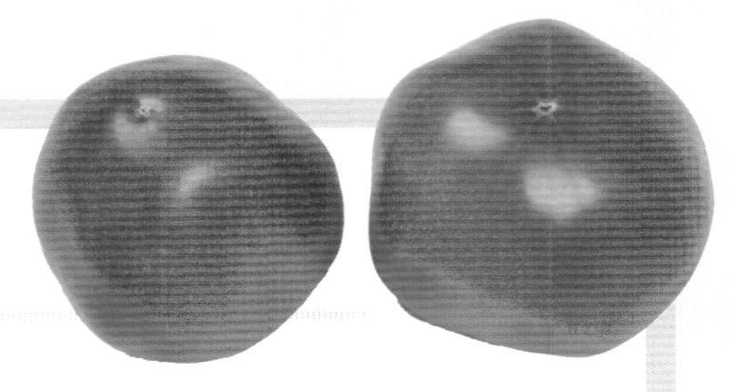

番茄

使血糖下降，預防血栓形成

推薦用量：每餐宜吃 200 ～ 400 克

基礎營養素含量（每 100 克，下同）	含量比較	營養功效
熱　量：19 大卡	低 ★☆☆	番茄含有蘋果酸、檸檬酸、胡蘿蔔素、維生素 B_1、維生素 B_2、維生素 C、維生素 P、菸鹼酸等。番茄中的維生素 C、番茄紅素及果酸可降低膽固醇，預防動脈硬化和心臟病；番茄紅素還可清除體內自由基，具有防癌抗衰的功效。
醣　類：4.0 克	低 ★☆☆	
蛋白質：0.9 克	低 ★☆☆	
脂　肪：0.2 克	低 ★☆☆	

降血糖關鍵營養素

番茄紅素（✔）

對糖尿病的益處

提高胰島素受體敏感性，使血糖下降。番茄含有大量的番茄紅素，有很強的清除氧自由基和抗氧化作用，可減少對胰島細胞及受體的損害，提高胰島素品質和受體敏感性，使血糖下降。

對預防併發症的益處

預防血栓的形成。番茄汁可以稀釋第 2 型糖尿病患者的血液，從而預防血栓的形成，減少患者併發心臟病的機率。

這樣吃才健康

1. 空腹時不要吃番茄，因為番茄中的膠質、果質、柿膠酚等會與胃酸結合生成塊狀結石，造成胃部脹痛。

2. 番茄含維生素K較多，維生素K主要催化肝中凝血酶原以及凝血質的合成，因此，服用肝素、雙香豆素等抗凝血藥物時不宜食用番茄。

搭配宜忌

✔ 番茄＋雞蛋 ⇨ 營養互補

番茄最適合搭配雞蛋食用，因為雞蛋含有豐富的蛋白質，卻缺少維生素 C，而番茄中含有大量的維生素 C，正好彌補了它的缺陷，所以兩者一起吃能達到營養互補的作用。

✘ 番茄＋南瓜 ⇨ 分解維生素 C

南瓜含維生素 C 分解酶，所以不宜同富含維生素 C 的蔬菜、水果一起吃。

挑選祕訣

選購番茄時，以顏色富有光澤、外表沒有損傷、果蒂鮮綠者為佳。另外，若果肉顏色越紅代表越成熟，營養成分也較高。

降糖超特效食譜

Ⓖ綠色食物 Ⓡ紅色食物 Ⓨ黃色食物 Ⓦ白色食物 Ⓑ黑色食物

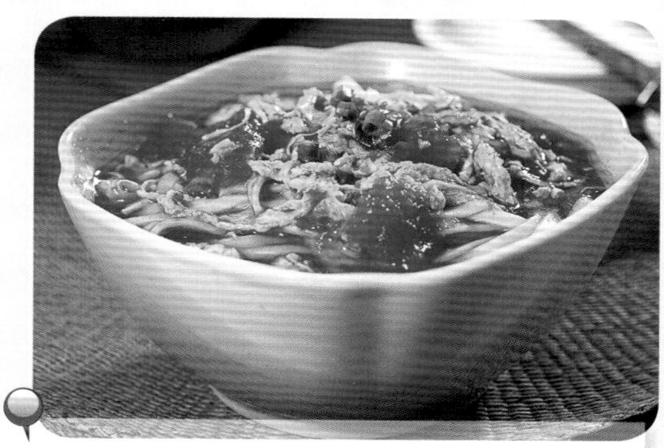

降糖妙招 麵條煮至八分熟時，放入番茄，煮熟，倒入蛋液，減少用油。

食物代換表 番茄 1/5 代換份、雞蛋 2 代換份

蛋花番茄麵 ⓇⓎⓌ

食材：麵條 150 克，番茄 100 克，雞蛋 2 顆。

調味料：蔥花 5 克，鹽 3 克，植物油 4 克，胡椒粉、雞粉各少許。

做法：

1. 番茄洗淨，去蒂，切瓣；雞蛋打入碗中，攪勻。
2. 油鍋燒至七分熱，放入蔥花和胡椒粉炒香，加入適量清水煮滾。
3. 鍋內放入麵條，煮至八分熟，倒入番茄瓣煮至軟爛，倒入雞蛋液，用鹽和雞粉調味即可。

營養計算機

總熱量約 689 大卡・蛋白質 30.4 克・脂肪 10.4 克・醣類 120.0 克

番茄炒草菇 ⓇⒷ

食材：草菇 300 克，番茄 200 克。

調味料：蔥花 5 克，植物油 5 克，香油 2 克，雞粉少許。

做法：

1. 草菇洗淨，切片，汆燙過水，瀝乾水分；番茄洗淨，去皮，去蒂，切塊。
2. 油鍋燒熱，放入蔥花、草菇，翻炒片刻，放入番茄塊，待番茄汁收濃，加雞粉炒勻，淋上香油即可。

營養計算機

總熱量約 151 大卡・蛋白質 9.8 克・脂肪 6.0 克・醣類 20.1 克

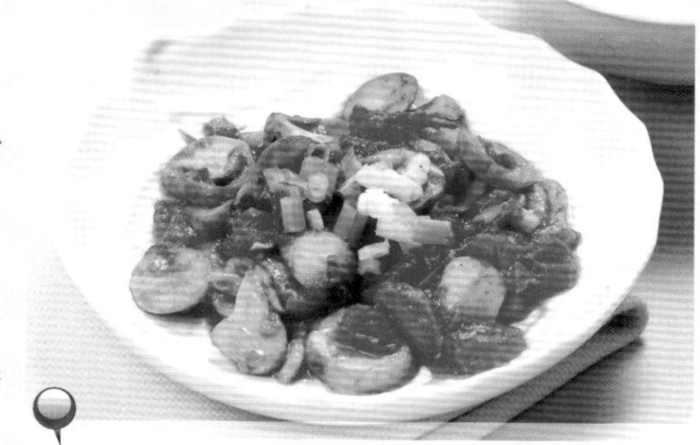

降糖妙招 草菇沸水汆燙，減少用油。

食物代換表 番茄 2/5 代換份、草菇 1 代換份

Expert 專家連線

糖尿病患者只吃粗食不吃細糧好嗎？

有些糖尿病患者認為膳食纖維對於控制血糖有利，因此每日只吃粗食，不吃細糧。膳食纖維確實有降糖、降脂、通便等積極作用，但是如果吃進太多粗食，就可能增加胃腸的負擔而影響營養素的吸收，長期下來會造成營養不良，而且攝取過量的粗食會導致熱量超過身體需要，對身體不利，更不利於糖尿病患者控制病情。因此，攝取粗食也應適量。

洋蔥

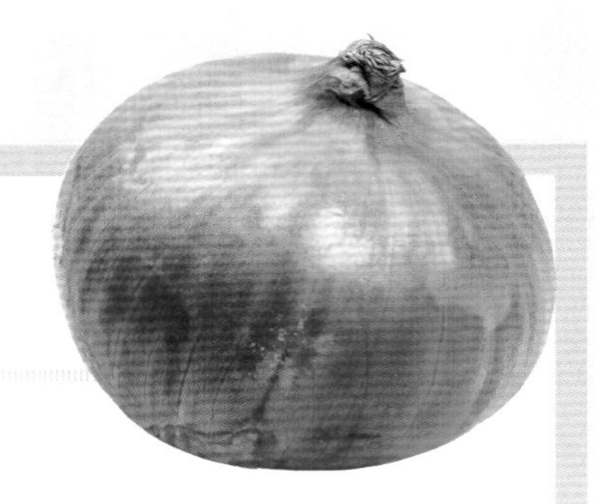

幫助醣類代謝，預防併發症

推薦用量：每餐宜吃 50 克

基礎營養素含量（每 100 克，下同）	含量比較	營養功效
熱　量：39 大卡	低 ★☆☆	洋蔥含有蛋白質、膳食纖維、硒、維生素 B_1、維生素 B_2、前列腺素 A、鈣、磷、維生素 C、胡蘿蔔素等多種營養成分。洋蔥中的硒、維生素 C、胡蘿蔔素都能清除體內的自由基，具有延緩衰老的功效；洋蔥含前列腺素 A，能增加冠狀動脈的血流量、預防血栓形成。
醣　類：9.0 克	低 ★☆☆	
蛋白質：1.1 克	低 ★☆☆	
脂　肪：0.2 克	低 ★☆☆	

降血糖關鍵營養素

槲皮素（✔）

對糖尿病的益處

恢復胰島的代償功能，維持醣類代謝。洋蔥含有類似降糖藥物「甲苯磺丁脲」的槲皮素，能選擇性地作用於胰島 β 細胞，促進胰島素分泌，恢復胰島的代償功能，幫助維持正常的醣類代謝和糖耐量。

對預防併發症的益處

擴張血管，預防多種糖尿病併發症。洋蔥含前列腺素樣物質及啟動血纖溶酶活性的成分，可擴張血管，減少周邊血管和心臟冠狀動脈阻力，對糖尿病併發血脂異常、脂肪肝、心臟病、高血壓有良好的預防作用。

這樣吃才健康

不可過量食用洋蔥，因其易產生揮發性氣體，過量食用會產生脹氣和排氣過多；洋蔥對視網膜有刺激作用，患有皮膚瘙癢性疾病和眼疾、眼部充血者不宜多食。

搭配宜忌

✔ 洋蔥＋豬肉 ⇨ 為人體提供豐富的營養

洋蔥和豬肉配食，是理想的酸鹼食物搭配。洋蔥含有的活性成分能和豬肉中的蛋白質相結合，產生令人愉悅的氣味，而且可為人體提供豐富的營養成分。

✔ 洋蔥＋雞蛋 ⇨ 提高維生素 C 和維生素 E 的吸收率

洋蔥中含有豐富的維生素 C，但易被氧化；雞蛋中的維生素 E 可以有效防止維生素 C 的氧化。兩者同食，可以提高人體對維生素 C 和維生素 E 的吸收率。

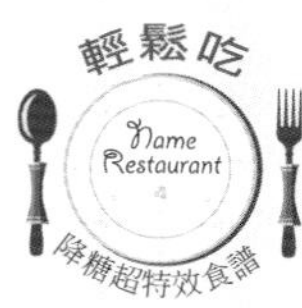

降糖超特效食譜

Ⓖ 綠色食物 Ⓡ 紅色食物 Ⓨ 黃色食物 Ⓦ 白色食物 Ⓑ 黑色食物

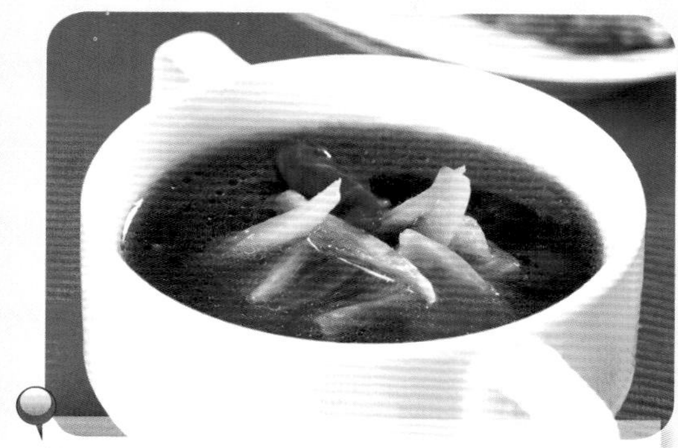

降糖妙招 肉絲沸水汆燙煮熟，減少用油；用清水煮滾，不用高湯。

食物代換表 洋蔥 4/5 代換份、肉絲 1/2 代換份

洋蔥肉絲湯 ⓇⓌ

食材：洋蔥 200 克，肉絲 25 克，香菜少許。

調味料：乾紅辣椒 1 個，鹽 3 克，植物油 4 克，胡椒粉少許。

做法：

1. 洋蔥去皮洗淨，切成細絲；乾紅辣椒洗淨，去蒂；肉絲用沸水汆燙煮熟，備用。
2. 油鍋燒至五分熱，放入乾紅辣椒爆香，倒入洋蔥絲、肉絲翻炒，加鹽、胡椒粉一起翻炒，炒至洋蔥呈深棕色並出現香味，倒入水煮滾，起鍋前加入香菜調味即可。

營養計算機

總熱量約 142 大卡．蛋白質 7.0 克．脂肪 5.9 克．醣類 16.6 克

洋蔥圈煎蛋 Ⓦ

食材：洋蔥 50 克，雞蛋 2 顆。

調味料：鹽 2 克，植物油 4 克。

做法：

1. 洋蔥去老皮，洗淨，橫向切約 1 公分厚的片，取洋蔥皮的最外層；雞蛋打入碗內，加鹽攪打勻。
2. 油鍋溫燒至五分熱時放入洋蔥圈，在洋蔥圈內倒入蛋液，煎至蛋熟即可。

營養計算機

總熱量約 206 大卡．蛋白質 14.5 克．脂肪 13.4 克．醣類 7.0 克

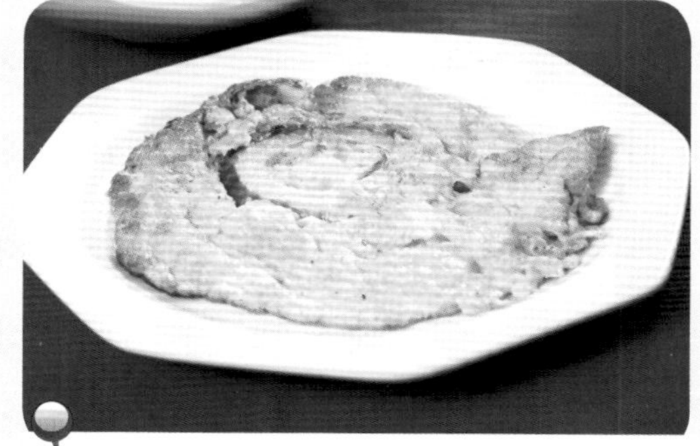

降糖妙招 雞蛋液最後倒，可以減少用油。

食物代換表 洋蔥 1/5 代換份、雞蛋 2 代換份

Expert 專家連線

糖尿病患者的早餐該選擇乾飯還是稀飯？

吃稀飯（粥）比吃乾飯（饅頭、米飯等）更易使血糖升高。因為含水的食物以及煮熟、煮爛的食物，在胃中停留時間短，在腸道消化吸收的速度快，會使餐後血糖明顯升高。特別是早餐和午餐前是一天中血糖較難控制的時段。因此，建議糖尿病患者早餐進食以乾飯為主的主食，有利於這段時間的血糖控制，進而有益於全天的血糖控制。

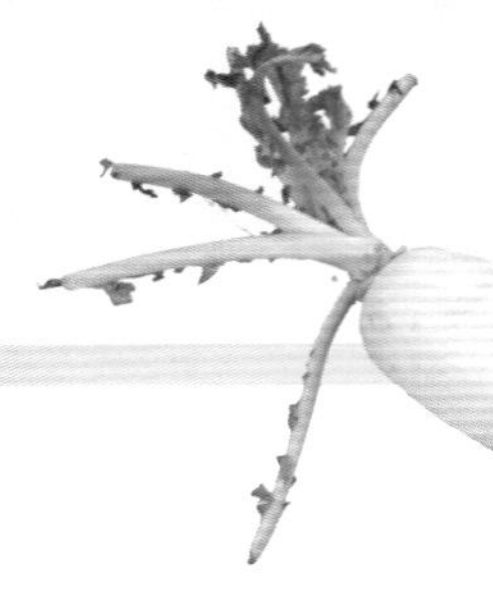

白蘿蔔

降低餐後血糖，防止便祕

推薦用量：每餐宜吃 100 克

基礎營養素含量（每 100 克，下同）	含量比較	營養功效
熱　量：21 大卡	低 ★☆☆	白蘿蔔含豐富的維生素 C、膳食纖維和一定量的維生素 B 群、鈣、磷、鉀、鎂、木質素等。白蘿蔔富含維生素 C 和葉酸能抑制黑色素合成，阻止脂肪氧化，防止脂肪沉積，還可潔淨血液和皮膚；同時能降低膽固醇，有利於血管彈性的維持。
醣　類：5.0 克	低 ★☆☆	
蛋白質：0.9 克	低 ★☆☆	
脂　肪：0.1 克	低 ★☆☆	

降血糖關鍵營養素

香豆酸（✔）可溶性膳食纖維（✔）

對糖尿病的益處

降低血糖，防止便祕。白蘿蔔中富含香豆酸等活性成分，具有降低血糖的功效；白蘿蔔含有大量的可溶性膳食纖維可延緩食物吸收，降低餐後血糖，有利於改善血糖，並促進腸蠕動，防止便祕。而且由於白蘿蔔熱量很低，是糖尿病患者不可多得的低熱量、富營養的藥食兩用佳品。

對預防併發症的益處

白蘿蔔可以幫助糖尿病患者預防心臟病、高血壓、肥胖症等併發症。

這樣吃才健康

白蘿蔔為寒涼蔬菜，陰盛偏寒體質者、脾胃虛寒者不宜多食；胃及十二指腸潰瘍、慢性胃炎、先兆流產、子宮脫垂等患者忌食。

搭配宜忌

✔ 白蘿蔔＋排骨 ⇨ 抑制膽固醇的吸收

白蘿蔔可以搭配排骨食用，不但可以獲得全面豐富的營養，白蘿蔔中的膳食纖維也能抑制對排骨中膽固醇的吸收。

✔ 白蘿蔔＋豆腐 ⇨ 助消化

豆腐屬於植物蛋白，多吃易消化不良。白蘿蔔易於人體消化吸收，若與豆腐同食，可幫助人體吸收豆腐的營養。

✔ 白蘿蔔＋紫菜 ⇨ 清肺熱、治咳嗽

白蘿蔔可以化痰止咳、順氣助消化；紫菜有清熱化痰的作用。兩者搭配，可以清肺熱、輔助治療咳嗽。

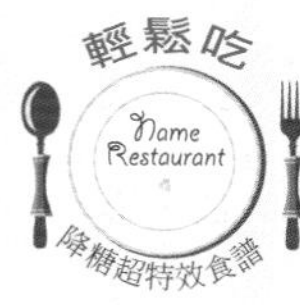

降糖超特效食譜

Ⓖ綠色食物 Ⓡ紅色食物 Ⓨ黃色食物 Ⓦ白色食物 Ⓑ黑色食物

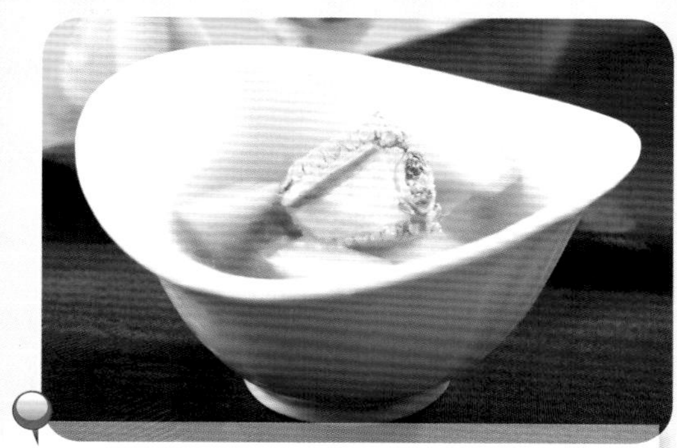

降糖妙招 排骨洗淨，切塊沸水汆燙，用水沖淨；加清水燒開，不用高湯。

食物代換表 白蘿蔔 1/2 代換份

蘿蔔排骨湯 ⓇⓌ

食材：白蘿蔔 200 克，排骨 200 克。

調味料：鹽 2 克，香油 3 克，蔥花 5 克。

做法：

1. 白蘿蔔去皮，洗淨，切薄片；排骨洗淨切塊，汆燙去血水。
2. 鍋中倒入適量水煮開，放入排骨煮至八分熟，加入白蘿蔔煮熟，放鹽調味，撒上蔥花，淋入香油即可。

營養計算機

總熱量約 467.2 大卡．蛋白質 25.85 克．脂肪 33.7 克．醣類 10.5 克

海蜇拌蘿蔔絲 Ⓖ

食材：海蜇皮 100 克，白蘿蔔 200 克。

調味料：蔥花、蒜末各 6 克，淡醬油、醋各 10 克，辣椒油 5 克，香油 3 克，雞粉、香菜末各少許。

做法：

1. 海蜇皮放入清水中浸泡去鹽分，洗淨，切絲；白蘿蔔洗淨，切絲。
2. 取盤，放入海蜇絲和白蘿蔔絲，加入蔥花、香菜末、蒜末、淡醬油、醋、雞粉、辣椒油、香油拌勻即可。

營養計算機

總熱量約 118 大卡．蛋白質 5.4 克．脂肪 5.5 克．醣類 13.3 克

降糖妙招 採用涼拌方式，減少油脂，降低升糖指數。

食物代換表 海蜇皮 1 代換份、白蘿蔔 1/2 代換份

Expert 專家連線

素食糖尿病患者應如何飲食？

有些糖尿病患者，特別是老年糖尿病患者喜愛素食，長期不食用動物性食品，長久下來可能導致營養不均衡，免疫力下降，不利於糖尿病的控制。因此，這類型糖尿病患者應遵守以下飲食原則：保證每日膳食總熱量攝取充足；每日飲用乳製品；經常性食用豆類及其製品；攝取足夠的新鮮蔬菜和部分水果；每日進食粗食不宜超過 100 克；每日烹調用植物油達到 20 克。

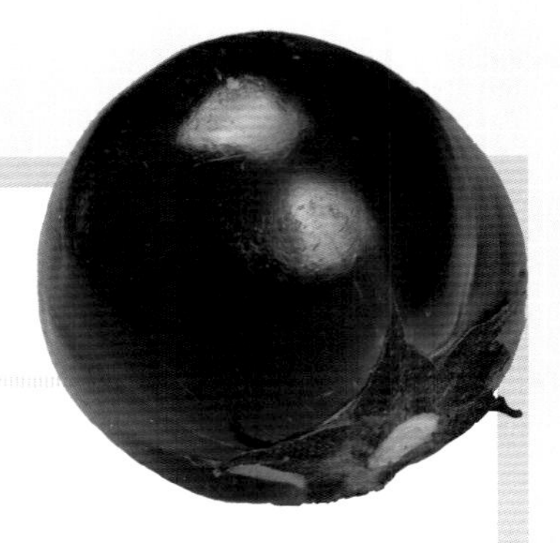

茄子

預防糖尿病引起的視網膜出血

推薦用量：每餐宜吃 200 克

基礎營養素含量（每 100 克，下同）	含量比較	營養功效
熱　量：21 大卡	低 ★☆☆	茄子含有維生素 C、維生素 B 群、維生素 P 及多種礦物質和生物鹼等。茄子含豐富的維生素 P，能增強毛細血管的彈性，防止微血管破裂出血，使心血管保持正常的功能；茄子含有維生素 B_1，具有增強大腦和神經系統功能的作用，可增強記憶力、減緩腦部疲勞。
醣　類：4.9 克	低 ★☆☆	
蛋白質：1.1 克	低 ★☆☆	
脂　肪：0.2 克	低 ★☆☆	

降血糖關鍵營養素

維生素P(✔)

對糖尿病的益處

保護血管，預防視網膜出血。茄子尤其是紫茄子皮中含有豐富的維生素P，對微血管有保護作用，能提高微血管對疾病的抵抗力，保持細胞和毛細血管壁的正常滲透性，增加微血管韌性和彈性，可預防糖尿病引起的視網膜出血。

對預防併發症的益處

延緩糖尿病慢性併發症。茄子能延緩糖尿病慢性併發症的惡化，對減輕糖尿病視網膜的病變、腎病有利。

這樣吃才健康

手術前忌吃茄子，否則可能導致麻醉劑無法被正常地分解，拖延病人甦醒時間，影響病人康復速度。

搭配宜忌

✔ 茄子＋豬肉 ⇨ 降低膽固醇的吸收

豬肉中的膽固醇含量較高；茄子的膳食纖維中含有皂草苷，可以降低膽固醇。兩者搭配，營養價值更高，可以降低膽固醇的吸收率。

✔ 茄子＋雞蛋 ⇨ 降低膽固醇的吸收

雞蛋含有較多的膽固醇，而茄子中含有大量皂草苷，它具有降低膽固醇的作用。兩者同食，有利於人體吸收雞蛋的營養，還能降低膽固醇的吸收率。

降糖超特效食譜

Ⓖ綠色食物 Ⓡ紅色食物 Ⓨ黃色食物 Ⓦ白色食物 Ⓑ黑色食物

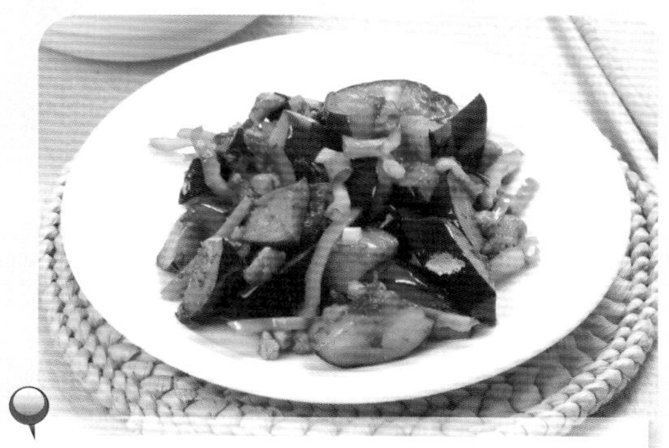

降糖妙招 用瘦肉末，減少油脂量；炒菜時不加高湯，加清水。

食物代換表 茄子 1/5 代換份、瘦豬肉 1/2 代換份

椒香肉末茄子 ⒼⓇⒷ

食材：紫色長茄子 350 克，青辣椒、瘦豬肉各 50 克。

調味料：蔥花、花椒粉、鹽、醬油、雞粉各適量，植物油 10 克。

做法：

1. 茄子去蒂，洗淨，切塊；青辣椒洗淨，去蒂除籽，切絲；瘦豬肉洗淨，切成肉末。
2. 油鍋燒至七分熱，加蔥花、花椒粉炒香，放肉末滑熟，倒茄子塊、醬油和清水燒熟，放青辣椒絲翻炒 2 分鐘，用鹽和雞粉調味即可。

營養計算機

總熱量約 189 大卡．蛋白質 11.7 克．脂肪 13.3 克．醣類 8.4 克

蒜蓉茄子 ⓌⒷ

食材：紫茄子 300 克，大蒜 20 克，白芝麻 5 克。

調味料：鹽 3 克，醋 10 克，香油、醬油各 5 克。

做法：

1. 將茄子洗淨，順長邊剖成均勻的長條，放入電鍋裡蒸熟，取出放涼備用。
2. 大蒜去皮，洗淨，邊用力搗成泥，邊加鹽，直到蒜泥黏稠、出現香味為止。
3. 把白芝麻、蒜泥、醬油、醋、香油調好，淋在茄子上即可。

營養計算機

總熱量約 57.8 大卡．蛋白質 1.86 克．脂肪 2.5 克．醣類 16.8 克

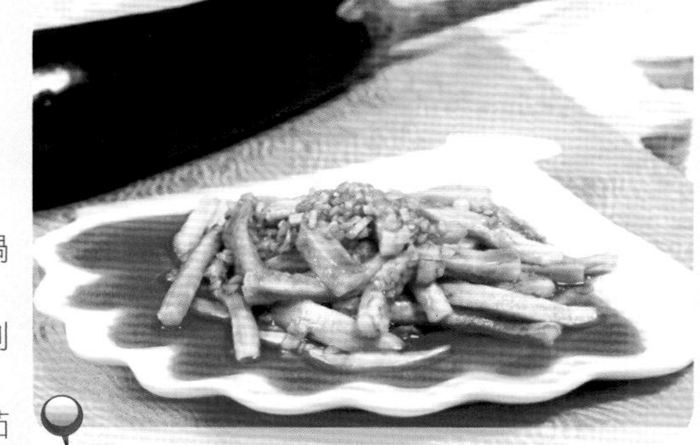

降糖妙招 茄子切條蒸熟，可減少油脂，增加飽足感。

食物代換表 茄子 3/5 代換份、香油 1/2 代換份

Expert 專家連線

糖尿病患者外食應注意哪些方面？

對糖尿病患者而言，並不提倡外食，或應盡量減少外出用餐的次數。如果必須外出用餐，應掌握好以下基本要點和原則：盡量少吃或不吃用油煎炸的食物；多選擇採用清淡方式烹調的菜餚；避免吃動物內臟等含脂肪和膽固醇較高的菜餚；不喝勾芡較多的羹湯；盡量少喝或不喝酒；不能不吃主食，同時還應吃些蔬菜、瘦肉和豆製品；餐後盡量不吃甜點，如果想吃，要在正餐時減去相應的主食攝取量。

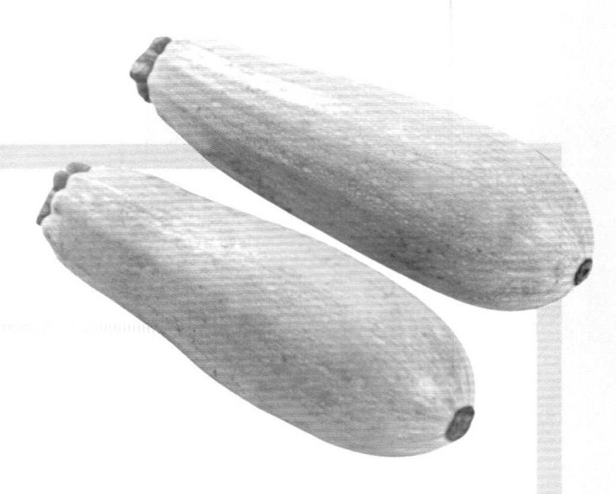

櫛瓜

糖尿病患者的首選食物

推薦用量：每餐宜吃 80 克

基礎營養素含量（每 100 克，下同）	含量比較	營養功效
熱　量：18 大卡	低★☆☆	櫛瓜含有較多維生素 C、葡萄糖等營養物質，尤其是鈣的含量很高。櫛瓜含有一種干擾素的誘生劑，可刺激機體產生干擾素，提高免疫力，發揮抗病毒和腫瘤的作用；櫛瓜富含水分，有潤澤肌膚的作用。
醣　類：3.8 克	低★☆☆	
蛋白質：0.8 克	低★☆☆	
脂　肪：0.2 克	低★☆☆	

降血糖關鍵營養素

瓜胺酸（✔）腺普林（✔）天門冬氨酸（✔）葫蘆巴鹼（✔）

對糖尿病的益處

促進胰島素分泌。櫛瓜含有瓜胺酸、腺普林、天門冬氨酸、葫蘆巴鹼等物質，具有促進胰島細胞分泌胰島素的作用，能夠有效地控制血糖，是糖尿病患者的優選食物。

這樣吃才健康

櫛瓜性寒，脾胃虛寒的人應少吃。

搭配宜忌

✔ 櫛瓜＋雞蛋 ⇨ 營養更全面

櫛瓜和雞蛋搭配食用，可以補充雞蛋中缺乏的維生素 C，營養更全面。

降糖超特效食譜

Ⓖ綠色食物 Ⓡ紅色食物 Ⓨ黃色食物 Ⓦ白色食物 Ⓑ黑色食物

櫛瓜瘦肉湯 ⒼⓇ

食材：櫛瓜 250 克，豬瘦肉 150 克。

調味料：鹽、香油各 3 克，植物油 5 克，太白粉適量，胡椒粉、雞粉各少許。

做法：

1. 櫛瓜洗淨，去蒂，切片；豬瘦肉洗淨，切片，加鹽、太白粉拌勻，汆熟。
2. 油鍋燒熱，加肉片、櫛瓜片翻炒幾下，加入適量開水，大火煮開後加胡椒粉、雞粉、香油即可。

營養計算機

總熱量約 319 大卡 · 蛋白質 31.9 克 · 脂肪 17.7 克 · 醣類 9.2 克

降糖妙招 瘦肉片汆熟；大火燒開，食材煮熟即可。

食物代換表 櫛瓜 1/2 代換份、豬瘦肉 3 代換份

蓮藕

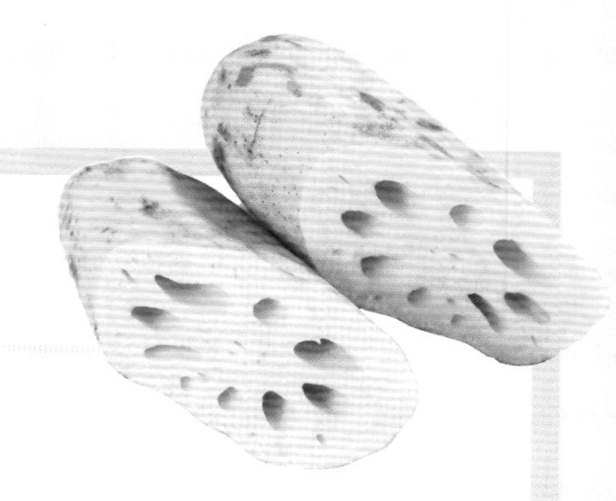

生津止渴，抑制尿糖

推薦用量：每餐宜吃 200 克

基礎營養素含量（每 100 克，下同）	含量比較	營養功效
熱　量：70 大卡	低 ★☆☆	蓮藕中的鞣質有健脾止瀉的作用，能夠健脾開胃，增進食慾蓮藕中的黏液蛋白和膳食纖維能減少人體對脂類物質的吸收，進而達到減肥的作用。
醣　類：16.4 克	低 ★☆☆	
蛋白質：1.9 克	低 ★☆☆	
脂　肪：0.2 克	低 ★☆☆	

降糖超特效食譜

Ⓖ綠色食物 Ⓡ紅色食物 Ⓨ黃色食物 Ⓦ白色食物 Ⓑ黑色食物

蓮藕胡蘿蔔湯 ⓌⓎⒷ

食材：鮮藕 300 克，胡蘿蔔 100 克，花生 20 粒，香菇 3 朵。

調味料：鹽 3 克，植物油 3 克，雞粉少許。

做法：

1. 將鮮藕洗淨切塊；胡蘿蔔去皮洗淨，切塊；香菇泡發洗淨，去蒂，切塊。
2. 油鍋燒至六分熱，放入香菇爆香，再放入胡蘿蔔翻炒片刻。
3. 沙鍋倒入適量水，大火煮滾後放入所有食材，小火煲 1 小時，放入鹽、雞粉即可。

營養計算機

總熱量約 222 大卡．蛋白質 5.4 克．脂肪 3.6 克．醣類 45.8 克

食物代換表 胡蘿蔔 1/2 代換份、鮮藕 2 代換份

降血糖關鍵營養素

維生素C（✔）膳食纖維（✔）

對糖尿病的益處

生津止渴，抑制尿糖。中醫認為生蓮藕性寒，有清熱除煩、生津止渴的功效，以及抑制尿糖。還含有大量的膳食纖維，有益於糖尿病患者。

這樣吃才健康

生藕性偏涼，脾虛胃寒者、易腹瀉者不宜食用。

搭配宜忌

Ⓥ 蓮藕＋豬肉 ⇨ 為人體提供豐富的營養

蓮藕適合搭配豬肉食用，藕性寒，配以滋陰潤燥、補中益氣的豬肉，葷素搭配合用，可為人體提供豐富的營養成分。

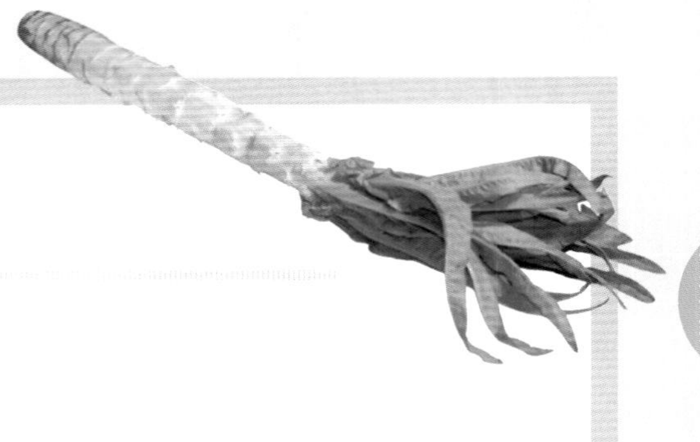

萵苣筍

改善醣的代謝功能

推薦用量：每餐宜吃 60 克

基礎營養素含量（每 100 克，下同）	含量比較	營養功效
熱　量：14 大卡	低 ★☆☆	萵苣筍含有蛋白質、胡蘿蔔素、維生素 B_1、維生素 B_2、維生素 C、菸鹼酸、膳食纖維、鈣、磷、鐵、鉀等。萵苣筍的乳狀漿液，可增強胃液、消化腺和膽汁的分泌，增進食慾；萵苣筍中的鉀是鈉的 27 倍，有利於促進排尿，維持水平衡。
醣　類：2.8 克	低 ★☆☆	
蛋白質：1.0 克	低 ★☆☆	
脂　肪：0.1 克	低 ★☆☆	

降血糖關鍵營養素

菸鹼酸（✔）

對糖尿病的益處

改善醣類的代謝功能。萵苣筍中所富含的菸鹼酸是胰島素的啟動劑，糖尿病患者經常吃些萵苣筍，可改善糖的代謝功能。萵苣筍膳食纖維的含量很高，對於糖尿病引起的胃輕癱和便祕有輔助治療作用。

對預防併發症的益處

萵苣筍對預防糖尿病併發高血壓、心臟疾病有一定的食療作用。

這樣吃才健康

萵苣筍葉的蛋白質、醣類、維生素C和胡蘿蔔素的含量都比莖高很多。因此吃萵苣筍既要吃莖，也要吃葉，才能吸收其全部養分，不要吃莖丟葉。

搭配宜忌

✔ 萵苣筍＋黑木耳 ⇨ 補血

萵苣筍中維生素 C 的含量較高，可促進人體對黑木耳中所含鐵元素的吸收，兩者搭配，有補血作用。

✔ 萵苣筍＋蒜苗 ⇨ 預防糖尿病併發高血壓病症

萵苣筍有利五臟、順氣通經脈、健筋骨、潔齒明目、清熱解毒等功效，蒜苗能解毒殺菌，兩者同食可以輔助預防糖尿病併發高血壓病症。

✘ 萵苣筍＋蜂蜜 ⇨ 不利腸胃，易致腹瀉

蜂蜜的食物藥性屬涼，萵苣性冷，兩者同食，不利腸胃，易致腹瀉。

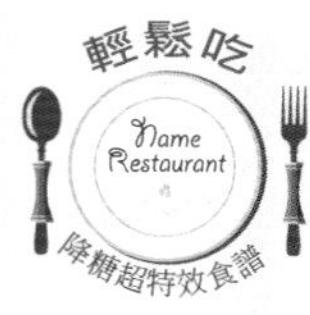

降糖超特效食譜

Ⓖ綠色食物 Ⓡ紅色食物 Ⓨ黃色食物 Ⓦ白色食物 Ⓑ黑色食物

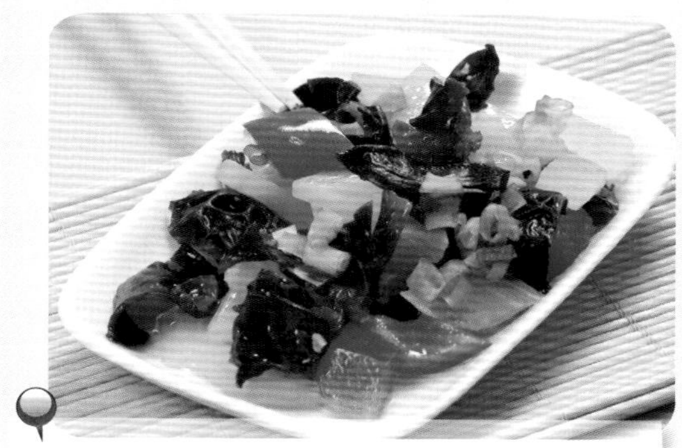

木耳炒萵苣筍 ⒼⓇⒷ

食材：發泡木耳 100 克，萵苣筍 150 克，紅甜椒 1 個。

調味料：蔥花、鹽各 3 克，香油 2 克，植物油 3 克。

做法：

1. 發泡木耳洗淨切片；萵苣筍去葉、去皮，洗淨，切斜片；紅甜椒去蒂、籽，洗淨，切斜片；均用沸水汆燙。
2. 油鍋燒熱，放入蔥花、萵苣筍片、紅甜椒片、發泡木耳片翻炒，加入鹽炒至熟，淋上香油即可。

降糖妙招 食材均沸水汆燙；植物油量夠爆香蔥花即可。

食物代換表 萵苣筍 3/10 代換份、木耳 1/3 代換份

營養計算機

總熱量約 97.8 大卡．蛋白質 72.28 克．脂肪 8.8 克．醣類 13.0 克

海蜇拌萵苣筍 ⒼⓌ

食材：海蜇皮、萵苣筍各 150 克。

調味料：鹽 3 克，醋 10 克，香油 3 克，雞粉少許。

做法：

1. 海蜇皮用清水浸泡去鹽分，洗淨，切絲；萵苣筍去皮和葉，洗淨，切絲，放入沸水中汆燙，撈出，瀝乾水分，放涼。
2. 取盤，放入萵苣筍絲和海蜇絲，用鹽、雞粉、醋和香油調味即可（可用紅椒絲裝飾）。

營養計算機

總熱量約 123 大卡．蛋白質 5.2 克．脂肪 9.3 克．醣類 17.7 克

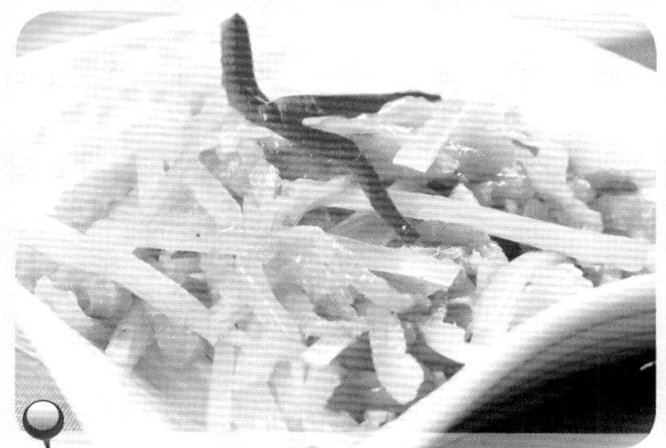

降糖妙招 食材均沸水汆燙；植物油量夠爆香蔥花即可。

食物代換表 海蜇皮 1.5 代換份、萵苣筍 3/10 代換份

Expert 專家連線

超重的糖尿病患者如何控制飲食？

糖尿病的發生與肥胖有關，因此糖尿病患者很有必要減肥。肥胖糖尿病患者脂肪的攝取要適量，佔總熱量的 20% ～ 30%；每日除烹調油外，應禁食油炸食物；忌乾堅果品；少食用動物油脂、動物內臟；烹調油應以植物油為主，每日 20 ～ 25 克。攝取高膳食纖維，如新鮮的蔬菜、水果、穀物等，因為其含有的熱量低，有飽足的感覺，又有礦物質及維生素的供給，患者若能長期持之以恆，對自己的身體有很大的好處。

蒟蒻

將血糖值保持在一定範圍內

推薦用量：每餐宜吃 80 克

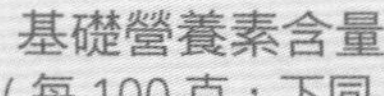

基礎營養素含量（每 100 克，下同）	含量比較	營養功效
熱　量：37 大卡	低 ★☆☆	蒟蒻含有鈣、磷、鐵、葡萄糖、葡甘露聚糖、澱粉、多種生物鹼及多種維生素等。蒟蒻所含的黏蛋白能減少體內膽固醇的累積，預防動脈硬化和心腦血管疾病；蒟蒻所含的膳食纖維素能促進胃腸蠕動，潤腸通便，防止便祕和減少腸道對脂肪的吸收。
醣　類：78.8 克	高 ★★★	
蛋白質：4.6 克	中 ★★☆	
脂　肪：0.1 克	低 ★☆☆	

ⓘ 降血糖關鍵營養素

葡甘露聚糖（✔）

對糖尿病的益處

減輕胰腺負擔，穩定血糖。蒟蒻中的葡甘露聚糖能延緩葡萄糖的吸收，減輕胰腺的負擔，使醣類代謝處於良性循環，將血糖值保持在一定範圍內。

這樣吃才健康

生蒟蒻有毒，必須煎煮 3 小時以上才可食用；蒟蒻不易消化，每次不宜多食。

搭配宜忌

✔ 蒟蒻＋蔬菜 ⇨ 提高營養價值

蒟蒻經過加工，會流失一些礦物質、維生素，搭配富含礦物質和維生素的蔬菜一併食用，能提高營養價值。

降糖超特效食譜

Ⓖ 綠色食物 Ⓡ 紅色食物 Ⓨ 黃色食物 Ⓦ 白色食物 Ⓑ 黑色食物

清炒蒟蒻絲 ⒼⓇⓌ

食材：蒟蒻 250 克，火腿 30 克，黃瓜 20 克。

調味料：蔥段、薑絲各 5 克，鹽 3 克，植物油 10 克。

做法：

1. 將蒟蒻洗淨，切絲；火腿、黃瓜洗淨，分別切絲。
2. 鍋內倒油燒熱，放入薑絲、蔥段、火腿炒香，再加入蒟蒻絲、鹽炒入味，放入黃瓜絲炒熟即可。

營養計算機

總熱量約 286 大卡．蛋白質 16.5 克．脂肪 18.5 克．醣類 200.3 克

食物代換表 蒟蒻 7 代換份、火腿 1.5 代換份

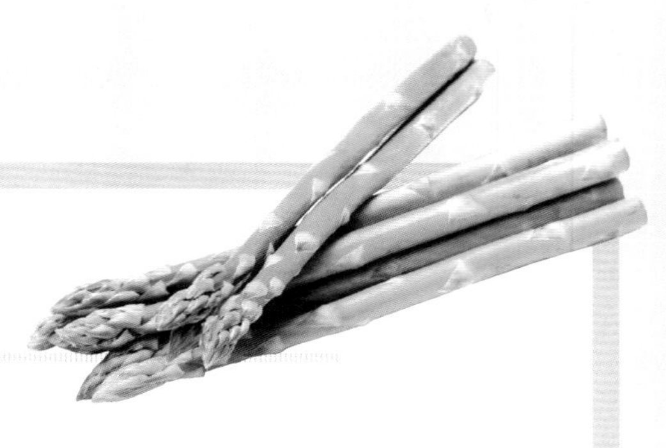

蘆筍

有助於糖尿病患者改善症狀

推薦用量：每餐宜吃 50 克

基礎營養素含量（每 100 克，下同）	含量比較	營養功效
熱　量：19 大卡	低 ★☆☆	蘆筍含有胡蘿蔔素、維生素 C、膳食纖維、香豆素、蘆丁、葉酸、鈣、鉀、磷等營養素。蘆筍所含的天門冬醯胺能增強機體的免疫力；蘆筍含豐富的膳食纖維，能促進胃腸蠕動，排出體內毒素，幫助消化，增進食慾。
醣　類：4.9 克	低 ★☆☆	
蛋白質：1.4 克	低 ★☆☆	
脂　肪：0.1 克	低 ★☆☆	

降糖超特效食譜

Ⓖ綠色食物 Ⓡ紅色食物 Ⓨ黃色食物 Ⓦ白色食物 Ⓑ黑色食物

清炒蘆筍 Ⓖ

食材：蘆筍 400 克

調味料：蔥末 5 克，花椒 1 克，鹽 3 克，植物油 4 克。

做法：

1. 蘆筍洗淨，切段，汆燙，待涼瀝乾備用。
2. 油鍋燒熱，放入花椒爆香，加入蔥末翻炒片刻，再放入蘆筍翻炒至熟，加鹽炒勻即可。

營養計算機

總熱量約 104 大卡 · 蛋白質 5.0 克 · 脂肪 4.4 克 · 醣類 17.6 克

降糖妙招 蘆筍汆燙；蔥切成末，爆香時用油量少，即可炒出香味。

食物代換表 蘆筍 4/5 代換份、植物油 2/5 交換

降血糖關鍵營養素

香豆素（✔）蘆丁（✔）

對糖尿病的益處

降血糖，預防慢性併發症。現代醫學研究證實蘆筍所含的香豆素、蘆丁等成分有降血糖作用，預防糖尿病慢性併發症、緩解糖尿病症狀效果明顯。

這樣吃才健康

蘆筍中的葉酸很容易被破壞，應避免高溫久煮，最好用微波爐小功率煮熟。

搭配宜忌

✔ 蘆筍＋蝦 ⇨ 瘦身、補充人體所需的動物蛋白

蘆筍適合搭配蝦食用，在瘦身的同時補充人體所需的動物蛋白，口味上也更加鮮美。

豆芽

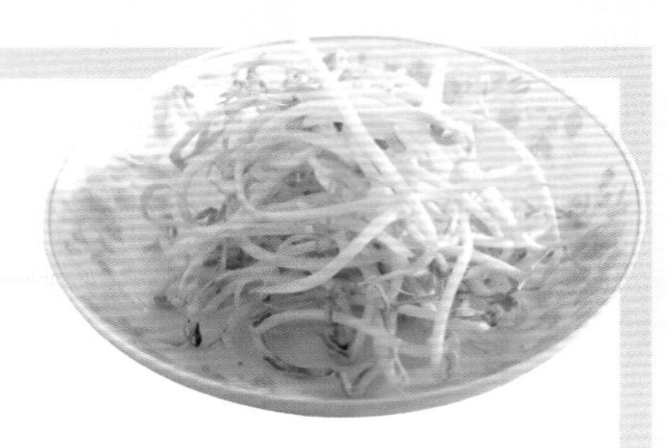

降低血糖和膽固醇

推薦用量：每餐宜吃 30 克

基礎營養素含量（每 100 克，下同）	含量比較	營養功效
熱　量：18 大卡	低 ★☆☆	豆芽中含有維生素 B_2 可以用來輔助治療口腔潰瘍，還能調養五臟；豆芽含有豐富的維生素 C，對防治壞血病很有幫助。
醣　類：2.9 克	高 ★★★	
蛋白質：2.1 克	中 ★★☆	
脂　肪：0.1 克	低 ★☆☆	

降血糖關鍵營養素

膳食纖維（✔）維生素C（✔）

對糖尿病的益處

控制餐後血糖上升，降低膽固醇。

豆芽熱量低，含有大量的膳食纖維，食用後能夠幫助糖尿病患者控制餐後血糖上升。另外，豆芽中維生素C的含量豐富，不但能降低血糖，還能降低膽固醇。

對預防併發症的益處

常吃豆芽可預防由糖尿病引起的心血管併發症。

這樣吃才健康

1. 豆芽膳食纖維較粗，不易消化，且性質偏寒，所以脾胃虛寒的人不宜長期過量食用。

2. 豆芽性寒，烹調時應配上一點薑絲，中和它的寒性，十分適合於夏季食用；烹調時油鹽不宜太多，要盡量保持其清淡爽口的特點。

搭配宜忌

✔ 豆芽＋醋 ⇨ 減肥

烹製豆芽時加一點醋，既能防止維生素 B 群流失，還可以加強豆芽的減肥作用。

✔ 豆芽＋豬肚 ⇨ 降低膽固醇吸收

豬肚可以健脾胃、助消化、增食慾，但其膽固醇含量較高；而豆芽可以降低膽固醇，兩者同食，有利於人體對營養成分的吸收，提高人體免疫力。

✘ 綠豆芽＋豬肝 ⇨ 降低營養價值

綠豆芽富含維生素 C，豬肝中富含銅，銅會加速維生素 C 氧化，失去其營養價值。

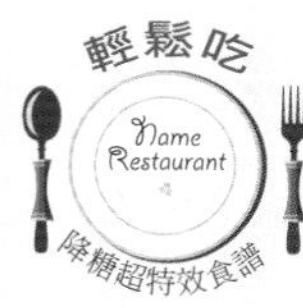

降糖超特效食譜

Ⓖ綠色食物 Ⓡ紅色食物 Ⓨ黃色食物 Ⓦ白色食物 Ⓑ黑色食物

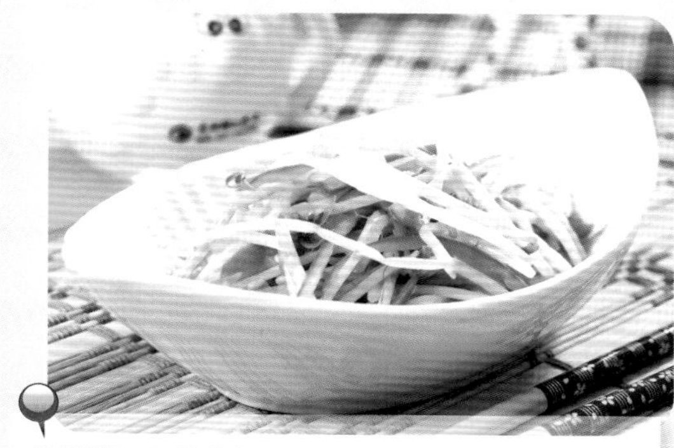

降糖妙招 豆芽沸水汆燙，薑切絲，減少用油。

食物代換表 豆芽 1/2 代換份、青椒 1/4 代換份

青椒炒豆芽 Ⓖ

食材：豆芽 250 克，青椒 100 克

調味料：薑絲 5 克，米酒 10 克，鹽 3 克，醋 15 克，植物油 10 克。

做法：

1. 青椒洗淨，去蒂及籽，切絲；豆芽洗淨，沸水汆燙，瀝乾待用。
2. 油鍋燒至七分熱，放入薑絲、青椒絲、豆芽，倒入米酒，加醋、鹽調味即可。

營養計算機

總熱量約 100 大卡 · 蛋白質 6.4 克 · 脂肪 4.5 克 · 醣類 12.1 克

銀芽雞絲 ⒼⓌ

食材：豆芽 200 克，雞胸肉 100 克，青椒 25 克。

調味料：蔥花 3 克，鹽 3 克，香油 2 克，米酒、植物油各 10 克，太白粉適量，胡椒粉少許。

做法：

1. 豆芽洗淨，去頭尾，放在沸水中汆燙一下；青椒洗淨，去蒂及籽，切細絲；雞胸肉洗淨，切細絲，放入米酒和太白粉醃漬 20 分鐘，沸水汆熟備用；鹽、胡椒粉、米酒調成醬汁待用。
2. 油鍋燒熱，放入蔥花，倒入雞絲、綠豆芽、青椒絲翻炒，烹入醬汁，滴上香油即可。

營養計算機

總熱量約 104 大卡 · 蛋白質 5.0 克 · 脂肪 4.4 克 · 醣類 17.6 克

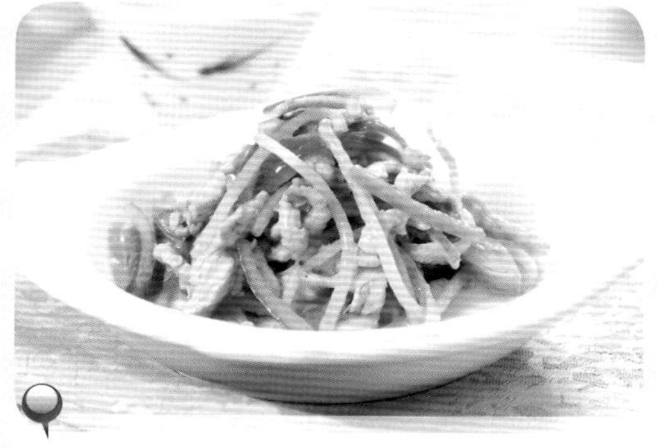

降糖妙招 雞絲和豆芽均用沸水汆熟，醬汁加入米酒，不加太白粉。

食物代換表 豆芽 3/5 代換份、雞胸肉 2 代換份

Expert 專家連線

消瘦的糖尿病患者應如何飲食？

消瘦的糖尿病患者要增加熱量和優質蛋白質的攝取量以增加體重。蛋白質的供給量成年人為每日每公斤體重 1.2 ～ 1.5 克（佔總熱量的 10% ～ 20%），其中動物蛋白應佔 1/3；脂肪佔總熱量的 25% ～ 30%，包括食物中所含的脂肪和烹調油；其餘的熱量由碳水化合物補充，約佔總熱量的 60% 左右。應選擇一些富含優質蛋白質（如瘦肉、魚、蛋白和豆類）的食物。但消瘦的糖尿病患者不應因此而大吃大喝，不控制飲食，否則同樣會使血糖升高。

南瓜

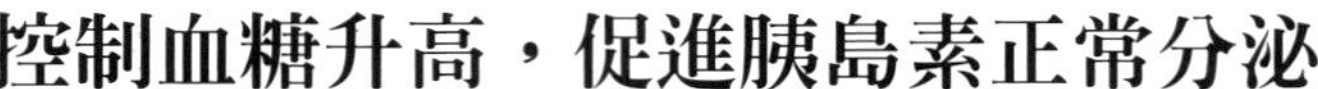

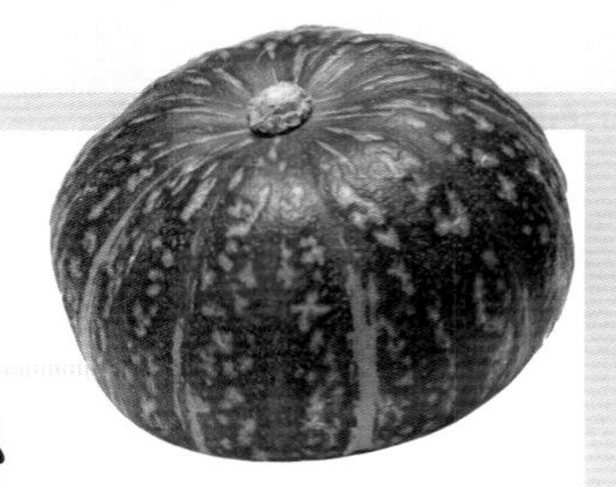

控制血糖升高，促進胰島素正常分泌

升糖指數：75 中 ★★☆
推薦用量：每餐宜吃 100 克

基礎營養素含量（每 100 克，下同）	含量比較	營養功效
熱　量：18 大卡	低 ★☆☆	南瓜含澱粉、蛋白質、胡蘿蔔素、維生素 B 群、維生素 C、果膠及鈣、磷、鈷等。南瓜含有的果膠具有很強的吸附性，能黏結和消除體內的有害物質，達到解毒的作用；南瓜含有的胡蘿蔔素具有抗氧化作用，直接抵抗致癌因子的致癌作用。
醣　類：2.9 克	低 ★☆☆	
蛋白質：2.1 克	低 ★☆☆	
脂　肪：0.1 克	低 ★☆☆	

降血糖關鍵營養素

果膠（✔）鈷（✔）

對糖尿病的益處

促進胰島素分泌，降低血糖。南瓜中的果膠可推遲食物排空，延緩腸道對醣類的吸收，從而控制血糖升高；南瓜中鈷含量較高，可以促進胰島素分泌正常，從而降低血糖。

對預防併發症的益處

預防併發心腦血管疾病。南瓜含有一定量的硒，有清除體內脂質過氧化物的作用，防止因脂質過氧化物堆積而引起的心肌細胞損害，有助於糖尿病患者預防併發心腦血管疾病。

這樣吃才健康

1. 南瓜一次不能吃太多，否則不僅會胃灼熱難受，而且會影響臉色，引起胡蘿蔔素黃皮症。
2. 南瓜的皮和心含有豐富的胡蘿蔔素和維生素，所以盡量要全部加以利用。

搭配宜忌

✔ 南瓜＋牛肉 ⇨ 提高免疫力，預防感冒

南瓜含有豐富的胡蘿蔔素，牛肉中的脂肪可以促進胡蘿蔔素的吸收和利用，兩者搭配食用有助於提高人體的免疫力，還可預防感冒和防止近視。

✔ 南瓜＋紅棗、紅豆 ⇨ 補脾益氣、解毒止痛

南瓜和紅棗、紅豆一起食用，具有補脾益氣、解毒止痛之效，可以預防糖尿病、動脈硬化、胃及十二指腸潰瘍等病症。

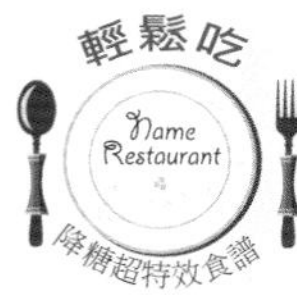

降糖超特效食譜

Ⓖ 綠色食物 Ⓡ 紅色食物 Ⓨ 黃色食物 Ⓦ 白色食物 Ⓑ 黑色食物

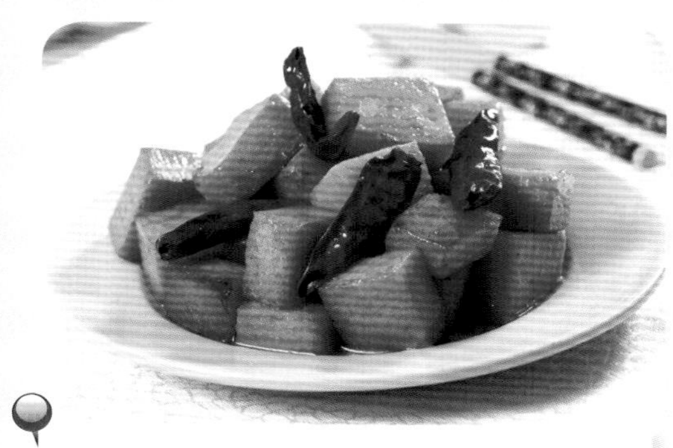

乾椒南瓜 Ⓨ

食材：南瓜 350 克。

調味料：鹽、紅油各 3 克，植物油 10 克，蔥末、乾紅辣椒各 5 克。

做法：

1. 南瓜去皮、去瓤洗淨，切塊，待用。
2. 油鍋燒至五分熱，放入乾紅辣椒爆香，再加入南瓜塊，倒入適量溫水及鹽、紅油翻炒至熟，撒蔥末即可。

降糖妙招 南瓜切大塊，可延緩血糖生成速度，並容易有飽足感。

食物代換表 南瓜 1 代換份、植物油 3/5 代換份

營養計算機

總熱量約 182 大卡・蛋白質 2.1 克・脂肪 13.3 克・醣類 15.8 克

南瓜清燉牛肉 ⓇⓎ

食材：牛腩 150 克，南瓜 350 克。

調味料：蔥段、薑片各 5 克，鹽 3 克。

做法：

1. 將牛腩切成 2 公分的塊狀，汆燙洗淨；南瓜去皮、去瓤，切成 3 公分的塊狀。
2. 將牛腩放入鍋中，加薑片、蔥段和清水煮至八分熟時，將南瓜塊放入，煮至牛腩熟爛後加鹽調味即可。

營養計算機

總熱量約 251 大卡・蛋白質 31.6 克・脂肪 6.5 克・醣類 18.7 克

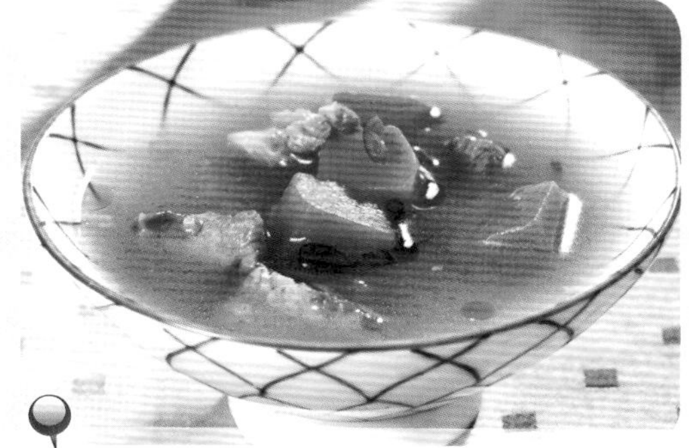

降糖妙招 牛腩沸水汆燙沖淨，可減少油脂；牛腩、南瓜切大塊，可延緩血糖上升速度。

食物代換表 牛腩 3 代換份、南瓜 1 代換份

Expert 專家連線

妊娠糖尿病患者應如何安排飲食？

妊娠糖尿病患者的飲食，既要使孕婦血糖達到正常，孕婦無飢餓感，又要使營養供給滿足孕婦和胎兒的需要。要控制飲食量，主要是限制米、麵、薯類食物，每日在 250 克左右；每日蛋白質進食量要與妊娠期相同的正常孕婦基本相同或略高一些，特別要多吃些豆製品，增加植物蛋白質；多吃些蔬菜補充維生素，經常吃些含鐵和含鈣高的食物，如牛奶、魚、蝦皮以補充礦物質。

山藥

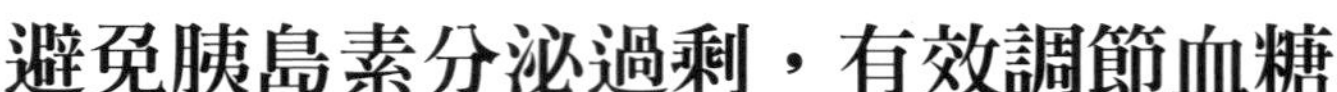

避免胰島素分泌過剩，有效調節血糖

升糖指數：51 低 ★☆☆
推薦用量：每餐宜吃 85 克

基礎營養素含量（每 100 克，下同）	含量比較	營養功效
熱　量：22 大卡	低 ★☆☆	山藥含有各類維生素，還含有黏液蛋白、膽鹼、16 種氨基酸及硒、磷、鎂等多種礦物質。山藥含有能夠分解澱粉的澱粉糖化酶，胃脹時食用，有促進消化的作用；山藥含有足夠的膳食纖維，容易使人產生飽足感，有利於減肥瘦身。
醣　類：5.3 克	低 ★☆☆	
蛋白質：0.7 克	低 ★☆☆	
脂　肪：0.1 克	低 ★☆☆	

降血糖關鍵營養素

黏液蛋白（✔）澱粉酶消化素（✔）

對糖尿病的益處

抑制餐後血糖急劇上升。山藥中的黏液蛋白，能使醣類緩慢吸收，抑制餐後血糖急劇上升，同時避免胰島素分泌過剩，有效調節血糖；山藥還含有澱粉酶消化素，能夠分解醣類，可減少血液中糖分的積存。

對預防併發症的益處

降低膽固醇。山藥有降低膽固醇的作用，能防止糖尿病併發心臟病、高血脂的發展。

這樣吃才健康

1. 山藥有收斂作用，所以感冒患者、大便燥結者及腸胃積滯者忌用。

2. 山藥皮中所含的皂角素或黏液裡含的植物鹼，少數人接觸會引起山藥過敏而發癢，處理山藥時應戴上手套避免直接接觸。

搭配宜忌

✔ 山藥＋排骨 ⇨ 提高免疫力，預防感冒

山藥和排骨一起食用，營養可以互補，能為人體提供豐富的營養，增強身體的免疫力和抗病能力。

✔ 山藥＋薏仁 ⇨ 維持胰島素正常功能

山藥升糖指數低，能緩解血糖上升速度，薏仁中的微量元素硒，可修復胰島 β 細胞並保護其免受損害，維持胰島素正常分泌功能，調節血糖。糖尿病患者可以將山藥做為日常主食的首選。

降糖超特效食譜

Ⓖ綠色食物 Ⓡ紅色食物 Ⓨ黃色食物 Ⓦ白色食物 Ⓑ黑色食物

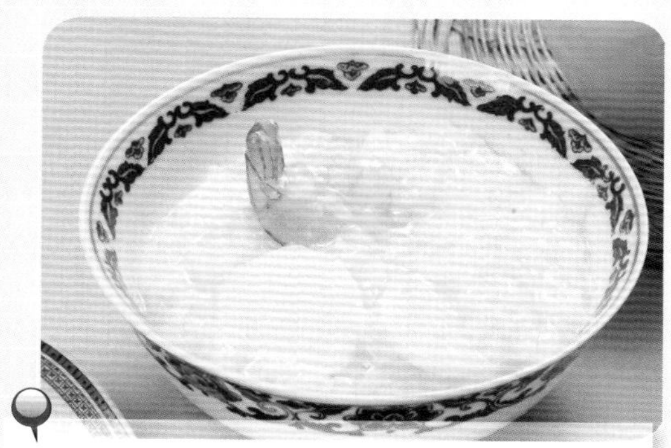

降糖妙招 山藥切大塊，血糖生成指數低於山藥泥的速度。水燒開後放入白米，煮熟即可。

食物代換表 山藥 1/3 代換份、蝦仁 1/2 代換份

山藥蝦粥 Ⓦ

食材：山藥 25 克，蝦仁 5 個，白米 100 克。

調味料：鹽 3 克。

做法：

1. 將山藥去皮，洗淨，切塊；白米洗淨，浸泡 30 分鐘；蝦仁去腸泥，洗淨，切兩半，汆熟。
2. 鍋中倒入適量清水煮滾，放入白米，煮滾後加入山藥塊，用小火煮成粥，待粥將熟時，放入蝦仁，加入鹽調味即可。

營養計算機

總熱量約 370 大卡．蛋白質 10 克．脂肪 1 克．醣類 10 克

山藥排骨湯 ⓇⓌ

食材：豬小排 200 克，山藥 150 克。

調味料：鹽 5 克。

做法：

1. 將豬小排剁塊，用沸水汆燙一下，洗淨備用；山藥削皮洗淨，橫刀切成約 0.5 公分的厚片，再從中間對半切開備用。
2. 鍋置火上，放入豬小排，加入 1200 毫升的清水，大火煮 40 分鐘，把山藥片放入鍋中，加入鹽調味，大火煮開後，轉小火燉煮 20 分鐘即可。

營養計算機

總熱量約 640 大卡．蛋白質 36.3 克．脂肪 46.5 克．醣類 20 克

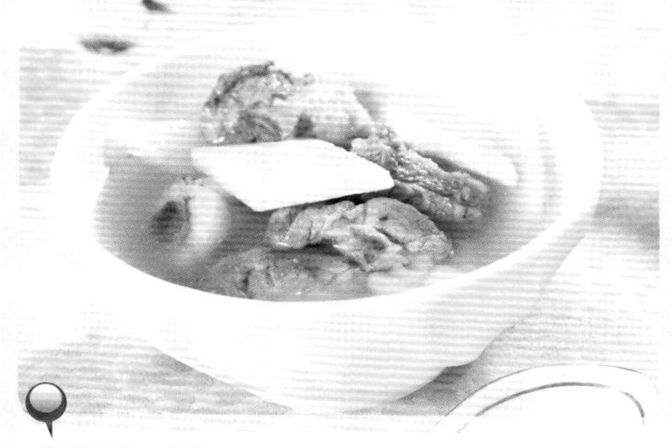

降糖妙招 豬排骨沸水汆燙洗淨，去油脂。山藥切成片，延緩血糖升高。

食物代換表 豬小排 4 代換份、山藥 1 代換份

Expert 專家連線

兒童糖尿病患者應如何安排飲食？

兒童糖尿病患者的飲食應按照年齡、胖瘦程度、活動量大小及其飲食習慣安排每天需要的總熱量，計算公式為：全天總熱量（大卡）＝年齡 ×（70 ～ 100）（大卡）＋ 1000。3 歲以內需要量相對大，每歲乘以 100；3 ～ 4 歲每歲乘以 90 ～ 95；5 ～ 6 歲每歲乘以 85 ～ 90；7 ～ 10 歲每歲乘以 80 ～ 85；10 歲以上每歲乘以 70 ～ 80。應多攝取一些優質蛋白質；適當增加含膳食纖維多的食物；而且不要挑食偏食，應定時定量進食，才能平穩地控制患兒的血糖值。

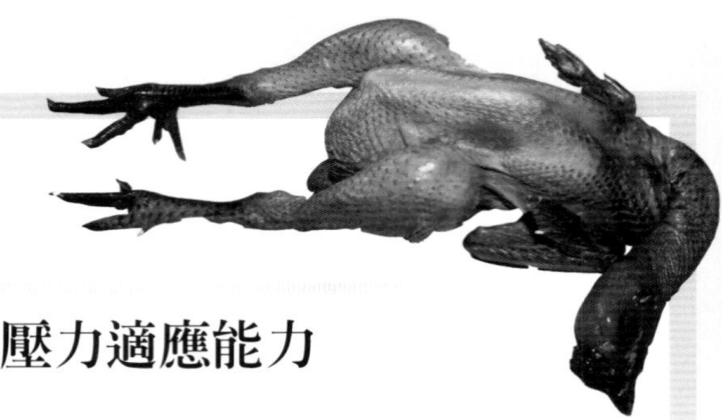

烏骨雞

提高糖尿病患者對環境的壓力適應能力

推薦用量：每餐宜吃 50 ～ 80 克

肉類

基礎營養素含量（每 100 克，下同）	含量比較	營養功效
熱　量：111 大卡	中 ★★☆	烏骨雞低膽固醇、低脂肪，含有蛋白質、維生素 A、維生素 B 群、維生素 E、菸鹼酸及 18 種氨基酸和 18 種微量元素。烏骨雞含較多的鐵元素，能滋陰補血、強健筋骨；烏骨雞富含維生素 A、微量元素硒和黑色素，可清除體內自由基，延緩衰老和抑制癌細胞生長。
醣　類：0.3 克	低 ★☆☆	
蛋白質：22.3 克	高 ★★★	
脂　肪：2.3 克	低 ★☆☆	

降血糖關鍵營養素

維生素 B_2（✔）維生素 E（✔）

對糖尿病的益處

提高糖尿病患者適應能力。烏骨雞含有較多的維生素 B_2、維生素 E，其中維生素 E 含量是普通雞肉的 2.6 倍，能提高糖尿病患者對環境的壓力適應能力，並有助清除體內自由基，保護胰島細胞。

這樣吃才健康

1. 烏骨雞會生熱助火，因此急性菌痢腸炎初期、嚴重皮膚病患者及有發熱、咳嗽等症狀的感冒患者忌食。

2. 烹調烏骨雞最好不用壓力鍋，用沙鍋熬燉，燉煮時宜用小火慢燉，才能最完整地釋放營養成分，並且味道鮮美。

挑選祕訣

選購烏骨雞時以重量 1 ～ 2 公斤、血水較少、胸部平整者較佳。另外，放入冰箱保存前先將雞肉用塑膠袋包好，以免雞肉因失去水分，變得過於乾燥。

搭配宜忌

✔ 烏骨雞＋枇杷 ⇨ 潤肺

烏骨雞和枇杷搭配食用，可使營養豐富而全面，能夠有效補充人體的營養成分，同時還有很好的潤肺功效。

✔ 烏骨雞＋紅棗 ⇨ 補血

烏骨雞味甘性平，補血功效特別突出；紅棗也是補血佳品。兩者一葷一素，相輔相成，是良好的補血佳品。

✔ 烏骨雞＋竹笙 ⇨ 減少膽固醇的吸收

烏骨雞高蛋白、低脂肪，竹笙富含膳食纖維，兩者煮湯，可減少膽固醇的吸收。

✔ 烏骨雞＋香菇、蘋果 ⇨ 預防糖尿病併發症

三者共同煮湯，可以有效預防糖尿病併發高血壓、心臟病等，肥胖者也可適當多吃。

降糖超特效食譜

Ⓖ綠色食物 Ⓡ紅色食物 Ⓨ黃色食物 Ⓦ白色食物 Ⓑ黑色食物

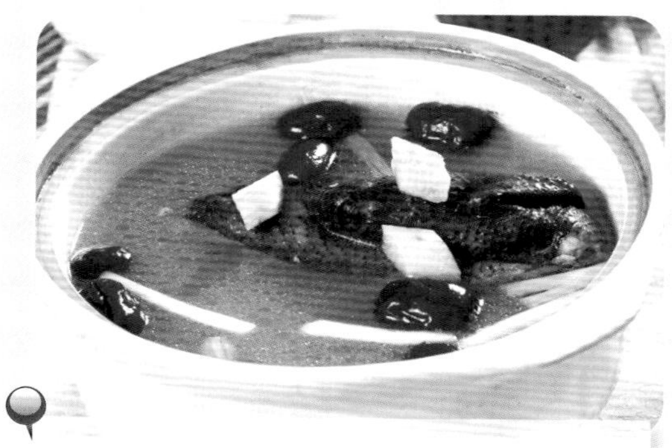

降糖妙招 烏骨雞洗淨，切塊，汆燙洗淨，去油脂；直接用清水加入烏骨雞塊、山藥片燉煮。

食物代換表 山藥1代換份、烏骨雞10代換份

山藥烏骨雞鍋 ⓇⓌⒷ

食材：山藥150克，烏骨雞500克，紅棗6顆。

調味料：蔥段、薑片各5克，鹽3克。

做法：

1. 將烏骨雞洗淨，切塊，汆燙洗淨；山藥去皮洗淨，切厚片；紅棗洗淨。
2. 取一乾淨沙鍋，放入烏骨雞塊、山藥片、紅棗、薑片、蔥段，加適量水，小火燉1.5小時用鹽調味即可。

營養計算機

總熱量約336大卡．蛋白質55.9克．脂肪5.8克．醣類16.2克

烏骨雞糯米蔥白粥 ⓌⒷ

食材：烏骨雞腿150克，圓糯米100克。

調味料：蔥絲10克，鹽3克。

做法：

1. 將烏骨雞腿洗淨，切塊，汆燙洗淨，瀝乾。
2. 鍋中放入適量清水，放入烏骨雞腿用大火煮滾，轉小火煮15分鐘，放入圓糯米繼續煮，煮滾後轉小火，待糯米熟時放入蔥絲，用鹽調味即可。

營養計算機

總熱量約428大卡．蛋白質23.4克．脂肪2.7克．醣類78.5克

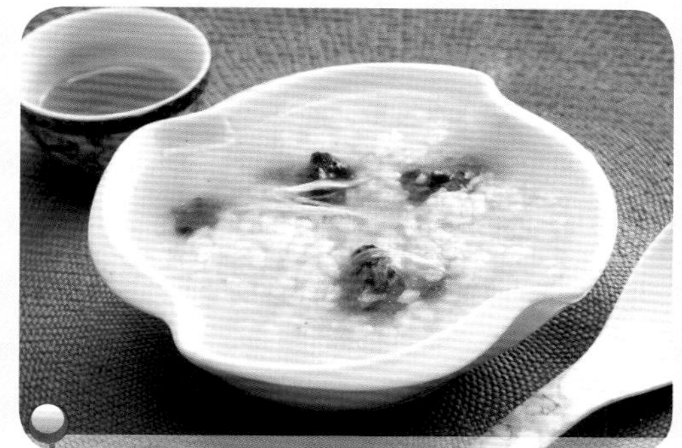

降糖妙招 糯米煮熟即可，不用煮黏，血糖上升速度慢。

食物代換表 烏骨雞腿3代換份、圓糯米4代換份

Expert 專家連線

少量多餐對糖尿病患者有什麼好處？

糖尿病患者少量多餐的飲食習慣有以下好處：少量多餐可避免血糖驟然升高，對保持血糖穩定是大有好處的；大部分糖尿病人為第2型糖尿病，耐受血糖的能力較正常人差，少量進食可避免飲食量超過胰島的負擔而使血糖升得過高；在原有兩餐之間的加餐，可以有效地預防低血糖的出現；少量多餐能保證營養的吸收和利用，尤其是有胃腸疾患的糖尿病患者，少量多餐還能減少併發症的發生。

鴨肉

穩定血糖值

推薦用量：每餐宜吃 60 ～ 80 克

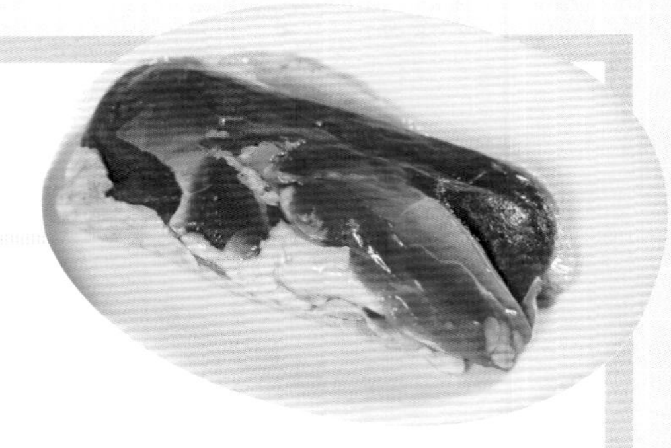

肉類

基礎營養素含量（每 100 克，下同）	含量比較	營養功效
熱　量：240 大卡	高 ★★★	鴨肉含有蛋白質、維生素 A、維生素 B_1、維生素 B_2、維生素 E、鈣、鐵、銅、鋅等營養成分。鴨肉含豐富的維生素 B 群和維生素 E，能有效抵抗腳氣病，消炎殺菌；鴨肉富含菸鹼酸，可促進血液循環，降低血壓。
醣　類：0.2 克	低 ★☆☆	
蛋白質：15.5 克	低 ★☆☆	
脂　肪：19.7 克	中 ★★☆	

降血糖關鍵營養素

維生素B群（✔）

對糖尿病的益處

補充維生素B群，穩定血糖值。

鴨肉相較於其他肉類，含有較多的維生素B群，能補充第2型糖尿病患者因胰島素抵抗消耗的維生素B群，從而穩定血糖值。

這樣吃才健康

鴨肉性寒，身體虛寒的陽虛體弱者，如虛寒性的腹痛、大便泄瀉、陽虛脾弱、經痛者等不宜食用。

搭配宜忌

✔ 鴨肉＋山藥 ⇨ 消油膩

鴨肉和山藥搭配食用，不僅可以消除油膩，還能增強兩者的滋陰功效。

輕鬆吃 降糖超特效食譜

降糖超特效食譜

G 綠色食物 R 紅色食物 Y 黃色食物 W 白色食物 B 黑色食物

白菜鴨肉湯 G R

食材：大白菜 250 克，鴨胸肉 100 克。

調味料：蔥花、薑片各 5 克，鹽 3 克，植物油 10 克，胡椒粉少許。

做法：

1. 大白菜洗淨，切絲；鴨胸肉洗淨，去皮，切成絲。
2. 油鍋燒至六分熱時，爆香蔥花、薑片，倒入鴨胸肉翻炒至肉色變白，加適量溫水煮 15 分鐘，放大白菜絲煮熟，用鹽、胡椒粉調味即可。

營養計算機

總熱量約 217 大卡．蛋白質 18.3 克．脂肪 11.7 克．醣類 11.0 克

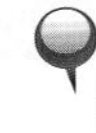

降糖妙招 鴨胸肉洗淨去皮，減少油脂。

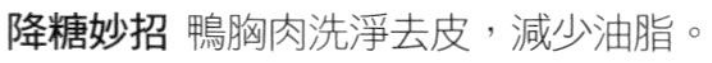

食物代換表 大白菜 1/2 代換份、鴨胸肉 2 代換份

鴿肉

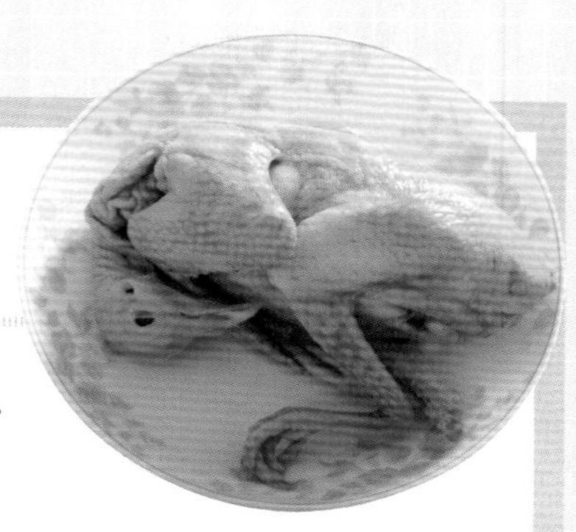

改善因腎虛引起的內分泌代謝紊亂

推薦用量：每餐宜吃 80～100 克

基礎營養素含量（每 100 克，下同）	含量比較	營養功效
熱　量：201 大卡	高 ★★★	鴿肉含有豐富的蛋白質和維生素 A、維生素 B_1、維生素 B_2、維生素 E 及鉻、鋅、鎂等礦物質。鴿肉蛋白質含量豐富，氨基酸組成合理，易於人體消化吸收，常吃鴿肉可使細胞得到充足的營養，新陳代謝保持通暢，還能強筋健骨。
醣　類：1.7 克	低 ★☆☆	
蛋白質：16.5 克	中 ★★☆	
脂　肪：14.2 克	中 ★★☆	

降糖超特效食譜

Ⓖ 綠色食物 Ⓡ 紅色食物 Ⓨ 黃色食物 Ⓦ 白色食物 Ⓑ 黑色食物

清蒸鴿子肉 Ⓡ

食材：鴿子 250 克，枸杞 10 克。

調味料：蔥段、薑片各 10 克，鹽 3 克。

做法：

1. 宰殺好的鴿子去毛、去內臟，剁掉頭和爪，洗淨，放入沸水中汆去血水；枸杞子洗淨。
2. 把鴿子放入一個大碗裡，加蔥段、薑片、鹽、枸杞和適量水拌勻，放入蒸鍋大火蒸 1 小時，去除薑片、蔥段即可。

● 營養計算機

總熱量約 211.1 大卡・蛋白質 17.3 克・脂肪 25.0 克・醣類 1.8 克

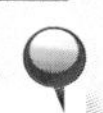

降糖妙招 鴿子洗淨，切塊，汆燙洗淨，採用隔水蒸的方法，均可減少油脂。

食物代換表 鴿肉 5 代換份

降血糖關鍵營養素

優質蛋白質（✔）

對糖尿病的益處

提供優質蛋白質，穩定血糖。鴿肉蛋白質的含量較高，而且為優質蛋白質，能滋腎補氣，改善因腎虛引起的內分泌代謝紊亂，從而穩定血糖水平。

這樣吃才健康

鴿肉蛋白質含量很高，在體內可代謝產生一些含氮廢物，並透過腎臟隨尿排出，排尿量減少的腎衰竭者不宜食用。

搭配宜忌

✔ 鴿肉＋枸杞子 ⇨ 強化壯陽的功效

鴿肉含有維生素 E、鋅、硒，與枸杞子中的鋅、硒搭配可強化壯陽的功效。

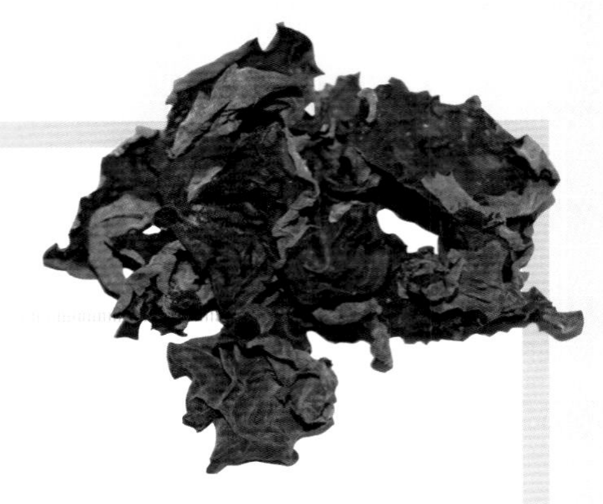

黑木耳

改善胰島分泌，降低血糖

推薦用量：每餐宜吃 50 ～ 70 克（發泡）

菌類

基礎營養素含量（每 100 克，下同）	含量比較	營養功效
熱　量：205 大卡	高 ★★★	黑木耳富含的膠質，有較強的吸附力，可達到清理消化道的作用；黑木耳中鐵的含量豐富，不僅美容養顏，還可以預防缺鐵性貧血。
醣　類：65.6 克	高 ★★★	
蛋　白質：12.1 克	中 ★★☆	
脂　肪：1.5 克	低 ★☆☆	

降血糖關鍵營養素

木耳多醣體（✔）甘露聚糖（✔）膳食纖維（✔）

對糖尿病的益處

改善胰島分泌，平穩降低血糖。

黑木耳所含甘露聚糖、木耳多醣體和膳食纖維，能夠修復受損的胰島細胞，提供胰島所需要的能量，充分改善胰島的分泌功能，平穩降低血糖。

對預防併發症的益處

預防糖尿病併發心臟病和腦中風。黑木耳能防止血栓形成，降低三酸甘油脂和膽固醇，延緩動脈粥狀硬化，有益於預防糖尿病併發心臟病和腦中風。

這樣吃才健康

黑木耳有活血抗凝的作用，有鼻出血、齒齦出血、胃腸道出血等出血性疾病的人不宜食用。

搭配宜忌

✔ 黑木耳＋黃瓜 ⇨ 排毒、減肥

黃瓜能抑制體內糖分轉化為脂肪，從而達到減肥的功效；黑木耳中的植物膠質，可排除殘留在人體消化系統中的雜質。兩者搭配，排毒、減肥功效好。

✔ 黑木耳＋豆腐 ⇨ 有利於穩定血糖

豆腐中的醣類能提高葡萄糖耐受性，有預防糖尿病的作用，可提高胰島素的敏感性，促進葡萄糖的利用率，降低、穩定血糖。黑木耳熱量低，能穩定血糖。兩者搭配食用，更有利於糖尿病患者穩定血糖。

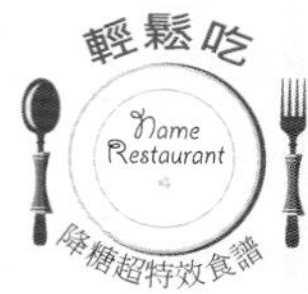

降糖超特效食譜

Ⓖ綠色食物 Ⓡ紅色食物 Ⓨ黃色食物 Ⓦ白色食物 Ⓑ黑色食物

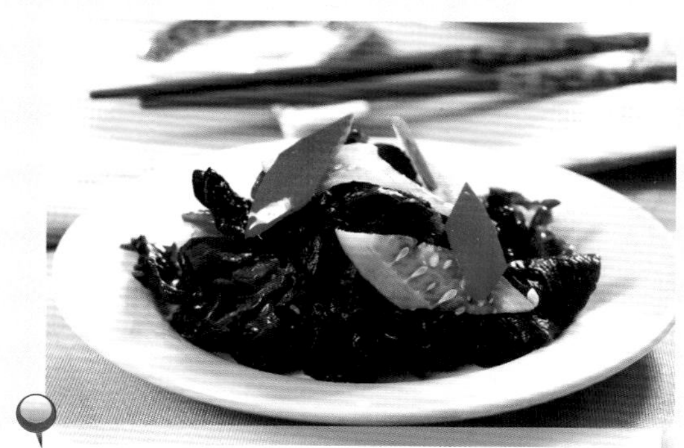

降糖妙招 蔥切末，易於用少量油爆香，減少用油量。

食物代換表 黃瓜 1/2 代換份、發泡黑木耳 1/3 代換份

木耳炒黃瓜 ⒼⒷ

食材：黃瓜 250 克，發泡黑木耳 100 克。

調味料：紅辣椒片、蔥末各 5 克，鹽、香油各 3 克，植物油 8 克，雞粉少許。

做法：

1. 黑木耳洗淨，撕小塊；黃瓜洗淨，切片，待用。
2. 油鍋燒熱，放蔥末爆香，放入黑木耳翻炒片刻，再放入黃瓜，加入鹽、雞粉、紅辣椒片翻炒至木耳、黃瓜入味，淋上香油即可。

營養計算機

總熱量約 155 大卡．蛋白質 3.3 克．脂肪 11.7 克．醣類 12.7 克

木耳白菜湯 ⒼⒷ

食材：發泡黑木耳 100 克，大白菜 250 克，蝦皮 10 克，發泡海帶 20 克。

調味料：鹽 3 克，植物油 10 克，蔥絲、薑片各 5 克，香油 3 克。

做法：

1. 將黑木耳洗淨，撕成小朵；大白菜、發泡海帶分別洗淨，切片，待用。
2. 油鍋燒熱，用蔥絲、薑片、蝦皮爆香，放入大白菜、黑木耳翻炒，加入海帶、適量水煮滾 5 分鐘，放入鹽、香油調味即可。

營養計算機

總熱量約 193 大卡．蛋白質 8.1 克．脂肪 13.7 克．醣類 13.8 克

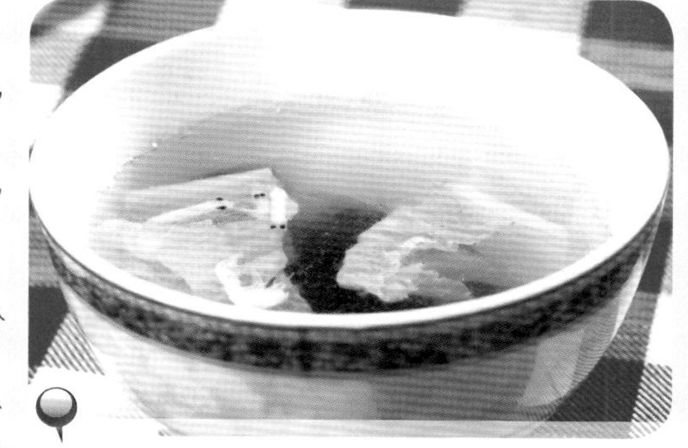

降糖妙招 所選食材均為低升糖指數的，且不用高湯，油脂少。

食物代換表 木耳 1/3 代換份、大白菜 1/2 代換份

Expert 專家連線

糖尿病患者能不能吃海鮮？

海鮮產品能提供大量的優質蛋白質、脂肪和豐富的膳食纖維，只要沒有過敏問題，無肝、腎功能障礙、無痛風症的糖尿病患者是適合進食海鮮的。但是進食海鮮產品應注意：不可一次進食大量海鮮（如吃海鮮大餐，或僅吃海鮮而無其他食物等），每週可進食二、三次的海產品，每次 150 ～ 200 克；避免進食蝦頭、魷魚、蟹黃等高膽固醇的食物；注意烹調衛生，避免進食被污染或腐敗的海產品。

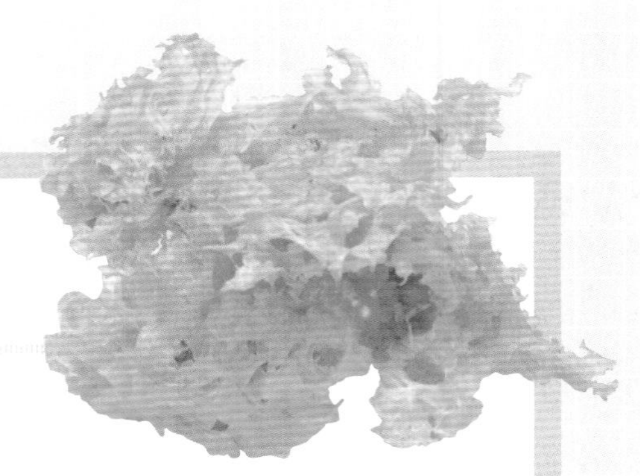

銀耳

延緩血糖上升

推薦用量：每餐宜吃 15 克（發泡）

基礎營養素含量（每 100 克，下同）	含量比較	營養功效
熱　量：200 大卡	中 ★★☆	銀耳含有蛋白質、胡蘿蔔素、維生素 B_1、維生素 B_2、鐵、鉀、磷、鈣、鎂等營養成分。銀耳所含的植物膠及黏液質，不但能滋陰養顏，還有利於體內毒素的排出；銀耳能提高肝臟解毒能力，保護肝臟。
醣　類：67.3 克	高 ★★★	
蛋白質：10.0 克	高 ★★★	
脂　肪：1.4 克	中 ★★☆	

降血糖關鍵營養素

銀耳多醣體（✔）膳食纖維（✔）

對糖尿病的益處

增強胰島素降糖活性，延緩血糖上升。銀耳含有豐富的膳食纖維，有延緩血糖上升的作用；銀耳中含有較多的銀耳多醣體，能增強胰島素降糖活性。

這樣吃才健康

煮熟的銀耳不宜久放，否則銀耳內的硝酸鹽容易還原成有礙健康的亞硝酸鹽。

搭配宜忌

銀耳＋雞蛋 ⇨ 避免血管硬化

銀耳適合搭配雞蛋或鵪鶉蛋食用，能補充營養，同時銀耳中的膠質又能防止人體吸收過多的膽固醇，避免血管硬化。

降糖超特效食譜

Ⓖ綠色食物 Ⓡ紅色食物 Ⓨ黃色食物 Ⓦ白色食物 Ⓑ黑色食物

銀耳拌芹菜 Ⓖ Ⓦ

食材：乾銀耳 5 克，芹菜 250 克。

調味料：蒜末、鹽、雞粉各適量，香油 3 克。

做法：

1. 乾銀耳泡發，洗淨，入沸水中煮熟，撕成小片；芹菜洗淨，放入沸水中燙熟，切段。
2. 取盤，放入銀耳和芹菜段，加入蒜末、鹽、雞粉和香油拌勻即可。

營養計算機

總熱量約 70 大卡 · 蛋白質 1.8 克 · 脂肪 3.2 克 · 醣類 9.7 克

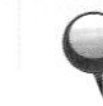

降糖妙招 銀耳、芹菜均用水燙熟，涼拌，油脂少。

食物代換表 乾銀耳 1/10 代換份、芹菜 5 代換份

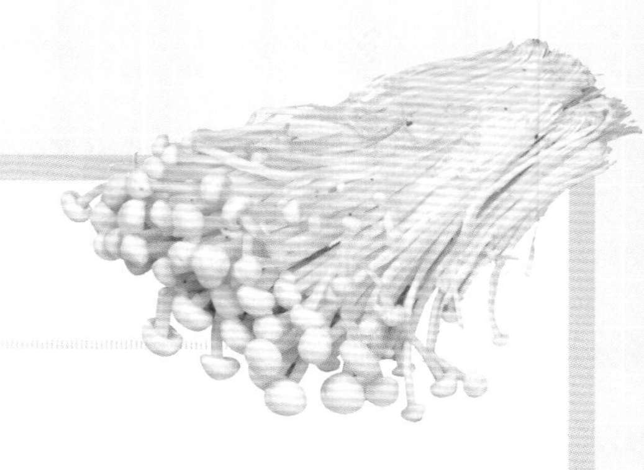

金針菇

延緩飯後血糖上升

推薦用量：每餐宜吃 20 ～ 30 克（鮮品）

基礎營養素含量（每 100 克，下同）	含量比較	營養功效
熱　量：26 大卡	低 ★☆☆	金針菇含有蛋白質、膳食纖維、維生素 B2、鐵、鉀、鋅、鎂等營養成分。金針菇含鋅量比較高，對增強智力尤其是對兒童的身高和智力發育有良好的作用；金針菇多醣體能促進蛋白質、核酸的合成，提高身體免疫力。
醣　類：6.0 克	低 ★☆☆	
蛋白質：2.4 克	低 ★☆☆	
脂　肪：0.4 克	低 ★☆☆	

降糖超特效食譜

Ⓖ綠色食物 Ⓡ紅色食物 Ⓨ黃色食物 Ⓦ白色食物 Ⓑ黑色食物

蒜蓉金針菇 ⒼⓇⓎ

食材：金針菇 250 克，青椒、紅椒各 25 克

調味料：蒜蓉 15 克，鹽 4 克，植物油 3 克。

做法：

1. 金針菇洗淨，切段，待用；青椒、紅椒分別洗淨，去蒂、去籽，切絲；三者用沸水汆燙。
2. 油鍋燒熱，爆香蒜蓉，放入金針菇翻炒，加入青椒絲、紅椒絲、鹽炒勻即可。

營養計算機

總熱量約 102 大卡．蛋白質 6.6 克．脂肪 4.1 克．醣類 17.4 克

降糖妙招 蒜剁成蓉，用油少，易出味。食材均沸水汆燙，減少用油量。

食物代換表 金針菇 1/2 代換份、植物油 3/10 代換份

降血糖關鍵營養素

膳食纖維（✔）

對糖尿病的益處

延緩飯後血糖上升。金針菇的膳食纖維含量在常見食用菌中最高，能降低血糖，延緩飯後血糖上升的速度並改變週邊組織對胰島素的敏感性。

這樣吃才健康

金針菇一定要煮熟後再吃，因為新鮮的金針菇中含有秋水仙鹼，容易因氧化而產生有毒的二秋水仙鹼。

搭配宜忌

✔ 金針菇＋雞蛋 ⇨ 降低膽固醇的吸收

金針菇和雞肉同食可滋補養身，金針菇中的膳食纖維還可以阻止吸收膽固醇。

香菇

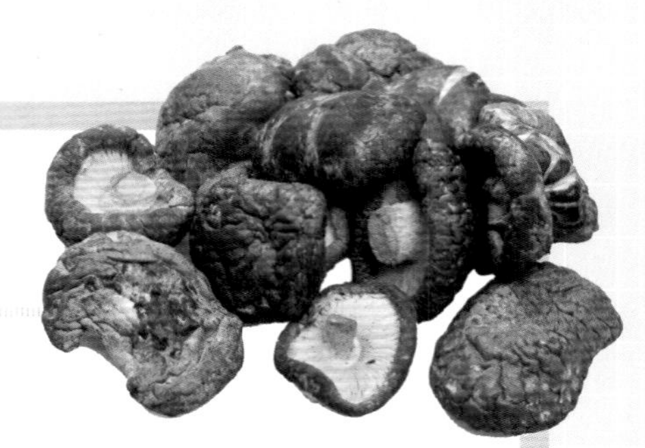

改善糖耐量，促進肝糖原合成

推薦用量：每餐宜吃 4 ～ 8 朵

基礎營養素含量（每 100 克，下同）	含量比較	營養功效
熱　量：19 大卡	低 ★☆☆	香菇含有蛋白質、膳食纖維、維生素 B_1、維生素 B_2、維生素 D、鐵、鉀、磷、鎂等多種營養成分。香菇多醣體具有抑制腫瘤的作用，能增強細胞免疫功能；香菇富含膳食纖維，可促進腸胃蠕動，防止便祕。
醣　類：5.2 克	低 ★☆☆	
蛋白質：2.2 克	低 ★☆☆	
脂　肪：0.3 克	低 ★☆☆	

降血糖關鍵營養素

香菇多醣體（✔）

對糖尿病的益處

調節醣類代謝，改善糖耐量。香菇中的香菇多醣體能夠調節醣類代謝，改善糖耐量，促進肝糖原合成，減少肝糖原分解，從而降低血糖，減輕糖尿病症狀。

對預防併發症的益處

預防糖尿病併發高血壓和高血脂。香菇中含有普林、膽鹼、酪胺酸，以及某些核酸物質，能達到降血壓、降膽固醇、降三酸甘油脂的作用，有助於預防糖尿病併發高血壓和高血脂。

這樣吃才健康

香菇無論是新鮮還是乾貨都不能用開水浸泡或長時間浸泡，以免營養成分大量流失。泡發香菇的水不要丟棄，很多營養物質都溶在水中。

搭配宜忌

✔ 香菇＋油菜 ⇨ 營養更全面

油菜富含膳食纖維和維生素，但缺乏蛋白質；而香菇含蛋白質且礦物質含量豐富，兩者搭配食用，營養更全面。

✔ 香菇＋黃瓜 ⇨ 控制血糖

香菇是高鉀食物，糖尿病合併高血壓的患者如能經常食用，除了降低血糖，還能有效地控制病情的發展。黃瓜含果膠，能有效抑制醣類物質在腸道的吸收，對控制血糖和保健血管有效。兩者搭配食用，有控制血糖的作用。

降糖超特效食譜

Ⓖ綠色食物 Ⓡ紅色食物 Ⓨ黃色食物 Ⓦ白色食物 Ⓑ黑色食物

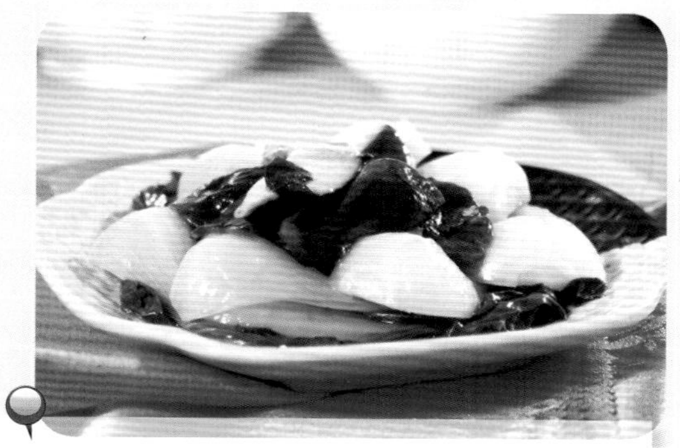

香菇油菜 ⒼⒷ

食材：油菜 150 克，乾香菇 50 克。

調味料：蔥花 5 克，鹽 3 克，植物油 10 克，雞粉少許。

做法：

1. 油菜洗淨；乾香菇用清水泡發，洗淨，去蒂，入沸水中汆燙，撈出，切片。
2. 油鍋燒至七分熱，放入蔥花炒香，加入油菜和香菇片翻炒至熟，用鹽和雞粉調味即可。

降糖妙招 蔥盡量切細，更容易出味，用油少；香菇汆燙後易熟。

食物代換表 油菜 3/10 代換份、乾香菇 1 代換份

營養計算機

總熱量約 220 大卡．蛋白質 11.8 克．脂肪 10.9 克．醣類 33.0 克

香菇燒鵪鶉蛋 ⒷⓌ

食材：發泡香菇 250 克，鵪鶉蛋 10 個。

調味料：醬油 5 克，米酒 10 克，香油 5 克，薑粉、雞粉各少許。

做法：

1. 香菇洗淨，去蒂，切四半，入沸水中燙熟；鵪鶉蛋煮熟，取出待涼，剝去皮。
2. 鍋中倒入水、鵪鶉蛋、醬油、米酒、薑粉、雞粉、香菇片煮滾後，改用小火燒入味，中火收汁，淋上香油拌勻即可。

營養計算機

總熱量約 505 大卡．蛋白質 38.5 克．脂肪 34.4 克．醣類 18.4 克

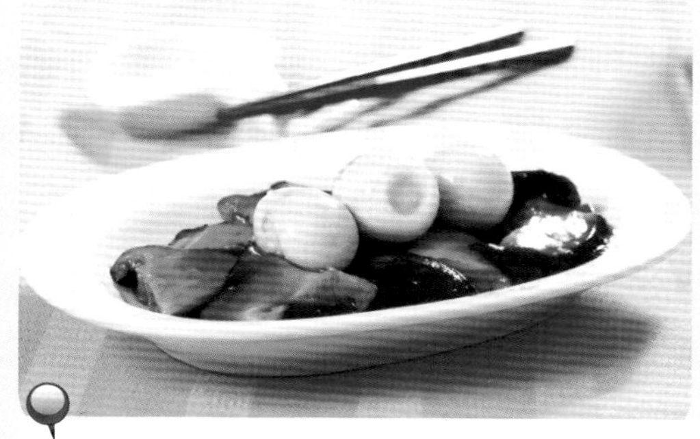

降糖妙招 鵪鶉蛋煮熟後即可和其他食材加入清水煮，不用過油。

食物代換表 發泡香菇 1/2 代換份、鵪鶉蛋 2 代換份

Expert 專家連線

糖尿病患者該如何吃粗食？

粗食對於控制糖尿病病情很有益處，但食用時也要注意以下事項：粗食中的膳食纖維需要有充足的水分做後盾，才能保障腸道的正常工作。一般多吃 1 倍膳食纖維，就要多喝 1 倍水；對於平時以肉食為主的人來說，為了幫助腸道適應，增加粗食的進食量時，應該循序漸進，不可操之過急；搭配葷菜吃粗食；每天粗食的攝取量以 30 ～ 60 克為宜，可根據個人情況適當調整。

海帶

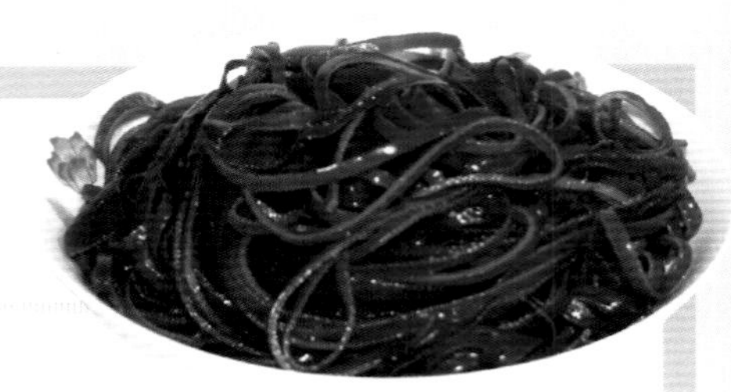

促進胰島素分泌，降低血糖

推薦用量：每餐宜吃 150 ～ 200 克（發泡）

基礎營養素含量（每 100 克，下同）	含量比較	營養功效
熱　量：12 大卡	低 ★☆☆	海帶含有豐富的膳食纖維和鈣、鎂、鉀、磷、鐵、鋅等礦物質，以及維生素 B_1、維生素 B_2、硒等人體不可缺少的營養成分。海帶含有豐富的碘，可促進甲狀腺激素分泌，防止甲狀腺腫大；海帶中的甘露醇具有利尿消腫的功效，有益減肥。
醣　類：2.1 克	低 ★☆☆	
蛋白質：1.2 克	低 ★☆☆	
脂　肪：0.1 克	低 ★☆☆	

水產類

降血糖關鍵營養素

有機碘（✔）

對糖尿病的益處

促進胰島素分泌，降低血糖。海帶含有大量的有機碘，可促進胰島素及腎上腺皮質激素的分泌和葡萄糖在肝臟、肌肉組織中的代謝，從而降低血糖。

對預防併發症的益處

預防糖尿病併發心腦血管疾病。

海帶含有硫酸多醣體，能吸收血管中的膽固醇，並排出體外，可預防糖尿病併發心腦血管疾病。

這樣吃才健康

海帶碘含量很高，不適合甲狀腺機能亢進患者食用，會加重病情；也不適合孕婦大量食用，因為碘可隨血液循環進入胎兒體內，可能引起甲狀腺功能障礙。

搭配宜忌

✔ 海帶＋豆腐 ⇨ 平衡碘元素

海帶最適宜搭配豆腐食用，因為豆腐中的皂角苷會造成機體碘的缺乏，同時海帶含碘多，也可誘發甲狀腺腫大，兩者同食，可使體內碘元素處於平衡狀態。

✔ 海帶＋菠菜 ⇨ 防止結石

菠菜和海帶同食促使草酸鈣溶解排出，防止結石。

✔ 海帶＋生菜 ⇨ 促進鐵吸收

海帶中鐵元素的含量豐富，生菜中的維生素 C 可以促進人體對鐵元素的吸收利用，尤其適合貧血者食用。

✔ 海帶＋芝麻 ⇨ 美容，防衰老

芝麻能改善血液循環，促進新陳代謝，降低膽固醇。海帶則含有豐富的碘和鈣，能淨化血液，促進甲狀腺素的合成。同食則美容、抗衰老效果更佳。

降糖超特效食譜

G 綠色食物 R 紅色食物 Y 黃色食物 W 白色食物 B 黑色食物

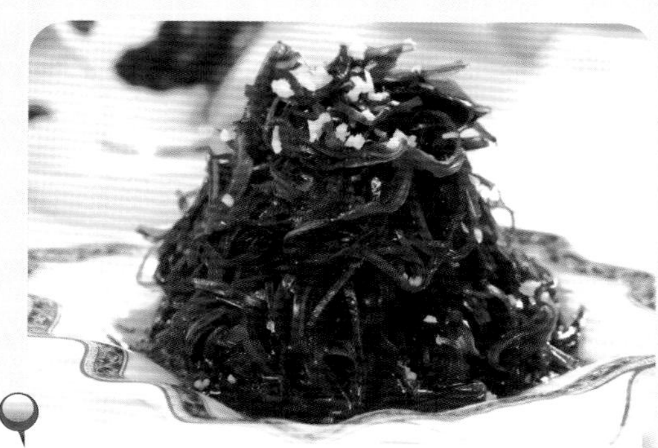

薑拌海帶 B

食材：發泡海帶 150 克。

調味料：鹽 3 克，醬油、醋各 10 克，薑末、香油各 5 克，雞粉少許。

做法：

1. 發泡海帶用溫水洗淨，切成細絲；將薑末、鹽、醬油、醋、香油、雞粉調成醬汁。
2. 海帶放入沸水中汆燙，撈出瀝乾水分，淋上醬汁拌勻即可。

降糖妙招 生薑中的薑黃素可以降低血糖，減少糖尿病併發症。

食物代換表 發泡海帶 3/10 代換份、香油 1/2 代換份

營養計算機

總熱量約 66 大卡．蛋白質 1.7 克．脂肪 5.2 克．醣類 4.5 克

麻辣海帶 B

食材：發泡海帶 300 克。

調味料：鹽 3 克，花椒油、辣椒油各 10 克，蒜末、香油各 5 克，香菜碎、雞粉各少許。

做法：

1. 海帶洗淨，切絲，放入沸水中煮 10 分鐘，撈出，待涼，瀝乾水分。
2. 取盤，放入海帶絲，加入香菜碎、蒜末、鹽、雞粉、花椒油、辣椒油和香油，攪拌均勻即可。

營養計算機

總熱量約 249 大卡．蛋白質 3.3 克．脂肪 23.3 克．醣類 9.0 克

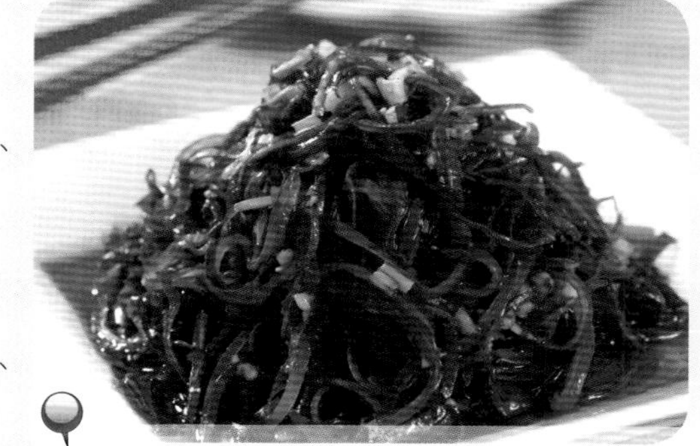

降糖妙招 大蒜中的蒜精可以抑制某些葡萄糖的生成酵素，防治糖尿病。

食物代換表 發泡海帶 3/5 代換份、香油 1/2 代換份

Expert 專家連線

糖尿病患者攝取脂肪應注意什麼？

脂肪做為飲食的一部分，並不是糖尿病患者絕對禁止的，但是糖尿病患者食用脂肪，要掌握其注意事項：為了防治併發症，必須合理食用脂肪。糖尿病患者每日脂肪用量宜低於 50 克，特別是肥胖型糖尿病患者應嚴格限制脂肪的攝取，每日不宜超過 40 克；選擇油脂的種類以不飽和脂肪酸為宜；飽和脂肪酸的攝取量應少於總熱量的 10%，約佔脂肪攝取總量的 1/3，盡可能少吃或不吃動物性脂肪。

紫菜

顯著降低空腹血糖

推薦用量：每餐宜吃 5 ～ 15 克（發泡）

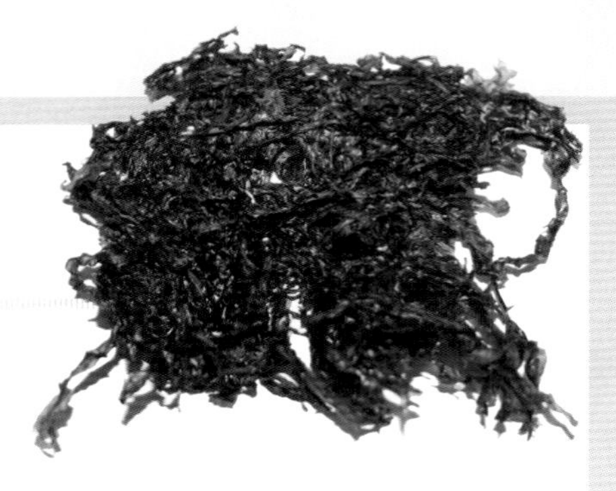

基礎營養素含量（每 100 克，下同）	含量比較	營養功效
熱　量：207 大卡	高 ★★★	紫菜含有胡蘿蔔素、維生素 B1、維生素 B2、菸鹼酸、鐵、鉀、磷、鈣、鎂等營養成分。紫菜中豐富的鈣可以促進骨骼、牙齒的生長和保健，對增強記憶力、防止記憶衰退也有良好的作用；紫菜中的膳食纖維可以保持腸道健康，加快體內有毒物質排泄。
醣　類：44.1 克	低 ★☆☆	
蛋白質：26.7 克	高 ★★★	
脂　肪：1.1 克	中 ★★☆	

降血糖關鍵營養素

紫菜多醣體（✔）

對糖尿病的益處

顯著降低空腹血糖。紫菜含有豐富的紫菜多醣體，能顯著降低空腹血糖。糖尿病患者可在飯前食用紫菜，以降低血糖。

這樣吃才健康

紫菜性寒，不宜多食，消化功能不好、素體脾虛者少食，否則會導致腹瀉。

搭配宜忌

✔ 紫菜＋雞蛋 ⇨ 促進對維生素 B12 的吸收

紫菜富含鈣質，雞蛋富含維生素 B12。兩者做成紫菜雞蛋湯，紫菜中含有的鈣能促進人體對雞蛋中維生素 B12 的吸收。

降糖超特效食譜

Ⓖ綠色食物 Ⓡ紅色食物 Ⓨ黃色食物 Ⓦ白色食物 Ⓑ黑色食物

紫菜瘦肉湯 ⓇⒷ

食材：豬瘦肉 200 克，紫菜 10 克。

調味料：鹽 3 克，蔥花 5 克。

做法：

1. 將紫菜用水浸泡，洗淨，撕小片；豬瘦肉洗淨，切片，汆熟洗淨，待用。
2. 鍋中倒入適量清水，將瘦肉放入鍋內煮熟，加紫菜，用鹽調味，撒上蔥花即可。

營養計算機

總熱量約 235 大卡．蛋白質 33.1 克．脂肪 9.4 克．醣類 6.7 克

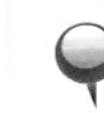

降糖妙招 豬瘦肉洗淨切片，汆熟洗淨，去油脂。

食物代換表 豬瘦肉 8 代換份、紫菜 0.02 代換份

鱔魚

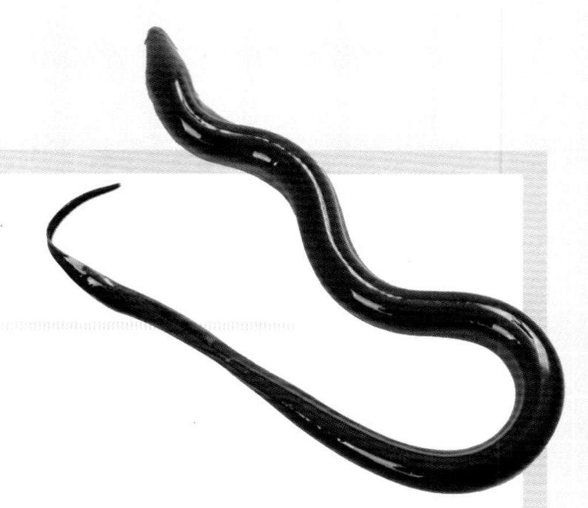

恢復調節血糖的生理機能

推薦用量：每餐宜吃 100 克

基礎營養素含量（每 100 克，下同）	含量比較	營養功效
熱　量：89 大卡	低 ★☆☆	鱔魚含有蛋白質、鈣、磷、鐵、維生素 B_1、維生素 B_2、菸鹼酸等營養成分。鱔魚中含有豐富的 DHA 和卵磷脂，有補腦健身的功效；鱔魚有很強的補益功能，特別對身體虛弱、病後以及產後的人補益效果更為明顯。
醣　類：1.2 克	低 ★☆☆	
蛋白質：18.0 克	高 ★★★	
脂　肪：1.4 克	低 ★☆☆	

降糖超特效食譜

Ⓖ綠色食物 Ⓡ紅色食物 Ⓨ黃色食物 Ⓦ白色食物 Ⓑ黑色食物

青椒鱔魚絲 ⒼⓇ

食材：鱔魚肉 300 克，青椒 200 克，蛋白 1 個。

調味料：蔥末、薑末、蒜末各 5 克，米酒、醬油、醋各 10 克，鹽 3 克，植物油 10 克、太白粉少許。

做法：

1. 鱔魚肉斜刀切絲，用蛋白、太白粉、鹽、米酒拌勻；青椒洗淨，切細絲；用醋、醬油、米酒調成醬汁。
2. 油鍋燒至五分熱，將鱔魚絲、青椒絲入鍋滑散，撈出；放入蔥末、薑末、蒜末翻炒出味，倒入鱔魚絲、青椒絲略炒，加入醬汁，翻炒幾下即可。

營養計算機

總熱量約 326 大卡．蛋白質 42.0 克．脂肪 13.3 克．醣類 13.1 克

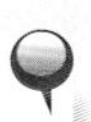

食物代換表 鱔魚 4 代換份、青椒 1/2 代換份

降血糖關鍵營養素

鱔魚素（✔）

對糖尿病的益處

降低血糖，恢復調節血糖的生理機能。鱔魚所含的特種物質「鱔魚素」，能降低血糖，恢復調節血糖的生理機能，對糖尿病有較好的輔助治療作用。

這樣吃才健康

鱔魚宜現殺現烹，因為黃鱔死後體內的組氨酸很快就會轉化為有毒物質組胺。

搭配宜忌

✔ 鱔魚＋蓮藕 ⇨ 有利於保持酸鹼平衡

吃鱔魚時最好搭配蓮藕。因為鱔魚和蓮藕的黏液都能促進蛋白質的吸收，而且兩者酸鹼搭配，有利於保持人體的酸鹼平衡。

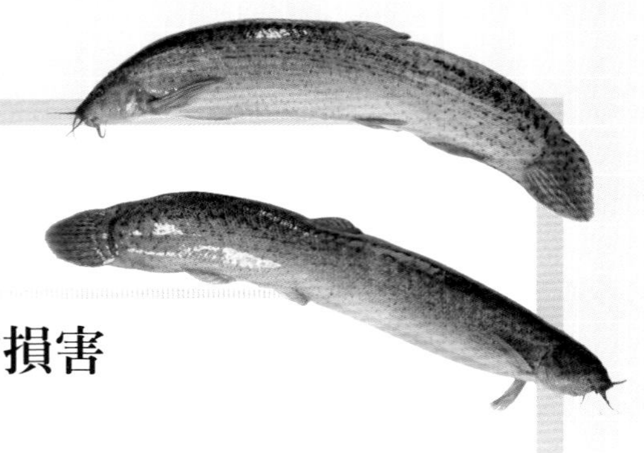

泥鰍

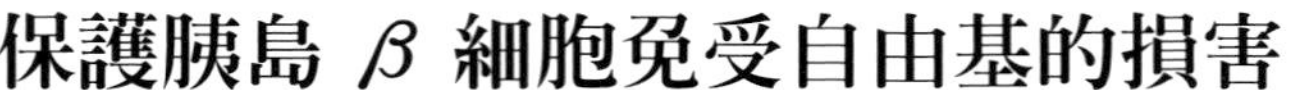

保護胰島 β 細胞免受自由基的損害

推薦用量：每餐宜吃 80 克

基礎營養素含量（每 100 克，下同）	含量比較	營養功效
熱　量：96 大卡	低 ★☆☆	泥鰍含有豐富的蛋白質、賴氨酸、維生素 A、維生素 B_1、鈣、鐵、磷、鋅、硒等營養成分。泥鰍能暖中益氣、去濕止瀉、滋陰清熱、暖脾胃、通絡、補益腎氣、止虛汗；生泥鰍表面的黏液具有較強的抗菌消炎作用。
醣　類：1.7 克	低 ★☆☆	
蛋白質：17.9 克	高 ★★★	
脂　肪：2.0 克	低 ★☆☆	

水產類

降血糖關鍵營養素

不飽和脂肪酸（✔）

對糖尿病的益處

抗氧化，保護胰島 β 細胞免受損害。泥鰍的脂肪中含有一種類似於EPA的不飽和脂肪酸，有較強的抗氧化作用，能夠保護胰島 β 細胞免受自由基的損害。另外，泥鰍具有滋陰清熱的功效，可改善消渴多飲、皮膚瘙疹等症狀。

對預防併發症的益處

預防急性代謝併發症。泥鰍所含豐富的鈣、磷、鋅、硒等成分可有效地遏制或阻斷糖尿病酮酸血症和高滲透壓性高血糖症等急性代謝併發症的發生。

這樣吃才健康

服用螺內酯、氨苯蝶啶及補鉀藥物時不宜食用泥鰍，因為泥鰍含鉀量較高，如果在服用以上藥物時吃泥鰍，可能導致高血鉀症。

搭配宜忌

✔ 泥鰍＋豆腐 ⇨ 營養互補

泥鰍富含氮氨酸，能彌補豆腐氮氨酸不足的缺陷。兩者搭配，能使彼此的營養互補，使食療功效加倍。

挑選祕訣

選購泥鰍時，以活動力佳、魚身完整、魚鰓鮮紅、魚皮光滑有黏液者為佳。

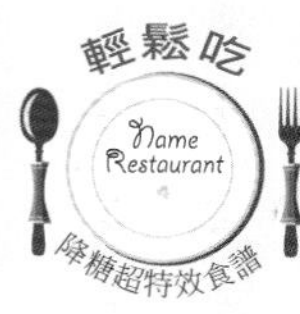

降糖超特效食譜

Ⓖ綠色食物 Ⓡ紅色食物 Ⓨ黃色食物 Ⓦ白色食物 Ⓑ黑色食物

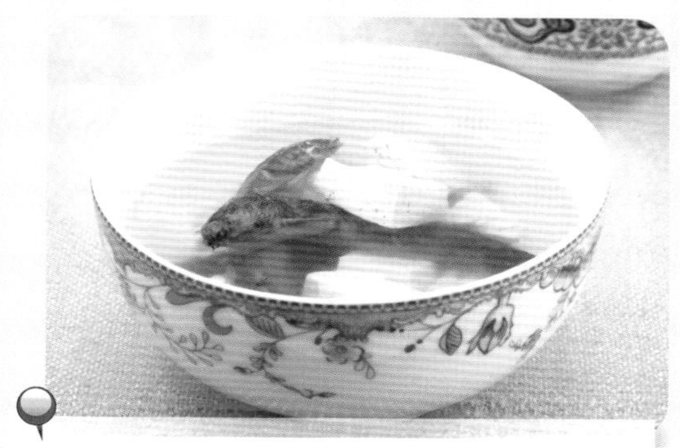

降糖妙招 將泥鰍略煎，即可加入清水煮。

食物代換表 泥鰍 2.5 代換份、板豆腐 1 代換份

泥鰍燉豆腐 ⓇⓌ

食材：活泥鰍 250 克，板豆腐 150 克。

調味料：蔥段、薑片各5克，鹽3克，植物油10克。

做法：

1. 活泥鰍宰殺，去鰓和內臟，沖洗乾淨；豆腐洗淨，切塊。
2. 油鍋燒熱，放入泥鰍略煎，瀝油後淋入適量清水，放入豆腐、蔥段、薑片，大火煮開後轉小火煮至湯色發白，加少許鹽調味即可。

營養計算機

總熱量約 320 大卡．蛋白質 36.2 克．脂肪 16.8 克．醣類 6.5 克

香燜泥鰍 ⒼⓇⓌ

食材：泥鰍250克，蒜苗15克，黃瓜、洋蔥各20克。

調味料：豆瓣20克，蔥絲、薑絲、蒜片、米酒、醬油、植物油各 10 克，鹽 3 克，醋、乾辣椒各 5 克，花椒粉 1 克，香油 3 克。

做法：

1. 將泥鰍洗淨，切成段；蒜苗洗淨，切成段；洋蔥、黃瓜洗淨後切成丁待用。
2. 油鍋燒至八分熱，放入泥鰍段炒乾水分，放入豆瓣、乾辣椒、米酒炒至色紅，加蒜苗、薑絲、蒜片炒香，倒入醬油、鹽、醋、水翻炒後燜5分鐘，放入洋蔥丁、黃瓜丁炒勻，淋香油起鍋，撒花椒粉即可。

營養計算機

總熱量約 173 大卡．蛋白質 26.8 克．脂肪 6.0 克．醣類 2.6 克

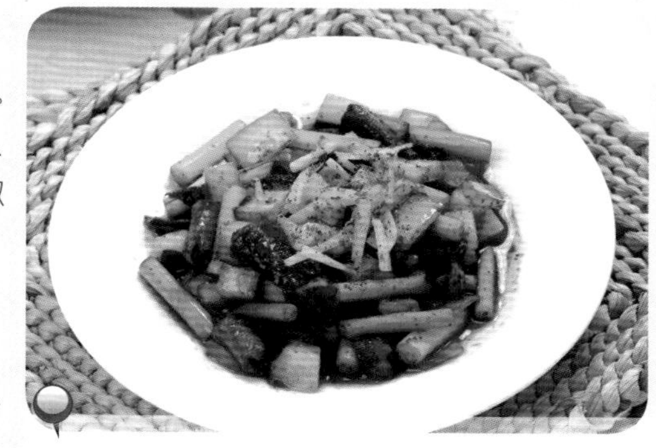

食物代換表 泥鰍 2.5 代換份、香油 3/10 代換份

Expert 專家連線

糖尿病患者該如何補充蛋白質？

糖尿病患者因代謝紊亂，蛋白質合成受阻，易出現負氮平衡，使身體抵抗能力下降，併發各種感染性疾病。一般糖尿病患者每日每公斤體重應攝取蛋白質 1 克，病情控制不好或消瘦者，可增至 1.2 ～ 1.5 克，其中 1/3 應補充乳、蛋、瘦肉、大豆等優質蛋白質。兒童糖尿病患者蛋白質的需要量每公斤體重應為 2 ～ 3 克，妊娠 5 個月後的糖尿病孕婦，每日應比正常人增加 15 ～ 25 克蛋白質。

牡蠣

增強胰島素作用，減輕胰腺負擔

推薦用量：每餐宜吃 15 ～ 30 克

基礎營養素含量（每 100 克，下同）	含量比較	營養功效
熱　量：73 大卡	低 ★☆☆	牡蠣含有蛋白質、牛磺酸、維生素 A、維生素 B_2、維生素 B_{12}、鋅、碘、鉀、磷、鈣、鎂等營養成分。牡蠣中所含有的牛磺酸可以促進膽汁分泌，排除堆積在肝臟中的中性脂肪，提高肝臟的解毒作用；牡蠣體內含有大量精氨酸與微量元素亞鉛，能提高性功能。
醣　類：8.2 克	高 ★★★	
蛋白質：5.3 克	低 ★☆☆	
脂　肪：2.1 克	低 ★☆☆	

降血糖關鍵營養素

牛磺酸（✔）糖原（✔）

對糖尿病的益處

促進肝糖原轉化，減輕胰腺負擔。牡蠣中的牛磺酸可增強胰島素促進肝糖原轉化的作用，糖原可直接為人體吸收利用，從而減輕胰腺負擔，對糖尿病患者十分有益。

對預防併發症的益處

維護神經系統的健康，預防中風。牡蠣含有豐富的維生素B群，有利於維護神經系統的健康，預防和輔助治療糖尿病周圍神經病變。其中維生素 B_{12} 還可抑制血液中「同型半胱氨酸」的升高，有預防中風發生的作用。

這樣吃才健康

牡蠣易引發皮膚過敏，因此慢性皮膚病患者應忌食。

搭配宜忌

✔ 牡蠣＋小米 ⇨ 營養加倍

牡蠣中缺乏色氨酸、氮氨酸，搭配氮氨酸和色氨酸含量較高的食物，如小米、豆腐等食用，能更好地發揮牡蠣的營養作用。

✔ 牡蠣＋牛奶 ⇨ 強化骨骼

牡蠣富含鈣和鋅，能促進生長發育；牛奶含鈣也很豐富，兩者共用，有助於青少年兒童發育。

✔ 牡蠣＋菠菜 ⇨ 緩解更年期不適

菠菜富含牡蠣中缺少的胡蘿蔔素和維生素 C，兩者同食，可緩解更年期不適症狀。

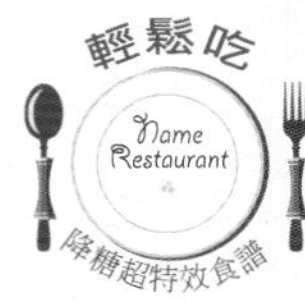

降糖超特效食譜

Ⓖ綠色食物 Ⓡ紅色食物 Ⓨ黃色食物 Ⓦ白色食物 Ⓑ黑色食物

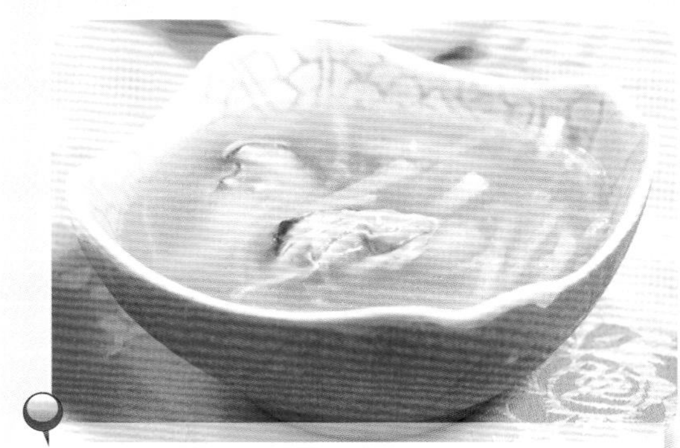

降糖妙招 牡蠣、白蘿蔔、薑絲均可增強胰島素的作用。

食物代換表 白蘿蔔 1/2 代換份、牡蠣 1/2 代換份

牡蠣蘿蔔絲湯 Ⓦ

食材：白蘿蔔 200 克，牡蠣肉 50 克。

調味料：蔥絲、薑絲各 5 克，鹽、香油各 3 克。

做法：

1. 白蘿蔔去根鬚，洗淨，切絲；牡蠣肉洗淨泥沙。
2. 鍋中加適量清水煮滾，倒入白蘿蔔絲煮至九分熟，放入牡蠣肉、蔥絲、薑絲煮至白蘿蔔絲熟透，用鹽調味，淋上香油即可。

營養計算機

總熱量約 103 大卡．蛋白質 4.4 克．脂肪 4.2 克．醣類 13.6 克

雙耳牡蠣湯 ⓌⒷ

食材：發泡黑木耳、牡蠣各 100 克，發泡銀耳 50 克。

調味料：米酒、醋、蔥汁、薑汁各 10 克，鹽 3 克。

做法：

1. 將黑木耳、銀耳撕成小塊；牡蠣洗淨泥沙，入沸水汆燙一下撈出。
2. 鍋置火上，加水燒熱，放入黑木耳、銀耳、米酒、蔥汁、薑汁煮約 15 分鐘後，放入汆燙好的牡蠣，加鹽、醋煮熟即可。

營養計算機

總熱量約 190 大卡．蛋白質 11.6 克．脂肪 3.0 克．醣類 46.5 克

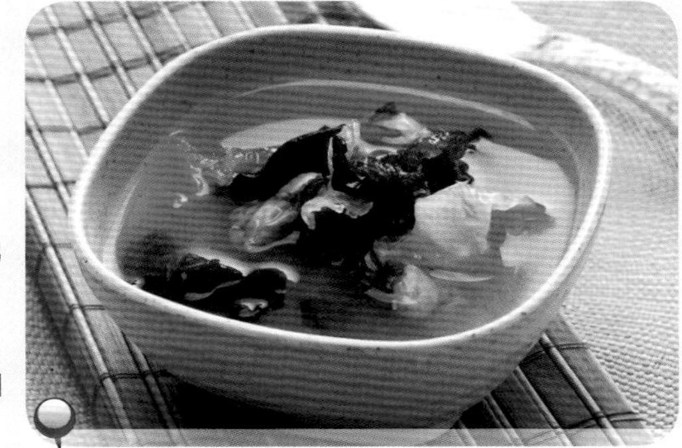

降糖妙招 加入清水煮湯，油脂少。

食物代換表 牡蠣 1 代換份、發泡木耳 1/3 代換份

Expert 專家連線

糖尿病患者應如何安排蔬菜、主食、肉類和湯的進食順序？

先吃富含膳食纖維的蔬菜，增加飽足感，就能不自覺地減少後面主食的攝取。而主食選擇應少稀多乾，多吃一些富含膳食纖維的食物，如小米、五穀米等。肉類等食物應放在主食後食用。糖尿病患者吃了一定數量的主食後，攝取的肉類自然就會相應減少。把湯放在最後喝，是因為先喝湯的話，很快就會感覺飽了，但不久又會感到餓，只能再吃些別的食物充飢，這樣不利於糖尿病患者的血糖控制。

鯉魚

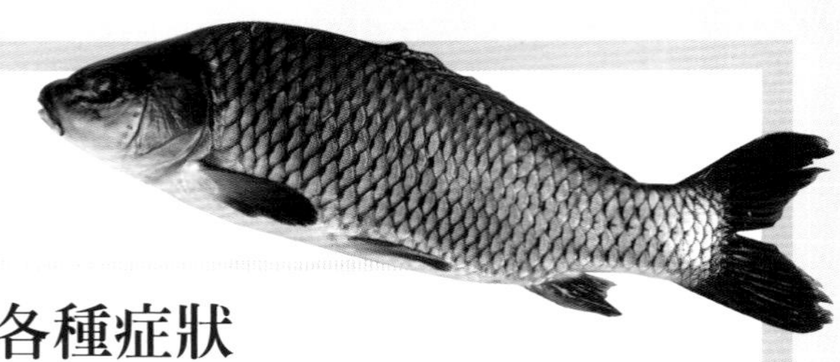

改善第 2 型糖尿病患者的各種症狀

推薦用量：每餐宜吃 100 克

基礎營養素含量（每 100 克，下同）	含量比較	營養功效
熱　量：109 大卡	中 ★★☆	鯉魚含有大量的優質蛋白質、多元不飽和脂肪酸和較多的維生素 A、維生素 B_1、維生素 B_2、鈣、鐵、磷、鎂等營養成分。鯉魚的脂肪大部分是由不飽和脂肪酸組成，對於降低膽固醇有很好的作用；鯉魚對孕婦胎動不安、妊娠性水腫有很好的食療效果。
醣　類：0.5 克	低 ★☆☆	
蛋白質：17.6 克	中 ★★☆	
脂　肪：4.1 克	中 ★★☆	

水產類

降血糖關鍵營養素

不飽和脂肪酸（✔）

對糖尿病的益處

降低血脂。鯉魚中含有的不飽和脂肪酸有降低血脂的作用，對改善不依賴胰島素治療的糖尿病患者的各種症狀有良好作用。

這樣吃才健康

鯉魚為發物，惡性腫瘤、支氣管哮喘、耳下腺炎、蕁麻疹、濕疹患者均應忌食。

搭配宜忌

✔ 鯉魚＋花生 ⇨ 有利營養保存和利用

鯉魚中的不飽和脂肪酸易被氧化，花生中的維生素 E 可有效抗氧化。兩者搭配食用，有利於營養被更好地保存和利用。

降糖超特效食譜

Ⓖ綠色食物 Ⓡ紅色食物 Ⓨ黃色食物 Ⓦ白色食物 Ⓑ黑色食物

清燉鯉魚 ⓇⓌⒷ

食材：鯉魚 500 克，香菇 2 朵，紅棗 3 顆。

調味料：蔥花、蔥段、薑片、蒜片各 5 克，鹽 3 克，醋、醬油、植物油各 10 克，米酒 15 克。

做法：

1. 將鯉魚洗淨，用鹽醃漬 5 ～ 10 分鐘；香菇泡發，洗淨，去蒂，切片；紅棗洗淨。
2. 鍋內放少許油，燒熱後，用蔥花爆香，將魚放入鍋內，加適量水，加入米酒、蔥段、薑片、蒜片、醋、香菇、紅棗，大火燒開，轉小火，慢燉 30 分鐘左右即可。

營養計算機

總熱量約 373 大卡 · 蛋白質 88 克 · 脂肪 25.0 克 · 醣類 1.3 克

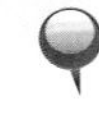

食物代換表 鯉魚 6 代換份、植物油 1 代換份

鱈魚

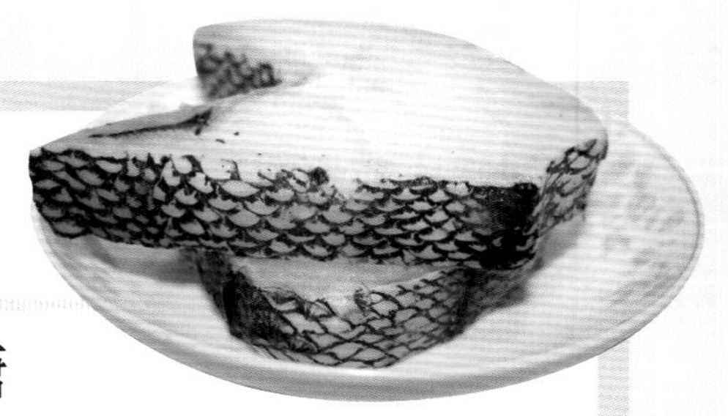

提高胰島素的敏感性，降低血糖

推薦用量：每餐宜吃 100 克

基礎營養素含量（每 100 克，下同）	含量比較	營養功效
熱　量：88 大卡	低 ★☆☆	鱈魚含有豐富的蛋白質、維生素 A、維生素 D、鈣、鎂、硒等營養元素。鱈魚肉中含有豐富的鎂元素，對心血管系統有很好的保護作用；鱈魚肝油對結核桿菌有較強的抑制作用，還可消滅傳染性創傷中存在的細菌。
醣　類：0.5 克	低 ★☆☆	
蛋白質：20.4 克	中 ★★☆	
脂　肪：0.5 克	低 ★☆☆	

降糖超特效食譜

Ⓖ綠色食物 Ⓡ紅色食物 Ⓨ黃色食物 Ⓦ白色食物 Ⓑ黑色食物

鱈魚粥 Ⓦ

食材：鱈魚肉 100 克，白米 50 克，雞蛋 1 顆。

調味料：鹽 3 克，蔥花少許。

做法：

1. 鱈魚肉洗淨，切丁；白米淘洗乾淨；雞蛋洗淨，打入碗內，打散備用。
2. 白米放沸水中煮滾，改中火煮 15 分鐘，加鹽、鱈魚丁攪拌均勻，大火煮 3 分鐘，倒入雞蛋液煮熟，撒上蔥花即可。

營養計算機

總熱量約 348 大卡．蛋白質 33.7 克．脂肪 5.6 克．醣類 41.0 克

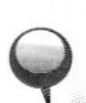

降糖妙招 白米大火煮滾，中火煮 15 分鐘即熟；雞蛋液不用油煎，直接倒入粥中待凝結成塊即可。

食物代換表 鱈魚 4/5 代換份、白米 2 代換份

降血糖關鍵營養素

ω-3 脂肪酸（✔）

對糖尿病的益處

提高胰島素的敏感性，降低血糖。鱈魚中 ω-3 脂肪酸的含量較豐富，能提高人體細胞對胰島素的敏感性，血液中的血糖可以順利地進入到細胞內而得到利用，從而降低血液中的血糖值。

這樣吃才健康

鱈魚的魚皮中含大量的普林，痛風患者和尿酸過高者要禁止食用。

搭配宜忌

✔ 鱈魚＋豆腐 ⇨ 增強補鈣功效

鱈魚搭配豆腐食用，不僅能夠營養互補，還能增強補鈣的功效。

海參

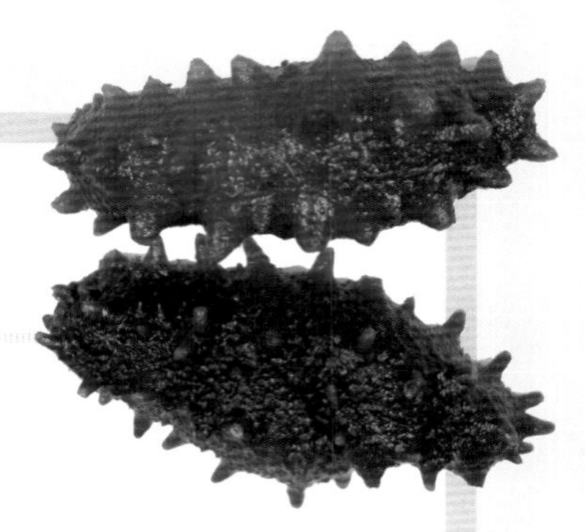

降低血糖活性，促進胰島素分泌

推薦用量：每餐宜吃 50 ～ 100 克（發泡）

基礎營養素含量（每 100 克，下同）	含量比較	營養功效
熱　量：78 大卡	低 ★☆☆	海參含有豐富的蛋白質和較多的維生素 E、牛磺酸、鐵、鉀、釩、磷、鈣、硒等營養成分。海參含有硫酸軟骨素，有助於人體生長發育，能夠延緩肌肉衰老，增強機體的免疫力；海參所含的鋅、酸性黏多醣、海參素等活性物質，有延緩性腺衰老等功效。
醣　類：2.5 克	低 ★☆☆	
蛋白質：16.5 克	中 ★★☆	
脂　肪：0.2 克	低 ★☆☆	

水產類

降血糖關鍵營養素

酸性黏多醣（✔）鉀（✔）釩（✔）

對糖尿病的益處

促進胰島素分泌，降低血糖活性。

海參中的酸性黏多醣具有降低血糖活性，抑制糖尿病發生的作用；海參所含有的鉀對機體中胰島素的分泌具有重要作用，含有的釩可使糖尿病得到預防。

這樣吃才健康

海參性滑利，脾胃虛寒、經常腹瀉的人不宜常食海參。

搭配宜忌

✔ 海參＋黑木耳 ⇨ 強健筋骨，有助排便

海參和黑木耳都富含膠質，兩者搭配食用，可強健筋骨，有助排便。

降糖超特效食譜

Ⓖ綠色食物 Ⓡ紅色食物 Ⓨ黃色食物 Ⓦ白色食物 Ⓑ黑色食物

木耳海參蝦仁湯 ⓌⒷ

食材：發泡黑木耳 25 克，發泡海參 175 克，鮮蝦仁 150 克。

調味料：蔥花、薑絲、植物油、太白粉各 5 克，鹽 3 克，香菜末、胡椒粉各少許。

做法：

1. 發泡黑木耳洗淨，撕成小朵；發泡海參去除內臟，洗淨，切絲；鮮蝦仁洗淨。
2. 湯鍋倒入植物油燒至七分熱，放入蔥花、薑絲和胡椒粉炒香，倒入所有食材翻炒均勻，加水大火煮滾，轉小火煮 10 分鐘，用鹽調味，太白粉勾芡，撒上香菜末即可。

營養計算機

總熱量約 435 大卡．蛋白質 36.7 克．脂肪 25.8 克．醣類 15.7 克

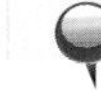

食物代換表 發泡海參 1/2 代換份、蝦仁 2 代換份

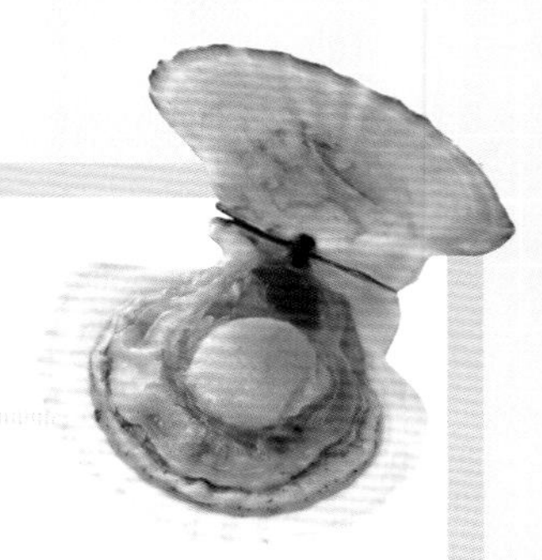

扇貝

調節醣類代謝

推薦用量：每餐宜吃 50 ～ 100 克

基礎營養素含量（每 100 克，下同）	含量比較	營養功效
熱　量：60 大卡	低 ★☆☆	扇貝含有豐富的蛋白質、維生素 A、維生素 B_{12}、維生素 B_2、鐵、磷、鈣、鉀、硒等營養成分。扇貝富含鉀元素，能促進人體器官的新陳代謝及甲狀腺的正常分泌；扇貝含代爾太 7- 膽固醇和 24- 亞甲基膽固醇，有抑制膽固醇在肝臟合成和加速排泄膽固醇的獨特作用。
醣　類：2.6 克	低 ★☆☆	
蛋白質：11.1 克	中 ★★☆	
脂　肪：0.6 克	低 ★☆☆	

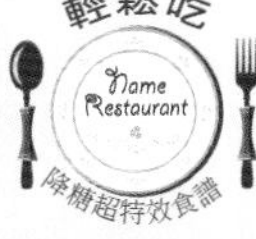

降糖超特效食譜

Ⓖ綠色食物 Ⓡ紅色食物 Ⓨ黃色食物 Ⓦ白色食物 Ⓑ黑色食物

小番茄炒扇貝 ⓇⓌ

食材：扇貝肉 240 克，小番茄 150 克。

調味料：鹽 3 克，蔥段、蒜末各 10 克，植物油 10 克。

做法：

1. 扇貝肉洗淨，用鹽和米酒醃漬 5 分鐘，洗淨；小番茄洗淨，一切為二。
2. 油鍋燒至三分熱，放入扇貝肉和小番茄滑熟，撈出，去油。
3. 鍋留底油燒熱，爆香蔥段，放入扇貝肉、小番茄翻炒，加鹽炒入味，撒蒜末即可。

營養計算機

總熱量約 123 大卡．蛋白質 10.6 克．脂肪 5.8 克．醣類 5.8 克

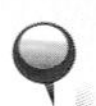

食物代換表 扇貝 3 代換份、小番茄 3/10 代換份

降血糖關鍵營養素

硒（✔）

對糖尿病的益處

提高胰島素敏感性，調節醣類代謝。

扇貝中含有豐富的硒元素，對胰島素的合成、分泌、貯存、活性、組織胰島素敏感性具有重要作用，能調節醣類代謝。

這樣吃才健康

扇貝是發物，有過敏性皮膚疾病等宿疾者應慎食；扇貝性寒涼，脾胃虛寒者不宜多吃。

搭配宜忌

✔ 扇貝＋大蒜 ⇨ 延長維生素 B 群在體內停留時間

吃扇貝時搭配些大蒜，能延長維生素 B 群在人體內的停留時間。

羅漢果

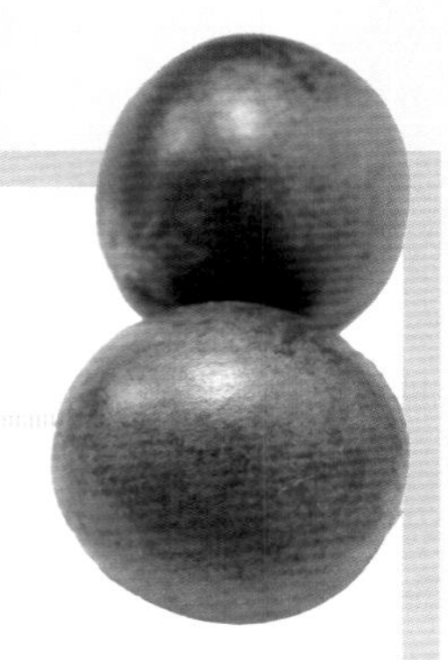

減少第 1 型糖尿病患者的胰島素用量

推薦用量：每餐宜吃 20 ～ 30 克

基礎營養素含量（每 100 克，下同）	含量比較	營養功效
熱　量：169 大卡	高 ★★★	羅漢果含有豐富的維生素 C、蛋白質和鈣、鎂、磷、鉀、菸鹼酸、膳食纖維等營養成分。羅漢果含有大量膳食纖維，能減輕飢餓感，讓人產生飽足感；羅漢果中的大量不飽和脂肪酸可以調節血脂、減少脂肪在血管內的沉積。
醣　類：65.6 克	高 ★★★	
蛋白質：13.4 克	高 ★★★	
脂　肪：0.8 克	低 ★☆☆	

水果類

降血糖關鍵營養素

可溶性膳食纖維（✔）

對糖尿病的益處

改善醣類代謝，控制血糖值。羅漢果所含的可溶性膳食纖維能改善醣類代謝，有利於糖尿病患者控制血糖值，還有助於逐步減少第 1 型糖尿病患者的胰島素用量。

這樣吃才健康

羅漢果性涼，孕婦與脾胃虛寒者、外感及肺寒咳嗽者不宜食用。

搭配宜忌

✔ 羅漢果＋山楂 ⇨ 減肥

羅漢果有減肥作用，與健脾消積、降血壓的山楂相配，可輔助治療繼發性肥胖症。

降糖超特效食譜

G 綠色食物　R 紅色食物　Y 黃色食物　W 白色食物　B 黑色食物

羅漢果豬肺湯 R Y

食材：羅漢果半個，豬肺 120 克，檸檬 50 克。

調味料：鹽 3 克，米酒、植物油各 10 克，薑片 5 克。

做法：

1. 豬肺切小塊放清水中清洗乾淨，放入沸水汆燙後再進一步去除血污；羅漢果去掉外殼。
2. 油鍋放薑片爆香，倒入處理好的豬肺翻炒，淋上米酒。
3. 沙鍋內注入適量的清水，把豬肺和羅漢果一同放入鍋中，大火燒開後轉小火燉 25 ～ 30 分鐘加鹽調味即可。

營養計算機

總熱量約 480 大卡．蛋白質 36.7 克．脂肪 30.8 克．醣類 15.7 克

食物代換表 羅漢果 1/10 代換份、豬肺 2.4 代換份

山楂

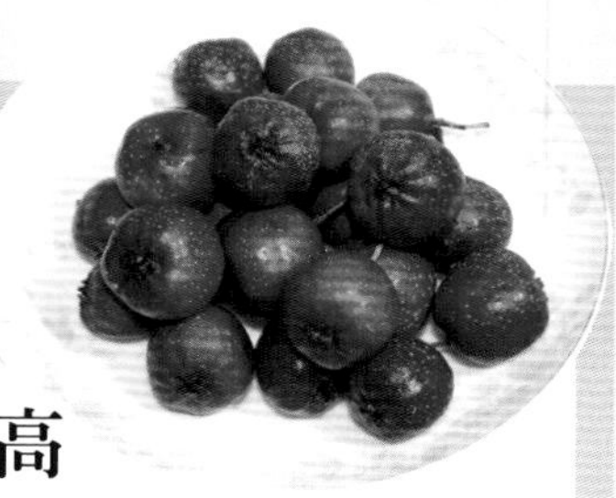

對抗腎上腺素、葡萄糖引起的血糖升高

推薦用量：每餐宜吃 3 ～ 4 個

基礎營養素含量（每 100 克，下同）	含量比較	營養功效
熱　量：95 大卡	低 ★☆☆	山楂含有大量胡蘿蔔素、維生素 C、紅色素、山楂酸、果膠、解脂酶及鈣質。山楂所含的解脂酶能促進脂肪類食物的消化，可以促進胃液分泌和增加胃內黴素等功能。山楂所含的黃酮類和維生素 C、胡蘿蔔素等物質能阻斷並減少自由基的生成，能增強機體的免疫力。
醣　類：25.1 克	中 ★★☆	
蛋白質：0.5 克	低 ★☆☆	
脂　肪：0.6 克	低 ★☆☆	

降糖超特效食譜

Ⓖ綠色食物 Ⓡ紅色食物 Ⓨ黃色食物 Ⓦ白色食物 Ⓑ黑色食物

山楂粥 Ⓡ

食材：山楂 25 克，白米 100 克。

做法：

1. 山楂洗淨，去籽和蒂；白米淘洗乾淨。
2. 鍋中加入適量清水煮開，放入山楂、白米煮滾，改小火熬煮成粥即可。

營養計算機

總熱量約 364 大卡．蛋白質 7.5 克．脂肪 0.9 克．醣類 82.7 克

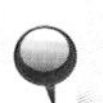

降糖妙招 煮粥時，水可以多放一些，吃飯時，少喝湯，多吃米，血糖生成速度慢。

食物代換表 山楂 1/8 代換份、白米 4 代換份

降血糖關鍵營養素

山楂酸（V）

對糖尿病的益處

增加肝糖原儲備。山楂中的山楂酸可顯著對抗腎上腺素、葡萄糖引起的血糖升高，可增加肝糖原儲備，但不影響正常血糖。

這樣吃才健康

山楂對子宮有收縮作用，懷孕早期不宜多吃，否則會刺激子宮收縮，甚至導致流產。

搭配宜忌

Ⓥ 山楂＋牛肉 ⇨ 促進鐵質吸收

山楂適合搭配牛肉食用，因為其富含的維生素 C 能夠促進人體對牛肉中所富含的鐵質吸收，從而提高牛肉的營養價值。

蘋果

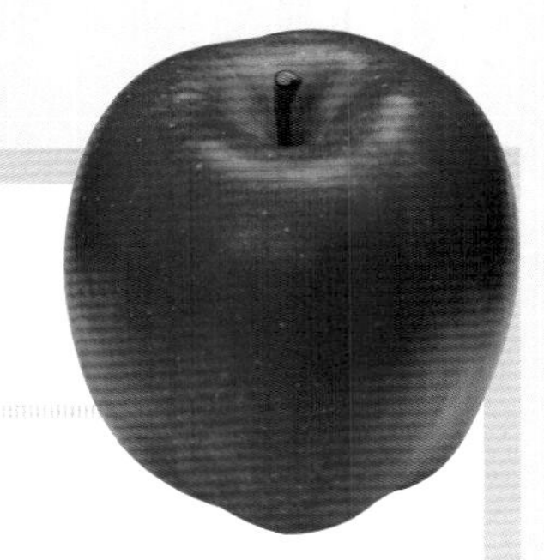

提高胰島素敏感性，穩定血糖

升糖指數：36 低 ★☆☆
推薦用量：每餐宜吃 1 個（200 克）

基礎營養素含量（每 100 克，下同）	含量比較	營養功效
熱　量：52 大卡	低 ★☆☆	蘋果含有醣類、膳食纖維、維生素 A、維生素 C、胡蘿蔔素、蘋果酸、鐵、磷、鉀、鎂、硒等多種營養成分。蘋果中的多酚及黃酮類等抗氧化物質基礎，可以減少肺癌的發生，預防鉛中毒；蘋果中的果酸和維生素，能使人皮膚細膩、潤澤，並有助於延緩老人斑的出現。
醣　類：13.5 克	低 ★☆☆	
蛋白質：0.2 克	低 ★☆☆	
脂　肪：0.2 克	低 ★☆☆	

水果類

降血糖關鍵營養素

鉻（✔）蘋果酸（✔）

對糖尿病的益處

提高胰島素的敏感性，穩定血糖。蘋果中含有的鉻能提高糖尿病患者對胰島素的敏感性；蘋果酸可以穩定血糖，預防和輔助治療第 2 型糖尿病。

這樣吃才健康

吃蘋果盡量不要削皮，因為蘋果中的維生素和果膠等成分大多在皮和近皮部分。

搭配宜忌

✔ 蘋果＋豬肉 ⇨ 減少膽固醇的吸收

蘋果與豬肉搭配吃，可增加營養，並消除豬肉的獨特異味，同時蘋果中的膳食纖維還可減少人體對豬肉中膽固醇的吸收。

降糖超特效食譜

Ⓖ綠色食物 Ⓡ紅色食物 Ⓨ黃色食物 Ⓦ白色食物 Ⓑ黑色食物

蘋果炒雞柳 ⒼⓌ

食材：蘋果、雞胸肉各 150 克。

調味料：薑絲、蔥花各 5 克，太白粉、米酒各 10 克，鹽 3 克，植物油 10 克。

做法：

1. 蘋果洗淨，去核，切塊；雞胸肉洗淨，切塊，用米酒和太白粉拌勻，醃漬 15 分鐘，汆燙煮熟。
2. 油鍋燒至七分熱，放蔥花、薑絲炒香，放雞肉塊炒熟，倒蘋果塊翻炒 1 分鐘，用鹽調味即可。

營養計算機

總熱量約 349 大卡．蛋白質 29.3 克．脂肪 17.7 克．醣類 19.1 克

降糖妙招 雞肉洗淨，汆燙煮熟，減少油脂。

食物代換表 蘋果 3/4 代換份、雞胸肉 3 代換份

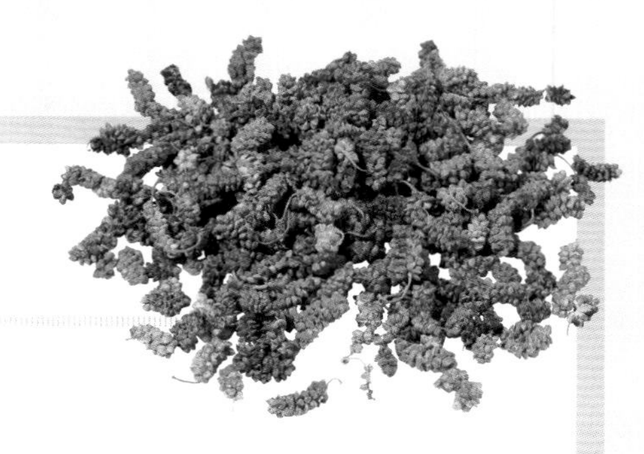

桑椹

預防糖尿病患者視網膜出血

推薦用量：每餐宜吃 30 ～ 50 克

基礎營養素含量（每 100 克，下同）	含量比較	營養功效
熱　量：49 大卡	低 ★☆☆	桑椹含有琥珀酸、酒石酸、胡蘿蔔素、維生素 B_1、維生素 B_2、維生素 C、菸鹼酸、蘋果酸、蘆丁、花青素、亞油酸、矢車菊、鈣質等營養成分。桑椹中的脂肪酸具有分解脂肪、調節血脂，防止血管硬化等作用；桑椹可改善皮膚血液供應，營養肌膚，使皮膚白嫩及頭髮烏黑，並能延緩衰老。
醣　類：13.8 克	高 ★★★	
蛋白質：1.7 克	中 ★★☆	
脂　肪：0.4 克	低 ★☆☆	

降糖超特效食譜

Ⓖ綠色食物 Ⓡ紅色食物 Ⓨ黃色食物 Ⓦ白色食物 Ⓑ黑色食物

桑椹枸杞豬肝粥 Ⓦ

食材：白 米、豬肝各 100 克，桑椹 15 克，枸杞 5 克，鹽 3 克。

做法：

1. 白米淘洗乾淨，用冷水浸泡半小時，撈出，瀝乾水分；桑椹洗淨，去雜質；枸杞子洗淨，用溫水泡至軟，去雜質；豬肝洗淨，切成薄片。
2. 白米放入鍋內，加入適量水，置大火上煮滾，轉小火煮約 20 分鐘，再加入桑椹、枸杞和豬肝片，改用小火煮至白米熟時，加鹽拌勻，再稍燜片刻即可。

營養計算機

總熱量約 493 大卡．蛋白質 27.4 克．脂肪 4.4 克．醣類 88.0 克

食物代換表 白米 4 代換份、豬肝 2 代換份

降血糖關鍵營養素

蘆丁（✔）蘋果酸（✔）花青素（✔）

對糖尿病的益處

抗氧化，保護胰島 β 細胞。桑椹中含有抗氧化能力很強的花青素，可清除自由基，保護胰島 β 細胞；其中的蘆丁能保護毛細血管壁，預防糖尿病患者視網膜出血。

這樣吃才健康

少年兒童不宜多吃桑椹，因其含較多單寧酸，會影響對鐵、鈣、鋅等物質的吸收。

搭配宜忌

✔ 桑椹＋烏梅 ⇨ 增強抗氧化能力和補腎功效

桑椹和烏梅、紫葡萄等紫黑色食物搭配食用，可增強抗氧化能力和補腎功效。

芭樂（番石榴）

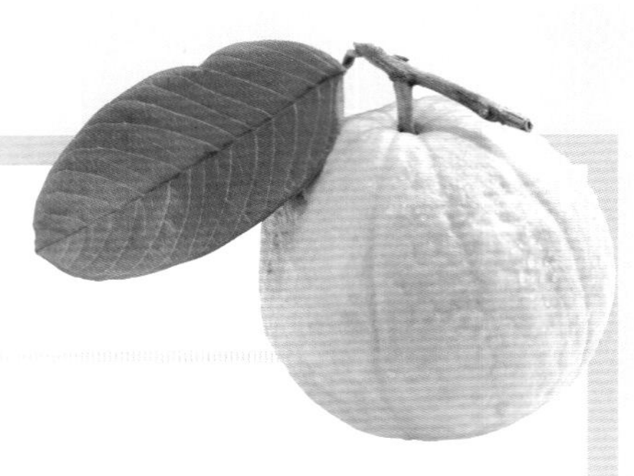

控制血糖，減輕糖尿病症狀

推薦用量：每餐宜吃一、二個

基礎營養素含量（每 100 克，下同）	含量比較	營養功效
熱　量：41 大卡	低 ★☆☆	芭樂含有豐富的維生素 C、維生素 A、維生素 B 群、膳食纖維及鉀、鈣、磷、鐵等人體必需的礦物質。芭樂富含蛋白質和脂質，常吃能抗老化，促進體內的毒素排出，增強新陳代謝，調理生理機能；芭樂含膳食纖維高，能有效清理腸道。
醣　類：14.2 克	中 ★★☆	
蛋白質：1.1 克	中 ★★☆	
脂　肪：0.4 克	低 ★☆☆	

降血糖關鍵營養素

鉻（✔）芭樂多醣體（✔）

對糖尿病的益處

增強胰島素的敏感性，控制血糖。芭樂含有鉻元素，有助於改善糖尿病人和糖耐量受損者的葡萄糖耐量，增強胰島素的敏感性；其所含的芭樂多醣體也有利於控制血糖，減輕糖尿病患者的症狀。

對預防併發症的益處

預防血管病變。芭樂中維生素C的含量十分豐富，可清除自由基，預防糖尿病引起的血管病變。

這樣吃才健康

芭樂具有收斂止瀉作用，有便祕習慣或有內熱的人不宜多吃，以防便祕。

挑選祕訣

選購芭樂時，以表皮光滑無碰損、皮色黃中帶綠者為佳。另外，若想延長芭樂的保鮮期，用塑膠套裝妥，放入冰箱冷藏即可。

搭配宜忌

✔ 芭樂＋豆類 ⇨ 促進非血紅素鐵的吸收

吃黃豆、紅豆等豆類食物後宜適當進食芭樂，因為芭樂中維生素 C 的含量很高，能夠促進豆類食物中非血紅素鐵的吸收。

✔ 芭樂＋鹽 ⇨ 保持人體酸鹼平衡

芭樂中富含鉀，鹽中鈉離子較多，在吃芭樂時，抹少許鹽，可以保持人體酸鹼平衡。

✔ 芭樂＋肉 ⇨ 促進人體吸收鐵

芭樂中的維生素 C 可以促進人體吸收肉中的鐵，促進生長發育，有助於增長體力，並能使面色紅潤。

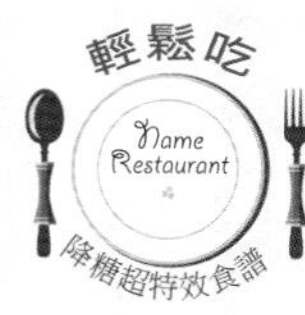

降糖超特效食譜

Ⓖ綠色食物 Ⓡ紅色食物 Ⓨ黃色食物 Ⓦ白色食物 Ⓑ黑色食物

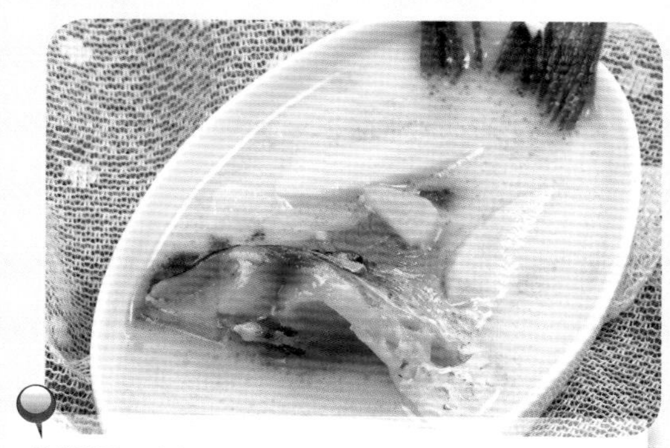

降糖妙招 放少量油，魚尾稍煎即可；魚尾可選用鯉魚，不要選用胖頭魚。

食物代換表 芭樂 1/4 代換份、魚尾 5 代換份

芭樂煲魚尾 ⒼⓌ

食材：芭樂 50 克，魚尾 1 條。

調味料：生薑 3 片，米酒 10 克，鹽 3 克，植物油 10 克。

做法：

1. 魚尾洗淨，用鹽和米酒醃漬 20 分鐘左右；芭樂洗淨，去皮後切成塊。
2. 油鍋燒熱，放入薑片和魚尾稍煎，倒入適量清水，加入芭樂塊，大火燒開，轉小火煲 1 小時，至湯變成奶白色，加鹽調味即可。

營養計算機

總熱量約 282 大卡．蛋白質 38.5 克．脂肪 12.3 克．醣類 6.9 克

芭樂粥 ⒼⓌ

食材：芭樂 40 克，白米 50 克。

做法：

1. 白米淘洗乾淨；芭樂洗淨，去皮後切薄片。
2. 將白米、芭樂放入鍋內，加適量清水，置大火上煮滾，再用小火煮 30 分鐘即可。

營養計算機

總熱量約 189 大卡．蛋白質 4.1 克．脂肪 0.6 克．醣類 44.45 克

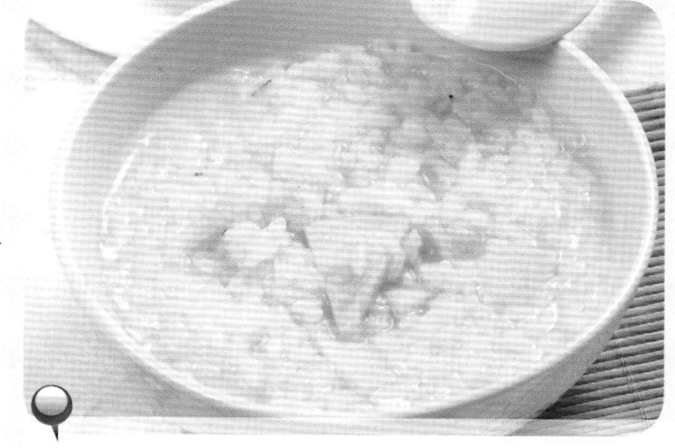

降糖妙招 白米用 50 克，煮出稀粥即可。

食物代換表 芭樂 1/5 代換份、白米 2 代換份

Expert 專家連線

糖尿病患者如何合理攝取三大營養素？

糖尿病患者由於其胰島素缺乏，體內各種物質代謝與正常人略有差別，因此三大產熱營養素的比例也略有不同。一般來說，在三大營養素中，醣類應佔一日攝取食物總熱量的 60% ～ 65%；糖尿病病人體內糖異生旺盛，體內蛋白質的消耗增多，所以蛋白質每日的供給量可以比正常人適當高一些，應佔總熱量的 15% ～ 20%；脂肪的攝取量不宜太多，其所提供的熱量應佔總熱量的 20% ～ 25%，即每日限制在 50 克以內。

柚子

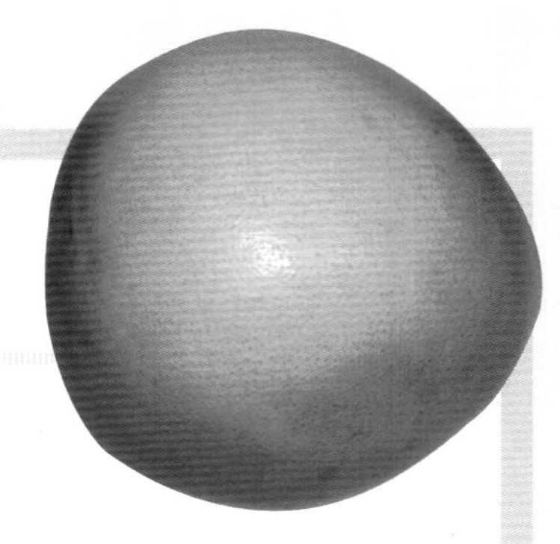

增強胰島素活性，降低血糖

升糖指數：25 低 ★☆☆
推薦用量：每餐宜吃 50 克

基礎營養素含量（每 100 克，下同）	含量比較	營養功效
熱　量：41 大卡	低 ★☆☆	柚子含有胡蘿蔔素、維生素 C、維生素 B_2、橙皮苷、鉻、鐵、磷、鈣等營養成分。柚子含有的橙皮苷可保護和強化微血管，預防腦出血；柚子的果膠不僅可降低低密度脂蛋白膽固醇值，也可以減少動脈壁的損壞程度。
醣　類：9.5 克	低 ★☆☆	
蛋白質：0.8 克	中 ★★☆	
脂　肪：0.2 克	低 ★☆☆	

水果類

降血糖關鍵營養素

鉻（✔）柚苷配基（✔）

對糖尿病的益處

增強胰島素活性，減少胰島 β 細胞的負荷。柚子中含有鉻，可增強胰島素活性，增加胰島素受體數量；還含有柚苷配基，有助於消化分解脂肪，減少胰島 β 細胞的負荷。

這樣吃才健康

服藥物時應避免食用柚子，因柚子中含有的一種活性成分會干擾許多藥物的正常代謝，容易引起不良反應。

搭配宜忌

✔ 柚子＋番茄 ⇨ 預防併發症

番茄和柚子都富含維生素 C，低熱量低糖，一起打汁食用，能清除體內自由基，可預防糖尿病神經病變和血管病變。

降糖超特效食譜

Ⓖ綠色食物 Ⓡ紅色食物 Ⓨ黃色食物 Ⓦ白色食物 Ⓑ黑色食物

柚子燉雞 ⓎⓌ

食材：童子雞 1 隻（約 750 克），柚子 200 克。

調味料：薑片、蔥段 5 克，鹽 4 克，米酒 10 克。

做法：

1. 將柚子去皮留肉；童子雞除毛、去內臟，沸水汆熟，沖去血污。
2. 把柚子肉納入雞腹中，放入鍋中，加入蔥段、薑片、米酒和適量的水，燉熟加鹽調味即可。

營養計算機

總熱量約 608 大卡．蛋白質 64.8 克．脂肪 31.3 克．醣類 17.4 克

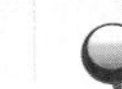

降糖妙招 柚子富含維生素 C，有助於降低血糖，並對糖尿病併發口腔疾病患者有效。

食物代換表 柚子 1 代換份、童子雞 10 代換份

櫻桃

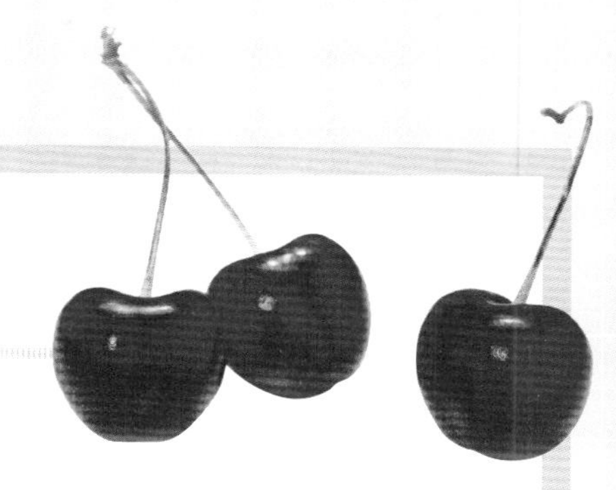

增加胰島素含量，降低血糖

升糖指數：22 低 ★☆☆
推薦用量：每餐宜吃 100 ～ 150 克

基礎營養素含量（每 100 克，下同）	含量比較	營養功效
熱　量：46 大卡	低 ★☆☆	櫻桃含有胡蘿蔔素、維生素 C、維生素 B_2、鐵、鉀、磷、鈣等營養成分。櫻桃含鐵量較高，可以促進血紅蛋白再生，預防缺鐵性貧血；櫻桃還含有花青素、紅色素等，有助尿酸的排泄，能緩解痛風、關節炎所引起的不適。
醣　類：10.2 克	低 ★☆☆	
蛋白質：1.1 克	中 ★★☆	
脂　肪：0.2 克	低 ★☆☆	

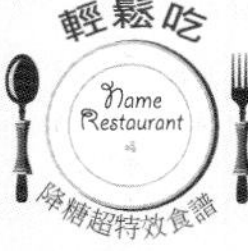

降糖超特效食譜

Ⓖ綠色食物 Ⓡ紅色食物 Ⓨ黃色食物 Ⓦ白色食物 Ⓑ黑色食物

櫻桃牛奶 ⓇⓌ

食材：櫻桃 100 克，牛奶 480 克。

做法：
櫻桃洗淨，去核，榨成果汁，加入牛奶攪勻後飲用即可。

營養計算機

總熱量約 117.8 大卡．蛋白質 5.38 克．脂肪 4.96 克．醣類 13.26 克

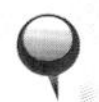

降糖妙招 櫻桃、牛奶血糖生成指數都較低，且富含維生素 A、維生素 E、維生素 B_2，能促進胰島素分泌，緩解血糖生成速度。

食物代換表 櫻桃 1/2 代換份、牛奶 3 代換份

降血糖關鍵營養素

花色素苷（✔）維生素E（✔）

對糖尿病的益處

增加胰島素含量，有效降低血糖。櫻桃中富含的花色素苷能增加人體內部胰島素的含量，有效降低血糖。另外，櫻桃含有豐富的維生素E，對於糖尿病患者預防併發腎病和心血管疾病有益。

這樣吃才健康

服藥時應避免食用櫻桃，否則會干擾藥物的正常代謝，引起一些不良反應。

搭配宜忌

✔ 櫻桃＋牛奶 ⇨ 可中和櫻桃的熱性

櫻桃適合搭配牛奶食用，因為牛奶性微寒，可以中和櫻桃的熱性。

草莓

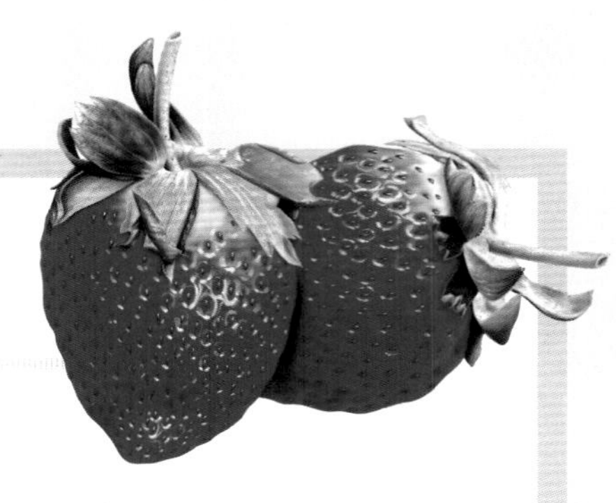

預防眼部病變及高血壓

推薦用量：每餐宜吃 200 克

基礎營養素含量（每 100 克，下同）	含量比較	營養功效
熱　量：30 大卡	低 ★☆☆	草莓含有糖類、維生素 B_2、維生素 C、胡蘿蔔素、膳食纖維、鈣、磷、鐵等多種營養成分。草莓所含的單寧酸豐富，可吸附和阻止致癌物質的吸收，具有防癌作用；草莓富含維生素 C，具有美白和滋潤皮膚，淡化色斑的功效。
醣　類：7.1 克	低 ★☆☆	
蛋白質：1.0 克	中 ★★☆	
脂　肪：0.2 克	低 ★☆☆	

水果類

降血糖關鍵營養素

維生素 C（✔）

對糖尿病的益處

預防眼部病變及高血壓。草莓中的胡蘿蔔素能轉化為維生素 A，可防治糖尿病引起的眼部病變。草莓中的膳食纖維和果膠可以潤腸通便，有助於預防糖尿病合併高血壓。

這樣吃才健康

草莓含草酸較多，易與其他食物中的鈣形成草酸鈣，尿路結石病人不宜多食。

搭配宜忌

✔ 草莓＋燕麥片 ⇨ 提高鐵的吸收率

燕麥片中含有人體每天所需鐵元素的 50%，與富含維生素 C 的草莓搭配在一起食用，能使鐵的吸收率大大提高。

降糖超特效食譜

Ⓖ綠色食物 Ⓡ紅色食物 Ⓨ黃色食物 Ⓦ白色食物 Ⓑ黑色食物

草莓柚汁 ⓇⓌ

食材：草莓 150 克，柚子肉 50 克。

做法：

1. 草莓洗淨，去蒂，切小塊；柚子肉切小塊；兩者分別放入榨汁機中打成汁，倒出。
2. 草莓汁和柚子汁一同倒入杯中，調勻飲用即可。

營養計算機

總熱量約 58 大卡．蛋白質 1.7 克．脂肪 0.4 克．醣類 13.6 克

降糖妙招 草莓、柚子的血糖生成指數都低，低脂低糖，可以防止餐後血糖迅速上升。

食物代換表 草莓 1/2 代換份、柚子 1/4 代換份

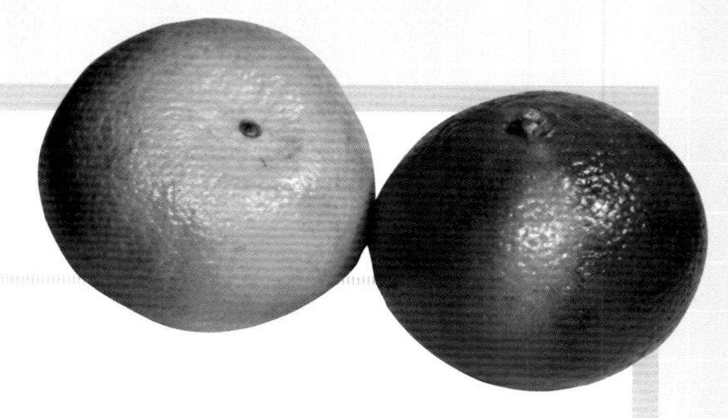

橘子

降低葡萄糖的吸收速度

升糖指數：43 低 ★☆☆
推薦用量：每餐宜吃一、二個

基礎營養素含量（每 100 克，下同）	含量比較	營養功效
熱　量：213 大卡	高 ★★★	橘子含有醣類、維生素 B 群、維生素 C、胡蘿蔔素、蘋果酸、檸檬酸、鈣、磷、鉀、鎂等營養成分。橘子中豐富的維生素 C 與檸檬酸具有美容作用和消除疲勞的作用；橘子含有膳食纖維和果膠，可以促進排便，降低膽固醇。
醣　類：11.9 克	低 ★☆☆	
蛋白質：0.7 克	低 ★☆☆	
脂　肪：0.2 克	低 ★☆☆	

降糖超特效食譜

G 綠色食物 R 紅色食物 Y 黃色食物 W 白色食物 B 黑色食物

涼拌橘子鴨 GRYW

食材：橘子 1 個（約 150 克），番茄 100 克，生菜 50 克，熟鴨胸肉 100 克。

調味料：鹽 3 克，檸檬汁 5 克，胡椒粉少許。

做法：

1. 將橘子去皮撕成瓣狀；將番茄洗淨，切成長條；生菜洗淨後用手撕成片；熟鴨胸肉切成片備用。
2. 將所有食材與鹽、檸檬汁、胡椒粉混合拌勻即可。

營養計算機

總熱量約 327 大卡．蛋白質 15.3 克．脂肪 21.6 克．醣類 18.6 克

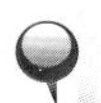

降糖妙招 鴨胸肉已經煮熟，不用油，還可以去掉鴨皮；橘子、檸檬、番茄均富含維生素 C，可以維持胰島素功能，促進對葡萄糖的利用。

食物代換表 橘子 3/4 代換份、熟鴨胸肉 2 代換份

降血糖關鍵營養素

果膠（✔）

對糖尿病的益處

控制餐後血糖上升。橘子果肉中含有較多的果膠，可延長食物在腸內的停留時間、降低葡萄糖的吸收速度，使進餐後血糖不會急劇上升。

這樣吃才健康

橘子含熱量較多，一次不宜食用過多，否則容易「上火」，引起口腔炎、牙周炎等症。

搭配宜忌

✔ 橘子＋豬肝 ⇨ 促進鐵質吸收

食用富含鐵質的豬肝等食物後，可進食一些橘子，可以促進鐵質吸收。

大蒜

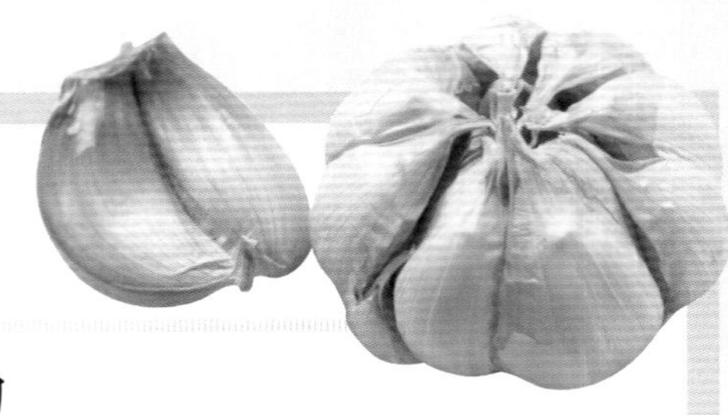

幫助恢復自身調節血糖的能力

推薦用量：生蒜 2～3 瓣（8～10 克），熟蒜 3～4 瓣（10～12 克）

基礎營養素含量（每 100 克，下同）	含量比較	營養功效
熱　量：126 大卡	中 ★★☆	大蒜含有膳食纖維、胡蘿蔔素、揮發油、大蒜素及鈣、磷、鐵、硒等營養成分。大蒜揮發油所含大蒜辣素等具有明顯的抗菌消炎作用；大蒜的成分能有效抑制癌細胞的生長，還能阻斷一些致癌物質的合成。
醣　類：27.6 克	高 ★★★	
蛋白質：4.5 克	中 ★★☆	
脂　肪：0.2 克	低 ★☆☆	

降血糖關鍵營養素

大蒜素（✔）

對糖尿病的益處

修復胰島細胞，促進胰島素分泌。大蒜中的大蒜素能影響肝臟中糖原的合成，降低血糖值，還有助於修復萎縮的胰島細胞，促進胰島素的分泌，恢復胰島素自身調節血糖的能力。

對預防併發症的益處

降低膽固醇。經常吃生大蒜，對於降低膽固醇有一定作用，利於糖尿病患者防治併發動脈粥狀硬化、心臟病和腦血管病。

這樣吃才健康

1. 大蒜有較強的刺激性，胃潰瘍患者和患有頭痛、咳嗽、牙疼等疾病時，不宜食用大蒜。

2. 陰虛火旺、目赤內熱者，或患有癰腫瘡癤、肺炎、肺膿腫、肺結核、胃潰瘍、膽囊炎、腎盂腎炎、痔瘡者，都不宜長期食用大蒜。

搭配宜忌

✔ 大蒜＋黃豆 ⇨ 加強醣類代謝

食用大蒜時，應與含維生素 B_1 多的食物，如黃豆、花生等同食，這樣可加強醣類代謝，促進葡萄糖吸收及利用。

✔ 大蒜＋瘦肉 ⇨ 促進血液循環

瘦肉中含有維生素 B_1，與大蒜的大蒜素結合，不僅可以使維生素 B_1 的析出量提高，延長維生素 B_1 在人體內的停留時間，還能促進血液循環，以及盡快消除身體疲勞、增強體質。

降糖超特效食譜

Ⓖ綠色食物 Ⓡ紅色食物 Ⓨ黃色食物 Ⓦ白色食物 Ⓑ黑色食物

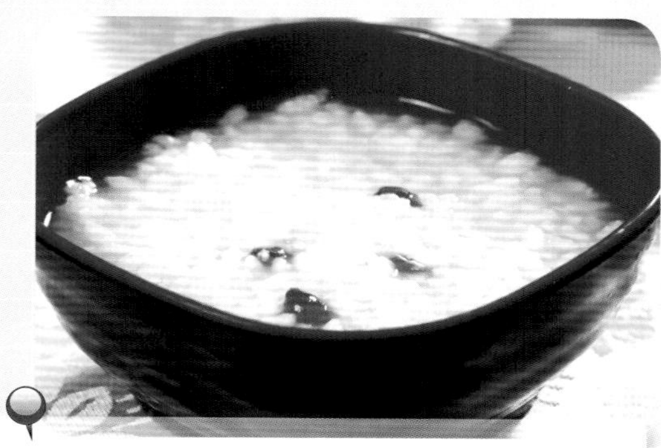

大蒜粥 ⓇⓌ

食材：大蒜3瓣，白米100克，枸杞5克。

調味料：香油、鹽各3克。

做法：

1. 大蒜去皮，切碎；白米淘洗乾淨，浸泡30分鐘。
2. 白米放入鍋內，加清水大火煮滾，轉小火煮約20分鐘，加入蒜粒、枸杞，煮3分鐘，加鹽調味，淋上香油即可。

降糖妙招 粥可以多加水，煮稀一點，糖尿病患者撈稠的吃；大蒜煮的時間不要太長。

食物代換表 白米4代換份、香油3/10代換份

營養計算機

總熱量約392.7大卡・蛋白質7.8克・脂肪3.9克・醣類81.7克

蒜香海帶 ⒷⓌ

食材：海帶100克，大蒜3瓣，熟黑芝麻5克。

調味料：薑片5克，鹽3克，香油少許，醬油、醋各8克。

做法：

1. 將大蒜和薑片分別磨成泥，備用；海帶洗淨後汆燙瀝乾。
2. 將海帶切成條倒入蒜泥和薑泥，再澆上醬油、醋、香油、鹽和黑芝麻攪拌均勻即可。

營養計算機

總熱量約81.9大卡・蛋白質1.9克・脂肪6.5克・醣類5.3克

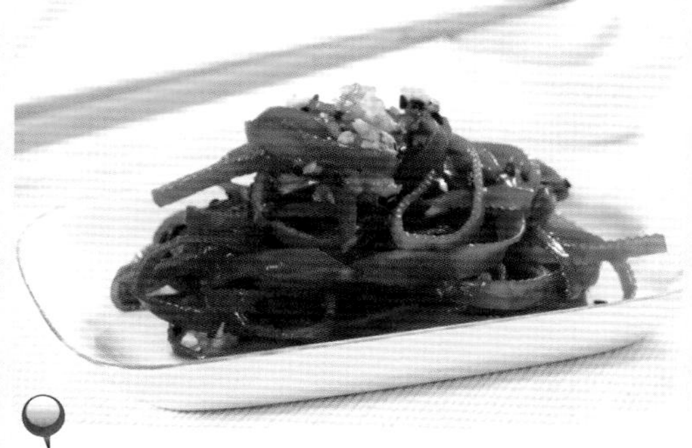

降糖妙招 大蒜和薑磨成泥，更容易被吸收；海帶、大蒜、薑、黑芝麻、醋均對糖尿病患者有益。

食物代換表 海帶1/5代換份、香油1/2代換份

Expert 專家連線

糖尿病患者能喝蜂蜜嗎？

蜂蜜中的主要成分是碳水化合物（醣類），且含量極高。進一步分析，每百克蜂蜜碳水化合物中葡萄糖約為35克，果糖40克左右，蔗糖約2克，糊精約1克。葡萄糖和果糖均為單醣，進入腸道後無需消化可直接被吸收，使血糖升高，蔗糖和糊精略經水解後即可被吸收，因此，糖尿病患者在血糖和尿糖還沒有得到控制的情況下，吃蜂蜜只會使血糖更高，對疾病的治療沒有好處。

生薑

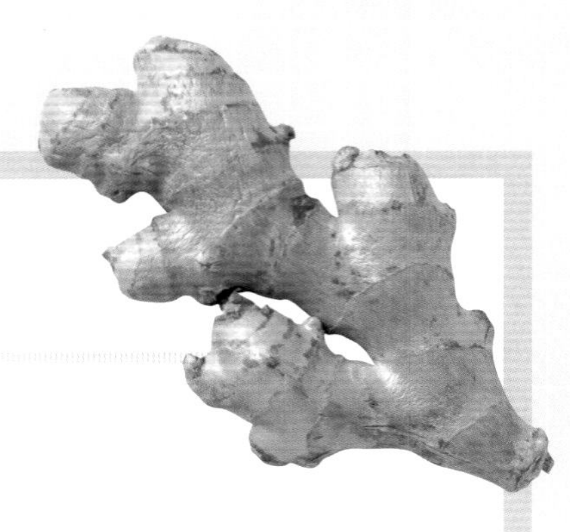

輔助治療糖尿病及酒精性脂肪肝

推薦用量：每餐宜吃 10 克

基礎營養素含量（每 100 克，下同）	含量比較	營養功效
熱　量：41 大卡	低 ★☆☆	生薑含揮發油，主要為薑醇、薑烯、水芹烯、檸檬醛、芳樟醇等；又含辣味成分薑辣素，分解生成薑酮、薑烯酮等。生薑的揮發油能增強胃液的分泌和腸壁的蠕動，提高食慾，增強消化吸收功能；生薑中分離出來的薑烯、薑酮的混合物有明顯的止嘔吐作用。
醣　類：10.3 克	中 ★★☆	
蛋白質：1.3 克	低 ★☆☆	
脂　肪：0.6 克	低 ★☆☆	

降血糖關鍵營養素

薑黃素（✔）

對糖尿病的益處

薑黃素改善脂質代謝紊亂。生薑中的薑黃素不但具有顯著的抗腫瘤、抗誘變作用，還能改善糖尿病所伴隨的脂質代謝紊亂，啟動肝細胞，輔助治療糖尿病及酒精性脂肪肝。

對預防併發症的益處

改善腎功能，防治糖尿病併發腎病。生薑中的薑黃素可以減輕腎小球高濾過和腎臟肥大，降低尿蛋白，改善腎功能，防治糖尿病併發腎病。

這樣吃才健康

凍薑、爛薑不能食用，因為薑腐爛後，會產生一種毒性很強的有機物——黃樟素，能使肝細胞病變、壞死，從而誘發肝癌。

搭配宜忌

✔ 生薑＋羊肉 ⇨ 溫陽去寒

吃羊肉時適合搭配些生薑。因為生薑既能去除羊肉的腥膻味，又有助於羊肉溫陽去寒，可輔助治療腰背冷痛、四肢風濕疼痛等。

✔ 生薑＋牛肉 ⇨ 去寒、治腹痛

牛肉可補陽暖腹，生薑可驅寒保暖，兩者搭配食用，可去寒、治腹痛。

挑選祕訣

選購生薑時，以外表略帶泥土、形狀肥厚、無損傷者為佳。購買後，存放在陰涼、乾燥、通風處即可。

其他

降糖超特效食譜

Ⓖ綠色食物 Ⓡ紅色食物 Ⓨ黃色食物 Ⓦ白色食物 Ⓑ黑色食物

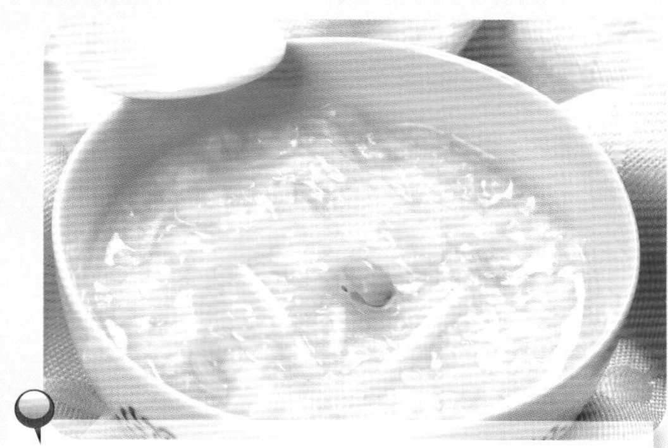

降糖妙招 這道粥低脂低熱量，且黃豆芽、生薑對降低血糖有益。

食物代換表 白米 4 代換份、黃豆芽 1/5 代換份

生薑豆芽粥 ⓎⓌ

食材：黃豆芽 50 克，白米 100 克。

調味料：生薑 10 克。

做法：

1. 將生薑洗淨，切成細絲；黃豆芽洗淨，除去根鬚；白米淘洗乾淨。
2. 鍋中放入白米、黃豆芽、生薑，加入適量清水，大火煮滾後，再用小火煮 20 分鐘即可。

營養計算機

總熱量約 415 大卡．蛋白質 9.8 克．脂肪 1.7 克．醣類 80.6 克

當歸生薑羊肉湯 ⓇⓎ

食材 ：羊肉 200 克，當歸 20 克，生薑 10 克。

調味料：鹽 3 克，香油 5 克。

做法：

1. 羊肉洗淨，切小塊，用沸水汆燙去血水；當歸洗淨，包入紗布袋中。
2. 沙鍋放入羊肉、當歸、生薑後置火上，倒入淹過鍋中食材的清水，大火煮開後轉小火煮至羊肉爛熟，取出當歸和薑片，加鹽調味，淋入香油即可。

營養計算機

總熱量約 412 大卡．蛋白質 34.3 克．脂肪 30.4 克．醣類 0.2 克

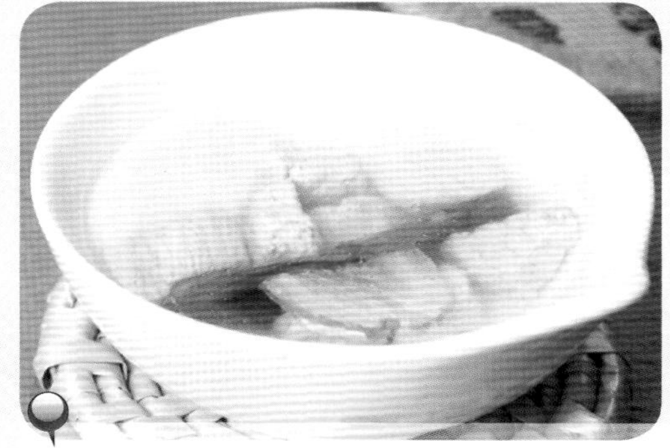

降糖妙招 生薑中的薑黃素可以降低血糖，減少糖尿病併發症。

食物代換表 羊肉 4 代換份、香油 1/2 代換份

Expert 專家連線

糖尿病患者節慶假日應如何飲食？

節日飲食常有高熱量的特點，且容易過量飲食，糖尿病患者尤其應注意以下方面：不過食、不偏食，每餐定時定量，合理搭配；以米麵為每日主食，定量食用；空腹血糖在 140 毫克 / 分升以下並穩定一段時間以後，才可以在兩餐之間食用含糖量低的水果；多吃綠色蔬菜；盡量不飲酒；每日食鹽的用量最好控制在 6 克以內；盡量少吃或不吃高脂、高糖食品；宜選用植物油，控制在每人每日 25 克左右。

醋

使食物的血糖指數降低

推薦用量：每餐宜吃 20 ～ 40 克

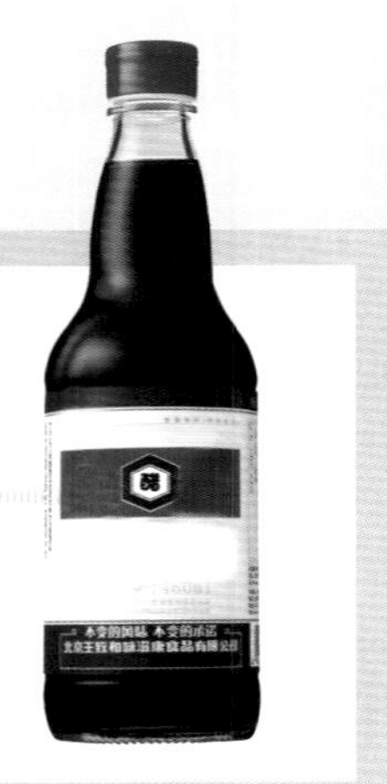

基礎營養素含量（每 100 克，下同）	含量比較	營養功效
熱　量：31 大卡	低 ★☆☆	醋含有醣類、乳酸、醋酸、葡萄糖酸、琥珀酸、氨基酸、鈣、磷、鐵、維生素 B_2 等多種營養物質。醋中的揮發性物質及氨基酸等有助於激發食慾、增強消化吸收功能；醋中豐富的營養物質可提高肝臟的解毒能力，具有保護肝臟的作用。
醣　類：4.9 克	中 ★★☆	
蛋白質：2.1 克	中 ★★☆	
脂　肪：0.3 克	低 ★☆☆	

降血糖關鍵營養素

醋酸（✔）

對糖尿病的益處

降低食物血糖指數。醋中的醋酸可顯著降低蔗糖酶、麥芽糖酶等雙醣酶的活性，使食物的血糖指數降低，有利於改善糖尿病患者的病情。

對預防併發症的益處

醋中的醋酸可軟化血管，幫助糖尿病患者預防動脈硬化。

這樣吃才健康

1. 胃潰瘍病患者和胃酸過多的人，食醋過多會使胃潰瘍加重；腎炎病人在發病期間，應慎用；骨傷患者不宜多吃醋。

2. 正在服用複方銀翹片、慶大黴素、卡那黴素、鏈黴素、紅黴素、磺胺類、碳酸氫鈉、氧化鎂、複方氫氧化鋁等藥物者不宜吃醋。

搭配宜忌

✔ 醋＋維生素 C ⇨ 防止維生素 C 受到破壞

在烹調含有維生素 C 的食物時，適當加一些醋，可以防止維生素 C 受到破壞，而且更有利於人們有效攝取和吸收。

✔ 醋＋鯉魚 ⇨ 利濕

鯉魚有除濕消腫的功效；醋也有利濕的功能，兩者同食，利濕效果更好。

✔ 醋＋馬鈴薯 ⇨ 分解有毒物質

馬鈴薯營養豐富且養分均衡，但它含有微量的有毒物質龍葵素。若在馬鈴薯中加入醋，則可以有效地分解有毒物質。

其他

降糖超特效食譜

Ⓖ綠色食物 Ⓡ紅色食物 Ⓨ黃色食物 Ⓦ白色食物 Ⓑ黑色食物

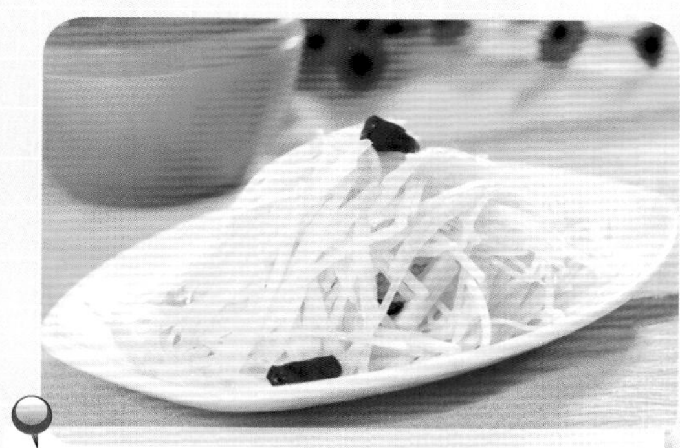

食物代換表 馬鈴薯 2.5 代換份、植物油 1/2 代換份

醋溜馬鈴薯絲 Ⓦ

食材：馬鈴薯 300 克。

調味料：醋、蔥段、花椒、乾紅辣椒各適量，植物油 5 克。

做法：

1. 馬鈴薯洗淨去皮，切細絲，放入涼水中浸泡 10 分鐘後，瀝乾水分。
2. 油鍋燒熱，下花椒炸至表面開始變黑，撈出，放入乾紅辣椒，隨後立即將瀝乾水的馬鈴薯絲倒進去，翻炒幾下，加醋、鹽，等馬鈴薯絲差不多熟了倒入蔥段、雞粉拌勻即可。

營養計算機

總熱量約 260 大卡．蛋白質 5.64 克．脂肪 5.56 克．醣類 48.5 克

醋溜白菜 Ⓦ

食材 ：白菜梗 500 克。

調味料：鹽 3 克，醋 15 克，蔥末、乾辣椒各 5 克，植物油 5 克，花椒 1 克。

做法：

1. 白菜梗洗淨，切菱形片。
2. 小碗內放鹽、醋、蔥末、水調成醬汁。
3. 油鍋燒熱，倒入花椒先炒一下取出，再放入乾辣椒炸至呈褐紅色時，放入白菜梗，加入醬汁，大火炒熟即可。

營養計算機

總熱量約 119 大卡．蛋白質 6.5 克．脂肪 5.4 克．醣類 13.9 克

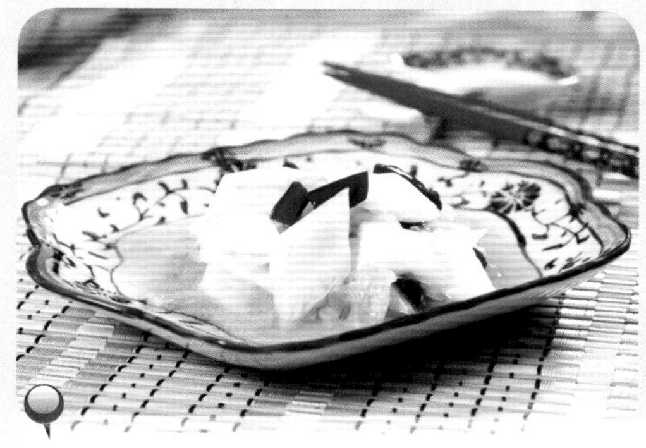

降糖妙招 調醬汁時，不加太白粉，直接加水。

食物代換表 白菜 1 代換份、植物油 1.5 代換份

Expert 專家連線

糖尿病患者外出旅遊時應如何飲食？

外出旅遊，活動量較平時增加許多，所以糖尿病患者要特別小心低血糖的發生。患者可隨身攜帶一些餅乾、點心等食物，根據活動量隨時補充；同時應攜帶一些砂糖、方糖等，以供低血糖情況出現時急用。注意當地飲食是否適合自己的情況，避免因新奇而過量食用不利病情的食物；應注意調整好自己的吃飯時間；在溫度較高或空氣乾燥的地區旅游，糖尿病患者需注意多補充白開水。

黑芝麻

有助於緩解神經系統症狀

推薦用量：每餐宜吃 5 克

基礎營養素含量（每 100 克，下同）	含量比較	營養功效
熱　量：531 大卡	高 ★★★	黑芝麻富含蛋白質、油酸、亞油酸、亞麻酸、維生素 B_1、維生素 B_2、菸鹼酸、維生素 E、卵磷脂、鈣、鐵、硒等營養素。黑芝麻中維生素 E 的含量很高，可以抗衰老；黑芝麻鐵含量較高，可以促進血蛋白的再生，預防缺鐵性貧血。
醣　類：24.0 克	高 ★★★	
蛋白質：19.1 克	高 ★★★	
脂　肪：46.1 克	高 ★★★	

降血糖關鍵營養素

維生素E(✔)

對糖尿病的益處

清除自由基，保護胰島細胞。黑芝麻含有豐富的維生素E，可清除生物膜內產生的自由基，保護胰島細胞，並有助於緩解神經系統症狀。

對預防併發症的益處

降低血液中膽固醇，預防動脈粥狀硬化。黑芝麻中的亞油酸能降低血液中膽固醇的含量，避免過多的膽固醇堆積在血管中，有助於糖尿病患者預防動脈粥狀硬化和高血壓等併發症。

這樣吃才健康

1. 黑芝麻有潤腸通便的作用，患有慢性腸炎、便溏腹瀉者忌食。

2. 黑芝麻外面有一層較硬的蠟質，經碾碎後食用才能使人體吸收到更多的營養，所以整粒的黑芝麻應加工後再吃。

搭配宜忌

✔ 黑芝麻＋海帶 ⇨ 美容、抗衰老

黑芝麻適合與海帶同食，因為芝麻能改善血液循環，降低膽固醇；海帶則能淨化血液，促進甲狀腺素的合成，兩者同食，美容、抗衰老的效果較佳。

✔ 黑芝麻＋蔥 ⇨ 集中注意力，護膚

黑芝麻含有維生素 B_1，蔥含大蒜素，兩者一起食用，有助於人體充分利用維生素 B_1，可以幫助注意力集中，消除疲勞，並有護膚效果。

✔ 黑芝麻＋海蜇皮 ⇨ 潤腸通便

黑芝麻富含優質蛋白質、維生素 E、鐵，與海蜇皮同食，不僅可以補充營養，還可以潤腸通便，有益於糖尿病併發便祕患者。

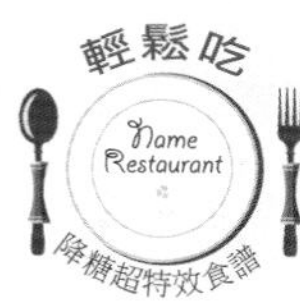

降糖超特效食譜

Ⓖ綠色食物 Ⓡ紅色食物 Ⓨ黃色食物 Ⓦ白色食物 Ⓑ黑色食物

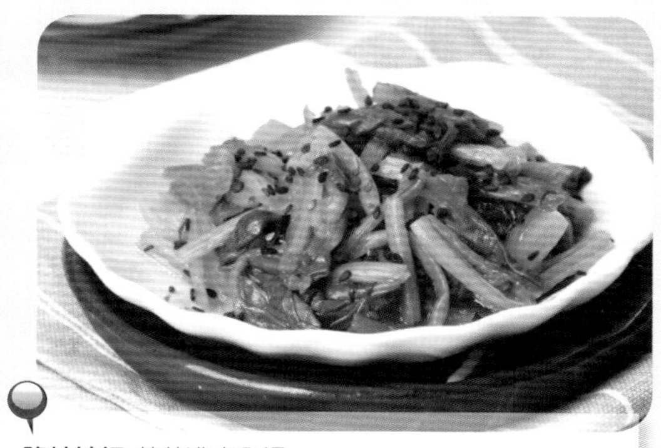

降糖妙招 菠菜沸水汆燙。

食物代換表 菠菜 1/2 代換份、黑芝麻 1 代換份

黑芝麻拌菠菜 ⒼⒷ

食材：菠菜 250 克，熟黑芝麻 5 克。

調味料：鹽 3 克，香油 5 克。

做法：

1. 菠菜洗淨，切小段，沸水汆燙。
2. 將菠菜放盤中，加鹽拌勻，撒上黑芝麻，滴上香油即可。

營養計算機

總熱量約 225.96 大卡．蛋白質 11.9 克．脂肪 15.2 克．醣類 16.8 克

涼拌芝麻海帶 Ⓑ

食材：新鮮海帶 500 克，熟黑芝麻 20 克。

調味料：玉米油 5 克，米酒、大蒜、香菜末、醋、淡醬油、糖、鹽各適量。

做法：

1. 新鮮海帶洗淨，用開水燙一下，顏色由褐色變綠後撈出待涼，洗去雜質，用清水浸泡 2 個小時，中間換水 1 次，撈出瀝乾水分，切成海帶絲；大蒜搗成泥備用。
2. 蒜泥、黑芝麻添加鹽、糖、淡醬油、醋、米酒攪拌均勻，淋上玉米油，拌入海帶絲中，撒上香菜末即可。

營養計算機

總熱量約 219 大卡．蛋白質 9.3 克．脂肪 24 克．醣類 19.9 克

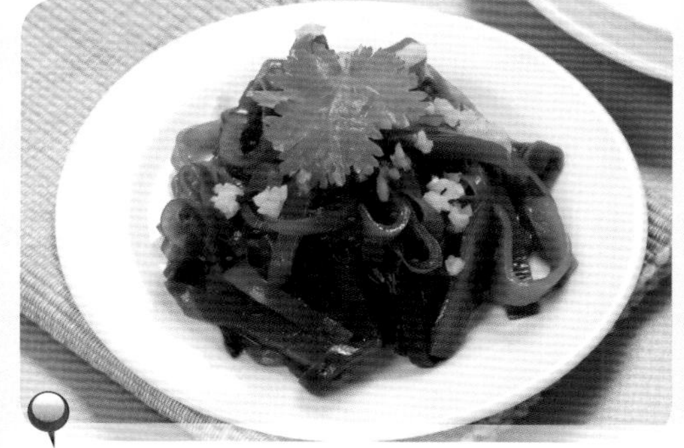

降糖妙招 食材用了海帶、黑芝麻、大蒜、醋，有利於糖尿病病患者。用淡醬油，不用加鹽。

食物代換表 海帶 1 代換份、黑芝麻 1 代換份

Expert 專家連線

糖尿病患者如何選擇保健食品？

正規的保健食品即政府核准具有調節血糖作用的產品，患者可以根據其產品說明的功能，各取所需。糖尿病保健食品可以分為三類：膳食纖維類，如南瓜茶、膳食纖維豐富的餅乾等；含微量元素類，如海藻等；無糖食品（不含蔗糖），如無糖的酥糖、飲料等。這些保健食品只有輔助治療的作用，如某些保健食品誇大宣傳有多種療效或能「根治」、「治癒」、「完全替代藥物和胰島素」，則不能輕信。

核桃

有助於減輕胰島素抵抗

推薦用量：每餐宜吃 20 克

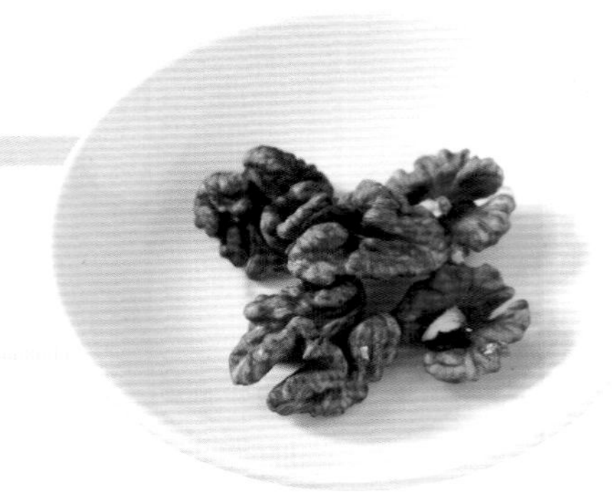

基礎營養素含量（每 100 克，下同）	含量比較	營養功效
熱　量：627 大卡	高 ★★★	核桃含有蛋白質、維生素 B_2、維生素 B_6、維生素 E、磷脂、鈣、磷、鐵等營養成分。核桃中的磷脂，對腦神經有良好保健作用，可以滋養腦細胞，增強腦功能；核桃中的 ω- 生育酚可以阻止前列腺和肺部癌細胞的生長，還具有防氧化作用。
醣　類：19.1 克	高 ★★★	
蛋白質：14.9 克	高 ★★★	
脂　肪：58.8 克	高 ★★★	

降血糖關鍵營養素

多元不飽和 ω-3 脂肪酸（✔）

對糖尿病的益處

減少對葡萄糖的過多吸收。核桃含多元不飽和 ω-3 脂肪酸，有助於身體處理第 2 型糖尿病早期階段的胰島素抵抗問題，減少對葡萄糖的過多吸收。

這樣吃才健康

核桃火氣大，含油脂多，吃多了會令人上火、噁心，正在上火、腹瀉的人不宜吃。

搭配宜忌

✔ 核桃＋黑芝麻 ⇨ 益智、抗衰

核桃有很好的補腦功效，黑芝麻中的維生素 E 有助於延緩衰老，兩者搭配，可增強智力，延緩衰老，並迅速補充體力。

降糖超特效食譜

Ⓖ 綠色食物 Ⓡ 紅色食物 Ⓨ 黃色食物 Ⓦ 白色食物 Ⓑ 黑色食物

核桃煮白菜 Ⓨ Ⓦ

食材：大白菜 300 克，南瓜蓉 30 克，核桃 20 克。

調味料：鹽 4 克，米酒、太白粉各 10 克。

做法：

1. 大白菜取菜梗，去葉，洗淨，用手撕成片，放入開水中燙軟，撈出，瀝乾水分；核桃掰成小塊。
2. 鍋中倒入適量水，放入南瓜蓉和核桃，用鹽和米酒調味，燒至沸騰並煮出香味，加入白菜燒至入味，再用太白粉勾芡即可。

營養計算機

總熱量約 175 大卡 · 蛋白質 7.1 克 · 脂肪 12.0 克 · 醣類 13.5 克

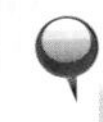

食物代換表 大白菜 3/5 代換份、核桃 1 代換份

其他

腰果

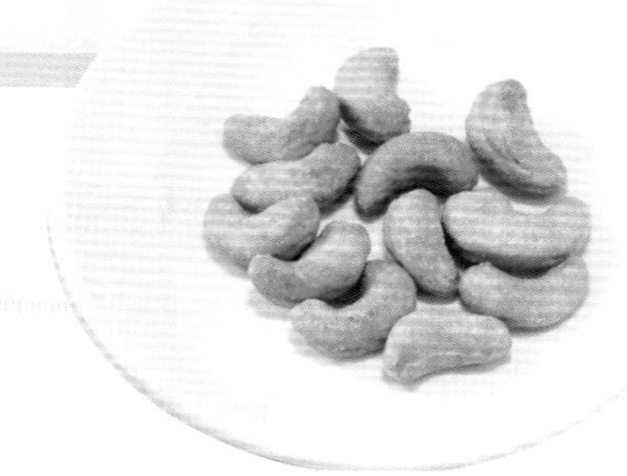

維持胰島的正常功能

推薦用量：每餐宜吃 10 ～ 15 顆

基礎營養素含量（每 100 克，下同）	含量比較	營養功效
熱　量：552 大卡	高 ★★★	腰果含有維生素 A、維生素 B_1、維生素 B_2 和錳、鋅、鎂、硒等礦物質。腰果含有豐富的油脂，可以潤腸通便，潤膚美容，延緩衰老；腰果中維生素 B_1 的含量僅次於芝麻和花生，有補充體力、消除疲勞的效果，適合易疲倦的人食用。
醣　類：41.6 克	高 ★★★	
蛋白質：17.3 克	高 ★★★	
脂　肪：36.7 克	高 ★★★	

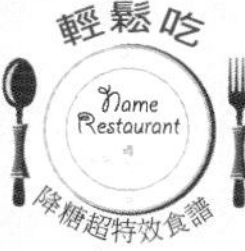

降糖超特效食譜

Ⓖ綠色食物 Ⓡ紅色食物 Ⓨ黃色食物 Ⓦ白色食物 Ⓑ黑色食物

腰果蝦仁 ⓎⓌ

食材：熟腰果 10 顆（約 10 克），鮮蝦仁 160 克。

調味料：蔥花、薑末、米酒、鹽各適量，植物油 10 克。

做法：

1. 腰果去除雜質，洗淨；鮮蝦仁挑去腸泥，洗淨，加米酒和鹽拌勻，醃漬 10 分鐘。
2. 油鍋燒至七分熱，加蔥花和薑末炒香，倒入蝦仁炒熟，放入熟腰果翻炒均勻，加鹽調味即可。

營養計算機

總熱量約 361.8 大卡．蛋白質 71.62 克．脂肪 13.86 克．醣類 4.2 克

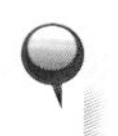

降糖妙招 腰果不要自己炸，可買烘乾的腰果。

食物代換表 腰果 1/5 代換份、鮮蝦仁 2 代換份

降血糖關鍵營養素

錳（✔）鋅（✔）鎂（✔）硒（✔）

對糖尿病的益處

促進胰島素合成，調節血糖。腰果中含錳、鋅、鎂、硒，能夠維持胰腺的正常功能，改善葡萄糖耐量，促進胰島素合成，調節體內的糖分。

這樣吃才健康

腰果含油脂豐富，所以不適合膽功能嚴重不良者、腸炎、腹瀉患者和痰多患者食用。

搭配宜忌

✔ 腰果＋啤酒 ⇨ 對防治心臟病有益

腰果能提高好膽固醇，降低壞膽固醇；啤酒則是血液稀釋劑，有助於防止血栓形成。兩者搭配，對預防心臟病有益。

蓮子

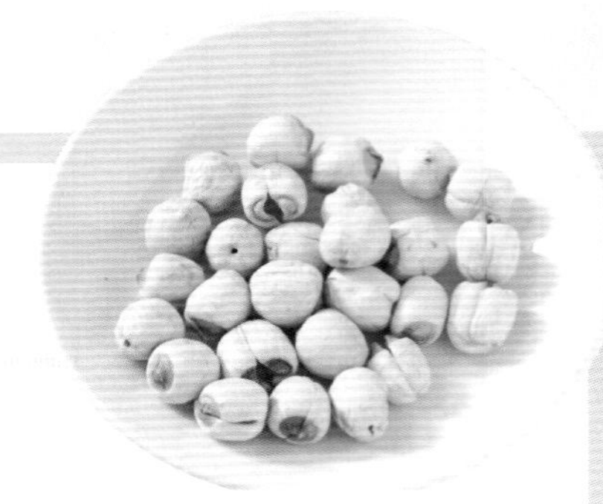

輔助治療第 2 型糖尿病

推薦用量：每餐宜吃 6 ～ 15 克

基礎營養素含量（每 100 克，下同）	含量比較	營養功效
熱　量：344 大卡	高 ★★★	蓮子含有蛋白質、維生素 B 群、維生素 C、鈣、鐵、磷等營養成分。蓮子心所含的生物鹼具有顯著的降壓作用，還有較強的抗心律不整作用；蓮子中所含的棉子糖具有很好的滋補功效，適合久病、產後或老年體虛者食用。
醣　類：67.2 克	高 ★★★	
蛋白質：17.2 克	高 ★★★	
脂　肪：2.0 克	低 ★☆☆	

降血糖關鍵營養素

蓮心鹼（✔）

對糖尿病的益處

輔助治療第 2 型糖尿病。蓮子心中的蓮心鹼對於第 2 型糖尿病患者控制無力、喝多、尿多症狀及降低血總膽固醇等有一定的臨床意義。

這樣吃才健康

蓮子性寒，體虛或者脾胃功能弱者不宜食用；蓮子具有收斂的功效，大便乾燥者不宜多食。

搭配宜忌

✔ 蓮子＋花生 ⇨ 補鈣

蓮子中的鈣與花生中的維生素 K 結合，可強化人體對鈣的吸收，幫助骨骼生長。

降糖超特效食譜

Ⓖ 綠色食物 Ⓡ 紅色食物 Ⓨ 黃色食物 Ⓦ 白色食物 Ⓑ 黑色食物

蓮子燉豬肚 Ⓡ Ⓨ

食材：豬肚 1 個，發泡蓮子（去心）40 顆。

調味料：鹽 3 克，生薑絲 5 克，麵粉適量，植物油 5 克，雞粉少許。

做法：

1. 豬肚用麵粉、鹽分別揉搓，反覆清洗乾淨。
2. 將發泡蓮子塞入洗好的豬肚內，用線縫合好，放入盤內，隔水燉至肚熟，取出放涼後切塊。
3. 油鍋燒熱，薑絲爆香後放入豬肚、蓮子熗炒，加適量清水煮滾，用鹽和雞粉調味即可。

營養計算機

總熱量約 605 大卡・蛋白質 70.8 克・脂肪 25.6 克・醣類 23.2 克

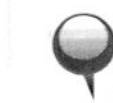

降糖妙招 豬肚用鹽和麵粉反覆搓洗，不僅可以去掉污漬，還能幫助去掉油脂。

食物代換表 豬肚 6.5 代換份、蓮子 1.2 代換份

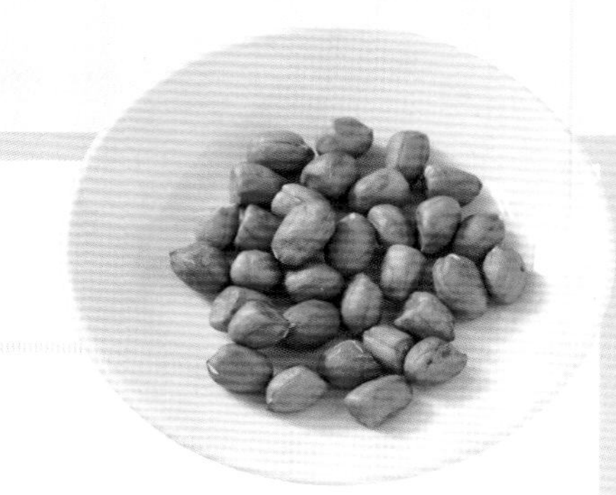

花生

降低第 2 型糖尿病危險性

推薦用量：每餐宜吃 20 克

基礎營養素含量（每 100 克，下同）	含量比較	營養功效
熱　量：563 大卡	高 ★★★	花生含有蛋白質、脂肪、維生素 B_1、維生素 B_2、維生素 E、菸鹼酸、卵磷脂、鈣、磷、鋅、硒等營養成分。花生中的維生素K有止血作用，對多種出血性疾病都有良好的止血效果；花生中含有維生素 E 和一定量的鋅，能增強記憶，延緩腦功能衰退。
醣　類：21.7 克	中 ★★☆	
蛋白質：24.8 克	高 ★★★	
脂　肪：44.3 克	高 ★★★	

降糖超特效食譜

Ⓖ綠色食物 Ⓡ紅色食物 Ⓨ黃色食物 Ⓦ白色食物 Ⓑ黑色食物

花生菠菜 ⒼⓎ

食材：熟花生 50 克，菠菜 300 克。

調味料：蒜末 5 克，鹽 3 克，香油 5 克。

做法：

1. 熟花生去皮，碾碎；菠菜洗淨，入沸水中汆燙30秒，撈出，放涼，瀝乾水分，切段。
2. 取盤，放入菠菜段，用蒜末、鹽和香油調味，撒上花生即可。

營養計算機

總熱量約 400 大卡．蛋白質 18.9 克．脂肪 28.0 克．醣類 24.9 克

降糖妙招 花生米用烘乾的，不要用油炸；菠菜汆燙，涼拌。

食物代換表 熟花生 2 代換份、菠菜 3/5 代換份

降血糖關鍵營養素

白藜蘆醇（✔）花生四烯酸（✔）

對糖尿病的益處

改善胰島素分泌。花生紅皮與果仁中含有相當多的白藜蘆醇，果仁中還含有大量的油脂成分花生四烯酸，有利於增強胰島素敏感性、改善胰島素分泌，降低第2型糖尿病危險性。

這樣吃才健康

花生油脂含量較多，消化時會消耗膽汁，所以患膽道疾病的人不宜食用。

搭配宜忌

✔ 花生＋紅葡萄酒 ⇨ 預防血栓形成

紅葡萄酒中含有阿斯匹靈的成分，花生中含白藜蘆醇，兩者同吃能預防血栓形成。

綠茶

對人體醣代謝障礙具有調節作用

推薦用量：每次宜吃 5 ～ 10 克

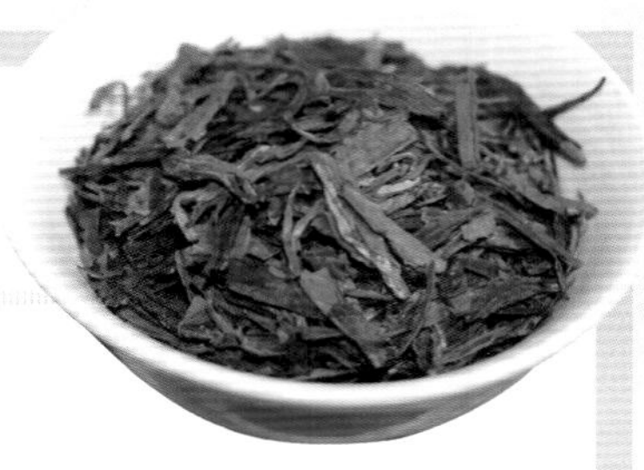

基礎營養素含量（每 100 克，下同）	含量比較	營養功效
熱　量：0 大卡	低 ★☆☆	維生素 C、維生素 E、維生素 K、鈣、鐵、鋅及咖啡鹼、兒茶素、酚類、芳香物質等。綠茶中的咖啡鹼能促使人體中樞神經興奮，達到提神益思、清心的效果；綠茶中的茶多酚類物質能增強機體免疫功能，對防癌、防衰老都有顯著效果。
醣　類：0 克	低 ★☆☆	
蛋白質：0 克	低 ★☆☆	
脂　肪：0 克	低 ★☆☆	

降血糖關鍵營養素

水楊酸甲酯（✔）二苯胺（✔）多醣化合物（✔）兒茶素（✔）

對糖尿病的益處

抑制餐後血糖急劇上升。綠茶中的水楊酸甲酯、二苯胺、多醣化合物和兒茶素對人體醣代謝障礙具有調節作用，還可抑制餐後血糖的急劇上升。

這樣吃才健康

隔夜茶不宜飲用，因為隔夜的茶容易孳生細菌，且容易引起消化不良。

搭配宜忌

✔ 綠茶＋醃製食品 ⇨ 排毒

吃鹹肉、臘肉、香腸等醃製食品時，飲用綠茶，可抑制亞硝酸鹽轉變為亞硝胺。

降糖超特效食譜

Ⓖ 綠色食物 Ⓡ 紅色食物 Ⓨ 黃色食物 Ⓦ 白色食物 Ⓑ 黑色食物

綠茶娃娃菜 Ⓖ Ⓦ

食材：娃娃菜 300 克，綠茶、枸杞各 5 克，熟海帶絲 25 克。

調味料：植物油 10 克，蔥段、薑片各 5 克，鹽 3 克，胡椒粉少許。

做法：

1. 娃娃菜洗淨，汆燙待涼；綠茶用開水泡好；枸杞泡發。
2. 油鍋燒熱，用蔥段、薑片爆香，放入娃娃菜、枸杞炒勻，加水，放鹽、胡椒粉調味。
3. 海帶絲放入盤底，上面擺好娃娃菜，原湯撇淨浮沫和蔥、薑，倒入綠茶水，第二次調好鹹香味，淋在菜上即可。

營養計算機

總熱量約 183 大卡．蛋白質 6.6 克．脂肪 12.5 克．醣類 14.8 克

食物代換表 娃娃菜 3/5 代換份、植物油 1/2 代換份

螺旋藻

促進體內胰島素合成

推薦用量：每餐宜吃 3 ～ 5 克

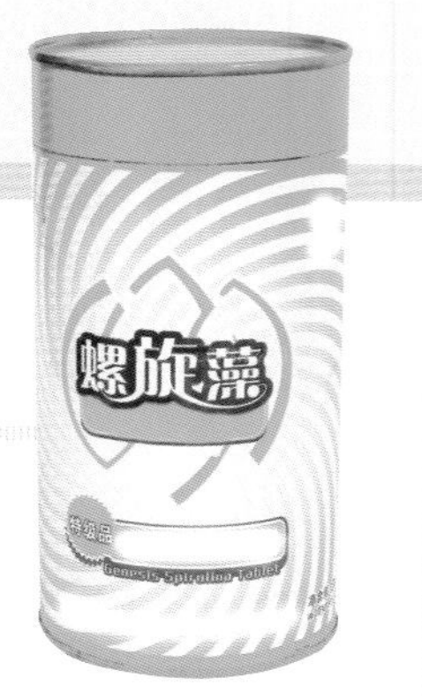

基礎營養素含量（每 100 克，下同）	含量比較	營養功效
熱　量：356 大卡	高 ★★★	螺旋藻含有蛋白質、β-胡蘿蔔素、維生素 B1、維生素 B2、維生素B6、維生素B12、維生素E、γ-亞麻酸、葉綠素等營養成分。螺旋藻含較多 γ-亞麻酸，可促進鈣吸收、防止代謝紊亂和抗衰老；螺旋藻中的 β-胡蘿蔔素可保護眼睛，滋潤皮膚。
醣　類：18.2 克	高 ★★★	
蛋白質：64.7 克	高 ★★★	
脂　肪：3.1 克	低 ★☆☆	

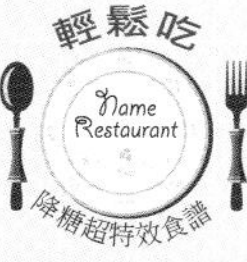

降糖超特效食譜

G 綠色食物 R 紅色食物 Y 黃色食物 W 白色食物 B 黑色食物

雞胗螺旋藻 G R

食材：螺旋藻 5 克，雞胗 200 克。

調味料：花椒 1 克，乾紅辣椒 5 克，米酒、蠔油各 3 克，鹽、香菜段、蔥花各少許，植物油 10 克。

做法：

1. 雞胗去除外部油脂，切厚片，加米酒、蠔油、蔥花略醃，下油鍋煮熟。
2. 鍋留底油，倒入乾紅辣椒、花椒翻炒，炒至出油時倒放入蔥花、雞胗、螺旋藻，加鹽、香菜段炒勻，裝盤即可。

營養計算機

總熱量約 253.8 大卡．蛋白質 41.6 克．脂肪 6.75 克．醣類 8.9 克

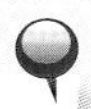

食物代換表 雞胗 4 代換份、螺旋藻 1/10 代換份

降血糖關鍵營養素

γ-亞麻酸（✔）鋅（✔）鎂（✔）植物性高蛋白（✔）維生素B群（✔）泛酸（✔）

對糖尿病的益處

促進胰島素合成，提高胰島素活性。螺旋藻所含的豐富的 γ-亞麻酸，以及鋅、鎂元素可以促進體內胰島素的合成，提高胰島素的活性。

這樣吃才健康

螺旋藻一次不能吃太多，否則容易引起胃脹氣。

搭配宜忌

✔ 螺旋藻＋蛋白粉 ⇨ 促進營養素的吸收和利用

服用螺旋藻時可搭配蛋白粉，蛋白粉能促進對螺旋藻豐富營養素的吸收和利用。

肉桂

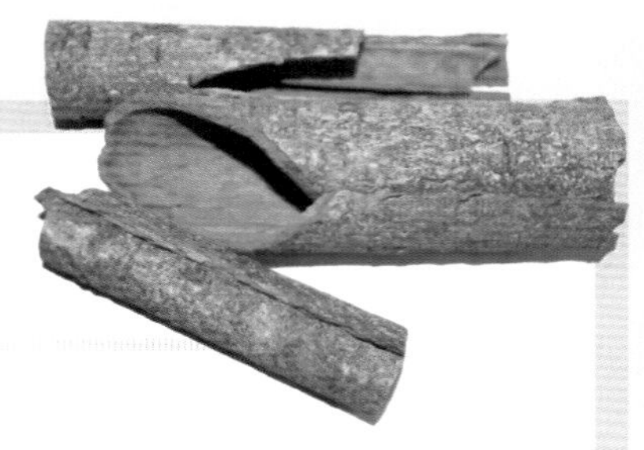

提高胰島素對血糖值的穩定作用

推薦用量：每餐宜吃 5 克

基礎營養素含量（每 100 克，下同）	含量比較	營養功效
熱　量：199 大卡	高 ★★★	肉桂含有揮發油，油中主要成分為肉桂醛、少量乙酸桂皮酯、肉桂酸和肉桂醇 D_1、肉桂醇 D_2 等。肉桂含苯丙烯酸類化合物，能增加前列腺組織的血流量，對前列腺增生有一定輔助治療作用；肉桂中的肉桂醛可促進唾液及胃液分泌，增強消化功能。
醣　類：71.5 克	高 ★★★	
蛋白質：11.7 克	高 ★★★	
脂　肪：2.7 克	低 ★☆☆	

ⓘ 降血糖關鍵營養素

黃烷醇多酚類物質（✔）

對糖尿病的益處

穩定血糖，降低胰島素抵抗。肉桂中含有黃烷醇多酚類抗氧化物質，能提高胰島素對血糖水平的穩定作用和降低胰島素抵抗。

這樣吃才健康

肉桂性熱活血，孕婦、陰虛火旺者、血熱出血者及其他熱病患者不宜食用。

搭配宜忌

✔ 肉桂＋白米 ⇨ 輔助治療脾胃虛寒型慢性胃炎

肉桂和白米都有散寒止痛、溫中和胃的功效，兩者一起煮粥喝，可以輔助治療脾胃虛寒型慢性胃炎。

降糖超特效食譜

Ⓖ 綠色食物 Ⓡ 紅色食物 Ⓨ 黃色食物 Ⓦ 白色食物 Ⓑ 黑色食物

肉桂粥 ⓌⒷ

食材：白米 100 克，肉桂 10 克。

做法：

1. 白米淘洗乾淨，浸泡半小時後撈出，瀝乾水分備用；肉桂擦洗乾淨，打碎。
2. 鍋中加入冷水、肉桂，煮滾後約 20 分鐘，濾取濃汁。
3. 將鍋子洗淨，放入冷水、白米，先用大火煮開，再改用中火熬煮至米熟即可。

營養計算機

總熱量約 366 大卡．蛋白質 8.6 克．脂肪 1.1 克．醣類 85.1 克

降糖妙招 肉桂擦洗乾淨，打碎，更有利於吸收抗氧化物質，從而穩定血糖。

食物代換表 肉桂 1/5 代換份、白米 4 代換份

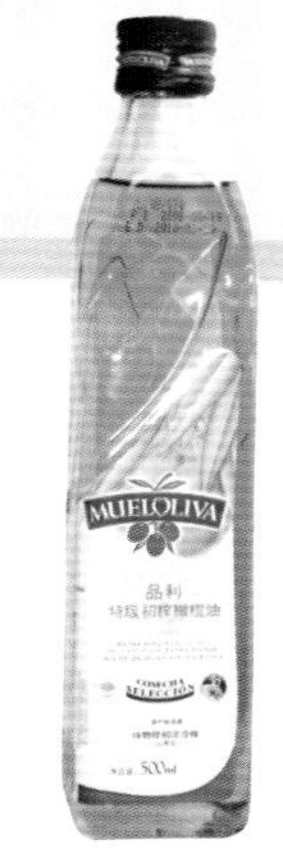

橄欖油

改善糖尿病患者整體的代謝狀況

推薦用量：每餐宜吃 10 克

基礎營養素含量（每 100 克，下同）	含量比較	營養功效
熱　量：899 大卡	高 ★★★	橄欖油含有維生素 D、維生素 E、維生素 K、油酸、亞油酸、鐵、鈣等營養成分。橄欖油中的單元不飽和脂肪酸和維生素 E 及酚類抗氧化物質，能消除臉部皺紋，防止肌膚衰老；橄欖油可刺激膽汁分泌，減少膽囊炎的發生。
醣　類：0 克	低 ★☆☆	
蛋白質：0 克	低 ★☆☆	
脂　肪：99.9 克	高 ★★★	

降糖超特效食譜

Ⓖ綠色食物 Ⓡ紅色食物 Ⓨ黃色食物 Ⓦ白色食物 Ⓑ黑色食物

橄欖油馬鈴薯沙拉 ⒼⓇⓎ

食材：馬鈴薯 150 克，紅蘿蔔、黃瓜各 100 克。

調味料：橄欖油 5 克，白醋 10 克，鹽 4 克，胡椒粉少許。

做法：

1. 馬鈴薯去皮洗淨，切小塊，用清水浸泡 10 分鐘，沸水煮熟；紅蘿蔔和黃瓜洗淨，切塊。
2. 將馬鈴薯塊、紅蘿蔔塊、黃瓜塊一同放入碗中，加橄欖油、白醋、鹽、胡椒粉攪拌均勻即可。

營養計算機

總熱量約 177 大卡．蛋白質 4.8 克．脂肪 5.8 克．醣類 28.9 克

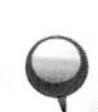

食物代換表 馬鈴薯 1 代換份、橄欖油 1/2 代換份

降血糖關鍵營養素

油酸（✔）

對糖尿病的益處

改善糖尿病患者的總體代謝。橄欖油中豐富的油酸可增加胰島素的敏感性，降低胰島素抵抗，改善糖尿病患者的總體代謝狀況。

這樣吃才健康

橄欖油有一定的保質期，放置時間太久、已經產生油耗味的橄欖油不能食用，否則易引起腹瀉、嘔吐等中毒症狀。

搭配宜忌

Ⓥ 橄欖油＋花生油 ⇨ 補充 ω-3 和 ω-6 脂肪酸

橄欖油缺乏 ω-3 和 ω-6 脂肪酸，與花生油、葵花子油等食用油配合吃效果最好。

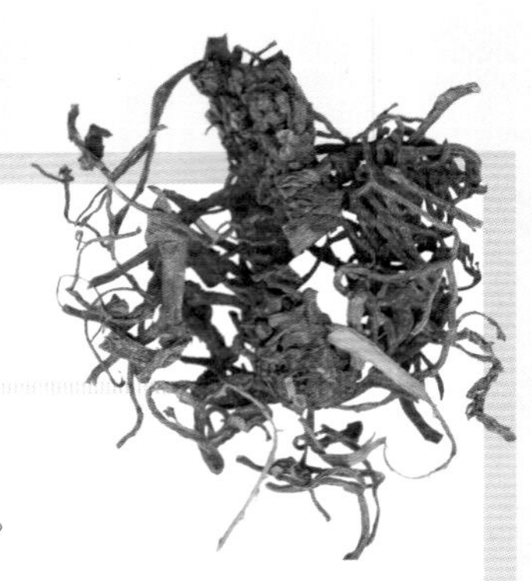

馬齒莧

調節人體內醣代謝過程

推薦用量：煎湯，10 ～ 15 克，鮮品 30 ～ 60 克；或絞汁。

保健功效

1. 馬齒莧含有大量的鉀鹽，具有良好的利水消腫作用；鉀離子還可直接作用於血管壁，使血管壁擴張，阻止動脈管壁增厚，從而達到降低血壓的作用。

2. 馬齒莧富含維生素A樣物質和SL3脂肪酸，能維持上皮組織，如皮膚、角膜及結合膜的正常機能，增強視網膜感光性能，具有明目的功效。

對糖尿病的益處

促進胰島素分泌，降低血糖濃度。馬齒莧含有高濃度的去甲腎上腺素，能促進胰島分泌胰島素，調節人體內醣代謝過程，從而降低血糖濃度。

對預防併發症的益處

防治糖尿病併發心臟病。馬齒莧中含有豐富的γ-3脂肪酸，能抑制人體內血清膽固醇和三酸甘油脂的生成，預防血小板聚集、冠狀動脈痙攣和血栓形成，從而達到防治糖尿病併發心臟病的作用。

服用禁忌

馬齒莧性寒涼而滑利，對子宮有明顯的興奮作用，可能造成流產。孕婦應禁食。

降糖超特效食譜

Ⓖ綠色食物 Ⓡ紅色食物 Ⓨ黃色食物 Ⓦ白色食物 Ⓑ黑色食物

馬齒莧炒雞蛋 Ⓖ Ⓦ

食材：鮮馬齒莧 50 克，雞蛋白 3 顆。

調味料：鹽 3 克，米酒 5 克，植物油 15 克。

做法：

1. 將馬齒莧洗淨，切成段；把雞蛋白打散，加入馬齒莧調勻，加入鹽、米酒、調味。
2. 油鍋燒熱，將馬齒莧和蛋白液倒入鍋內，快速翻炒至熟即可。

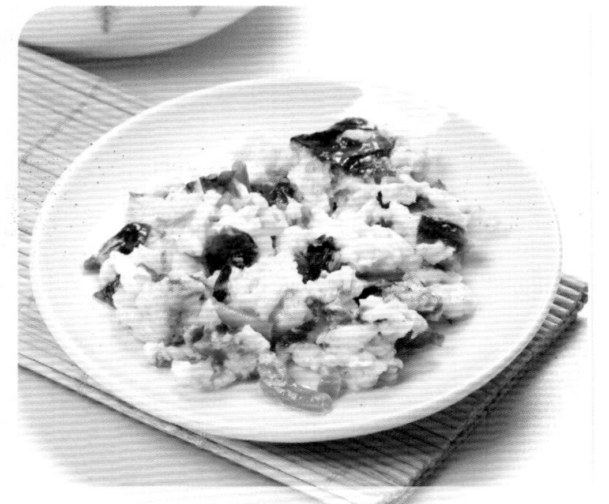

降糖妙招 蛋黃中膽固醇含量較高，糖尿病患者可以只用蛋白烹炒此菜。

中藥類

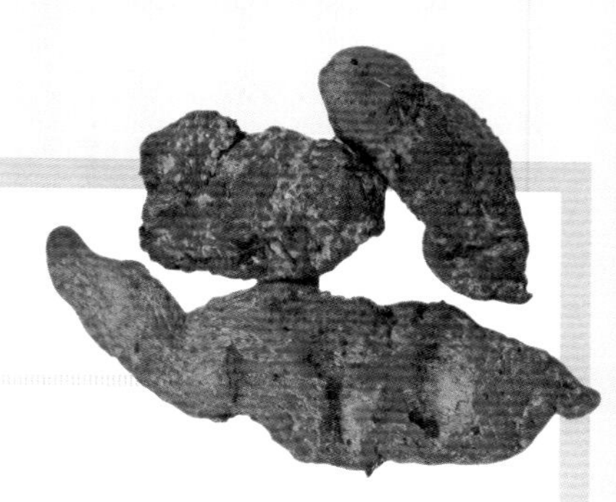

地黃（生、熟）

降低血糖，升高血漿胰島素值

推薦用量：煎湯，10～15 克，大劑量可用至 30 克。

降糖超特效食譜

Ⓖ綠色食物 Ⓡ紅色食物 Ⓨ黃色食物 Ⓦ白色食物 Ⓑ黑色食物

洋蔥地黃奶 ⓌⒷ

食材：洋蔥 100 克，生地黃 50 克，牛奶 100 克。

做法：

1. 洋蔥去老皮，洗淨，切碎，搗爛；生地黃洗淨，切碎，搗爛。
2. 將洋蔥碎和生地黃碎放入果汁機，取汁，盛入碗中。
3. 鍋中倒入牛奶，用小火煮至快滾時，放入洋蔥生地黃汁，攪勻，再煮滾即可。

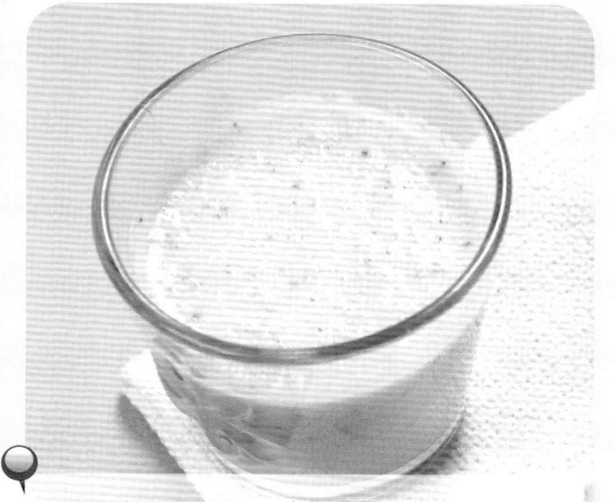

降糖妙招 所有食材均攪碎，打汁，有利於降低血糖，提高血液中胰島素值。

保健功效

1. 生、熟地黃均能調節甲狀腺亢進患者的甲狀腺功能，並能調節異常的甲狀腺激素狀態。

2. 地黃中的地黃多醣體可促進骨髓造血幹細胞的增殖，刺激其造血功能，並對放射損傷有一定的保護和促進恢復作用。

對糖尿病的益處

提高血漿胰島素值。

地黃中的多聚糖可以根據機體不同醣代謝狀態對血糖產生明顯的調節作用，在明顯降低血糖的同時，使血漿胰島素值明顯升高，血漿皮質酮含量下降。

對預防併發症的益處

雙向調節血壓。地黃對血壓有雙向調節作用，有利於穩定血壓值，對預防和輔助治療糖尿病併發高血壓有一定作用。

服用禁忌

地黃性滋膩，脾虛泄瀉、胃寒食少、氣滯痰多、腹滿便溏者慎用。

石膏

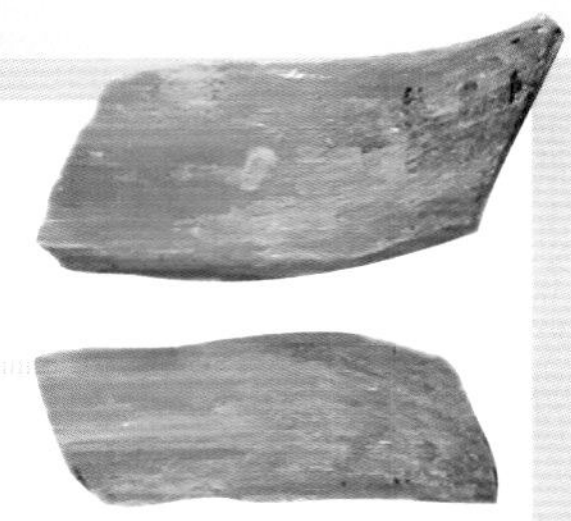

改善糖尿病患者的口渴症狀

推薦用量：15 ～ 60 克。

保健功效

1. 石膏能增加血清內鈣離子濃度，降低骨骼肌興奮性、緩解肌肉痙攣，並能減少血管通透性，從而達到解熱、鎮痙和消炎的作用。

2. 生石膏對燒傷性發熱、中暑高熱等非細菌感染性發熱有很好的退熱效果；對於慢性感染所引起的長期低熱，生石膏與青蒿、地骨皮、知母等藥物搭配使用，能加強退熱的效果。

對糖尿病的益處

改善糖尿病患者的口渴症狀。生石膏具有促進唾液分泌的作用，能改善糖尿病患者的口渴症狀。生石膏有類似酶的作用，能達到降糖的促進作用。

服用禁忌

石膏性大寒，有面色蒼白、畏寒怕冷、四肢不溫、大便稀溏等症狀的脾胃虛寒者及血虛、陰虛發熱者忌服。

降糖超特效食譜

Ⓖ綠色食物 Ⓡ紅色食物 Ⓨ黃色食物 Ⓦ白色食物 Ⓑ黑色食物

人參石膏雞肉湯 Ⓨ Ⓦ

食材：雞肉 200 克，人參 10 克，白米、石膏各 30 克。

調味料：鹽 2 克。

做法：

1. 人參、石膏、白米、雞肉分別洗淨，雞肉切塊，沸水汆燙沖淨，人參切片。
2. 將人參、石膏、白米、雞肉放入沙鍋內，加適量清水，大火煮滾後，小火煮 2 小時，加鹽調味即可。

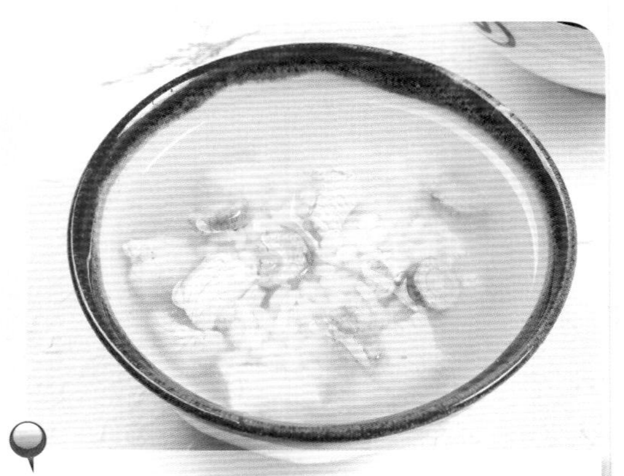

降糖妙招 雞肉洗淨，沸水汆燙，沖去血沫，可去油脂；也可以去掉雞皮，油脂更少；人參切片，利於吸收人參總皂苷，刺激胰島素吸收、降血糖。

中藥類

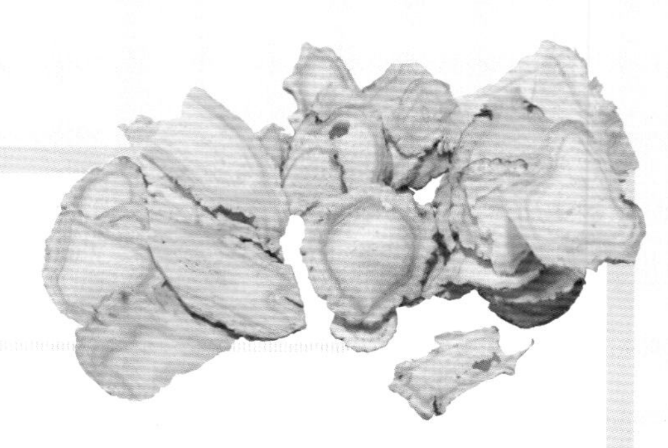

人參

刺激人體釋放胰島素

推薦用量：煎湯，每次 3 ～ 10 克為宜。

降糖超特效食譜

Ⓖ綠色食物 Ⓡ紅色食物 Ⓨ黃色食物 Ⓦ白色食物 Ⓑ黑色食物

人參羊肉湯 ⓇⓎ

食材：羊肉 250 克，人參 50 克。

調味料：蔥段、薑片、鹽各適量。

做法：

1. 人參洗淨，放入沙鍋中，用清水浸泡 30 分鐘，大火燒開後轉小火煎 30 分鐘，取汁；羊肉洗淨，切塊。
2. 人參汁倒入沙鍋中，放入羊肉、蔥段、薑片和淹過鍋中食材的清水，小火燉至羊肉爛，加少許鹽調味即可。

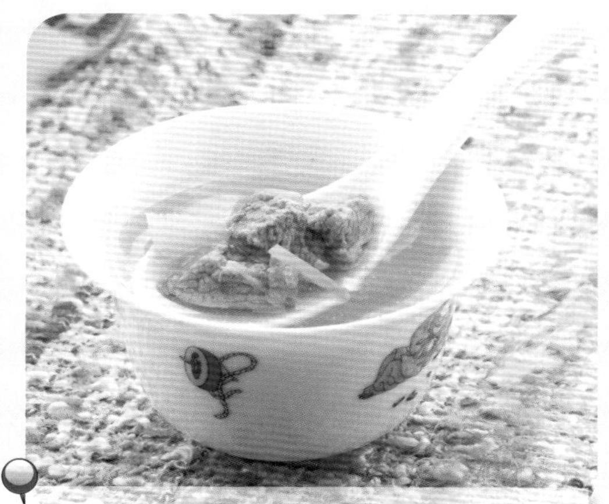

降糖妙招 泡人參的水也富含人參總皂苷，要一起煮湯；不要加高湯，只加清水煮湯。

保健功效

1. 人參中的活性物質可以抑制黑色素的還原性能，使皮膚潔白光滑，是護膚美容的佳品。

2. 人參具有大補元氣、強身健體的作用，可以調節中樞神經系統，提高腦力與體力勞動的能力，有抗疲勞的作用。

對糖尿病的益處

刺激胰島素分泌，降低血糖。人參總皂苷有刺激人體釋放胰島素的作用，且人參多醣、人參多肽、人參莖葉多醣、人參非皂苷部分都有降血糖作用。

對預防併發症的益處

改善心臟功能。人參能夠改善心臟功能，增加心肌收縮力，對預防糖尿病併發高血壓、心臟病、動脈硬化有一定的作用。

服用禁忌

人參對大腦皮質有興奮作用，所以睡前不宜服用人參，有可能會導致失眠；有過敏、盜汗、感冒發熱等症者不宜服用。

丹參

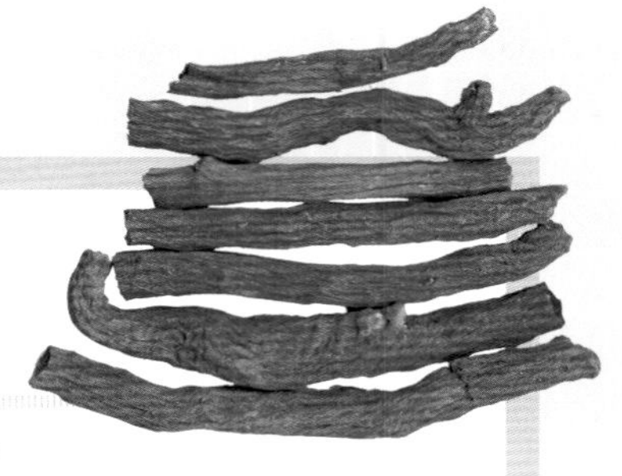

防治中老年糖尿病患者的嚴重併發症

推薦用量：煎湯，浸酒，泡茶，5～15 克，大劑量可用至 30 克。

保健功效

1. 丹參能擴張冠狀動脈，增加冠狀動脈流量，改善心肌缺血、梗塞和心臟功能，調節心律，並能擴張周邊血管，改善微循環。

2. 丹參能抑制或減輕肝細胞病變、壞死及發炎反應，促進肝細胞再生，並有抗纖維化作用。

對糖尿病的益處

防治嚴重併發症。丹參能對抗血管緊張素，常服用可預防和治療中老年糖尿病患者的大血管、微血管和周圍神經病變等嚴重併發症，降低因併發症導致的致死、致殘率。

對預防併發症的益處

防治糖尿病併發血脂異常症。丹參可調節血脂及降低血液黏稠度，用於防治糖尿病併發高血脂有較好的效果。

服用禁忌

丹參及含丹參的中藥不宜與番木鱉鹼、麻黃鹼、山梗菜鹼、維生素 B_1、維生素 B_2 合用，因為丹參的水溶性成分會與這些藥物結合產生沉澱，降低療效。

降糖超特效食譜

G 綠色食物 R 紅色食物 Y 黃色食物 W 白色食物 B 黑色食物

丹參豬肝湯 G R

食材：豬肝 200 克，丹參 15 克，青江菜 2 棵。

調味料：鹽 3 克。

做法：

1. 豬肝洗淨切片；丹參洗淨；油菜洗淨，切成段。
2. 鍋中加入適量水，放入丹參煮滾後，轉小火熬煮約 15 分鐘。
3. 丹參湯轉中大火再次煮開，放入豬肝片和洗淨的青江菜，待再次滾沸煮 2、3 分鐘後加鹽調味即可。

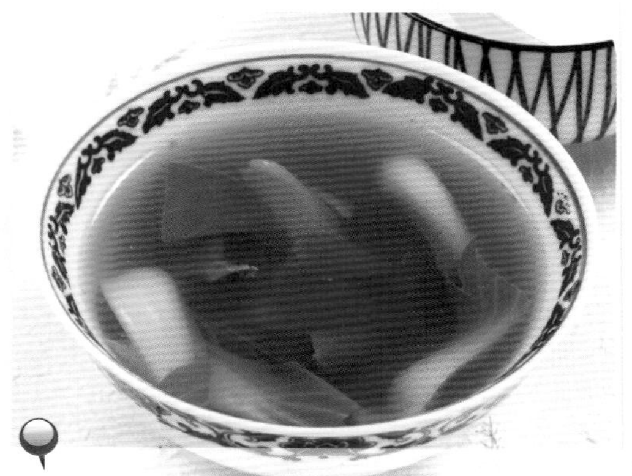

降糖妙招 丹參煮滾後，要再煮 15 分鐘；煮丹參的水不要太多，以免稀釋湯液濃度。

中藥類

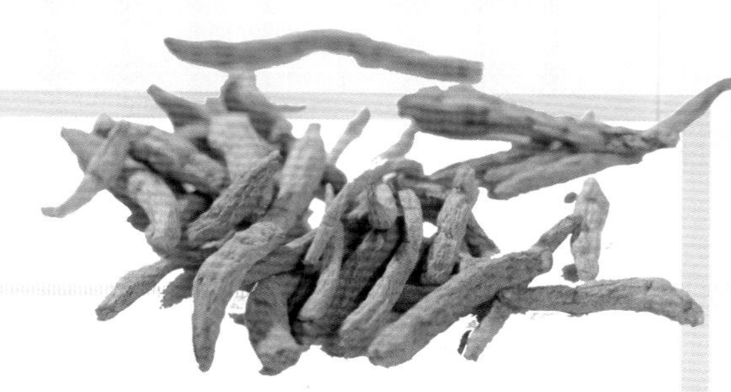

麥冬

緩解燥熱，增加肝糖原

推薦用量：煎湯，6～12克。

降糖超特效食譜

Ⓖ綠色食物 Ⓡ紅色食物 Ⓨ黃色食物 Ⓦ白色食物 Ⓑ黑色食物

枸杞麥冬蛋丁 ⓇⓎⓌ

食材：豬瘦肉50克、枸杞、花生碎粒各15克，麥冬10克，雞蛋3顆。

調味料：鹽3克，植物油10克，太白粉少許。

做法：

1. 枸杞洗淨，入沸水汆燙一下；麥冬入沸水煮熟，切成碎末；雞蛋加適量水、鹽攪勻，倒入碗壁塗油的碗中，隔水蒸熟，冷卻後切成丁；豬肉洗淨，切丁。
2. 油鍋燒熱，放入豬瘦肉丁炒熟，再倒入蛋丁、枸杞、麥冬碎末炒勻，加鹽調味，再撒上花生碎粒即可。

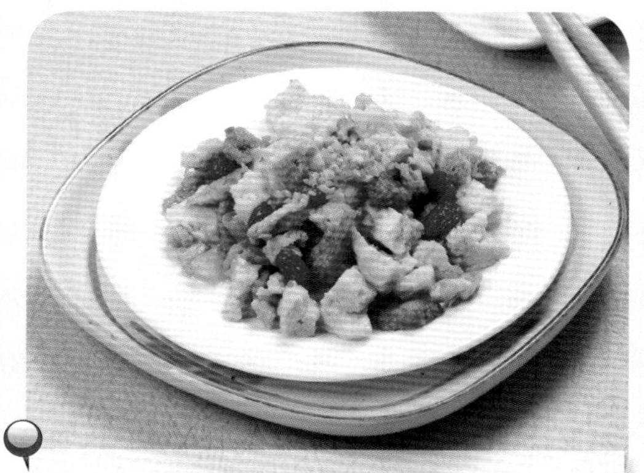

降糖妙招 花生不要油炸，可以用炒乾的；雞蛋去掉蛋黃，只用蛋白，減少膽固醇的含量。

保健功效

1. 中醫認為麥冬具有養陰清熱、潤肺止咳的功效，適合因陰虛肺燥導致的乾咳、咽喉痛、便祕、肺胃熱燥、心煩失眠。

2. 現代醫學認為麥冬具有強心作用，能夠增強心肌收縮力，增加冠狀動脈流量，適用於心肌缺血、心律不整。

對糖尿病的益處

養陰潤肺，降低血糖。麥冬既可養陰潤肺，緩解血糖升高及環境燥熱引起的燥熱；又有促進胰島細胞功能恢復、增加肝糖原、降低血糖的作用。

對預防併發症的益處

預防糖尿病併發急性心肌梗塞。麥冬能顯著減少心肌細胞的缺氧性損害，對正常心肌細胞有保護作用，有助於預防糖尿病併發急性心肌梗塞。

服用禁忌

麥冬性寒，脾胃虛寒泄瀉、風寒咳嗽、胃有痰飲濕濁者不宜服用。

茯苓

減少胰島素需要量，控制餐後血糖的代謝

推薦用量：煎湯，10～15克。

保健功效

1. 茯苓具有一定程度的利尿作用，尤其對腎性和心性水腫病人利尿作用顯著。

2. 茯苓有促進肝臟膠原蛋白降解和肝內纖維組織重吸收的作用，可減輕肝硬化病情。

3. 茯苓中富含的茯苓多醣能增強人體免疫功能，提高人體的抗病能力，達到防病、延緩衰老的作用。

對糖尿病的益處

控制餐後糖代謝。茯苓中的多醣成分和不溶性膳食纖維能降低糖尿病患者的空腹血糖濃度，減少胰島素需要量，控制餐後血糖的代謝。

對預防併發症的益處

輔助治療糖尿病併發腎臟病。茯苓能改善伴有體倦乏力、食少便溏等症狀的腎病綜合症、脾胃氣虛證，輔助治療糖尿病併發腎病。

服用禁忌

身體虛弱、津虧血少的人；或在秋燥季節，口乾咽燥，並無脾虛濕困，則不宜長期服用茯苓，否則會加重燥氣。

降糖超特效食譜

Ⓖ綠色食物 Ⓡ紅色食物 Ⓨ黃色食物 Ⓦ白色食物 Ⓑ黑色食物

豆蔻茯苓饅頭 Ⓦ

食材：白豆蔻10克，茯苓30克，麵粉500克，發酵粉7克。

做法：

1. 白豆蔻去殼，烘乾研磨成細粉；茯苓烘乾，研磨成細粉。
2. 將麵粉、豆蔻粉、茯苓粉、發酵粉和勻，加水適量，揉成麵糰，發酵待用。
3. 將麵糰製成每個重20克的饅頭，蒸20分鐘即可。

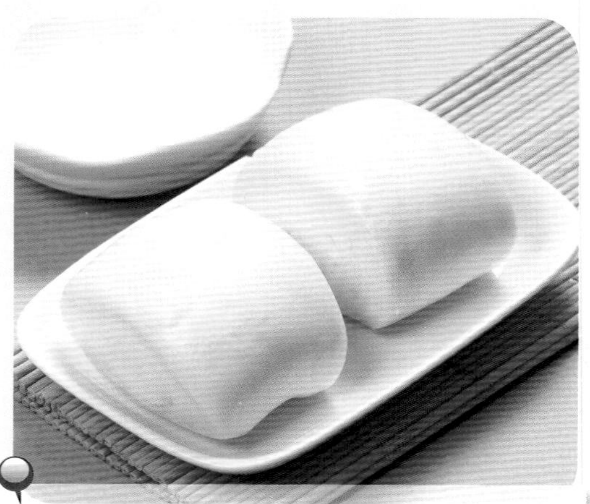

降糖妙招 白豆蔻和茯苓均磨成粉；每個饅頭只有20克，有利於糖尿病患者判斷主食量。

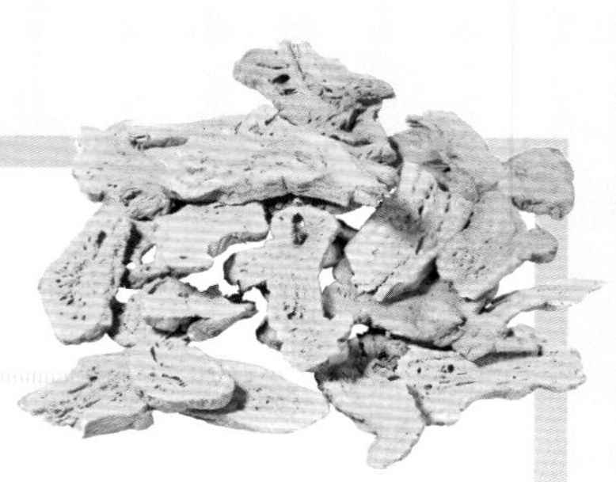

白朮

促進人體周圍組織對葡萄糖的利用

推薦用量：煎湯，3～15克。

降糖超特效食譜

Ⓖ綠色食物 Ⓡ紅色食物 Ⓨ黃色食物 Ⓦ白色食物 Ⓑ黑色食物

白朮豬肚粥 ⓇⓌ

食材：豬肚150克，白米100克，白朮45克。

調味料：鹽3克，蔥花10克。

做法：

1. 豬肚洗淨，將白朮納入豬肚內；白米淘洗乾淨。
2. 沙鍋加入適量清水，放白米、豬肚，煮至豬肚熟爛、米爛成粥，加入鹽、蔥花調味即可。

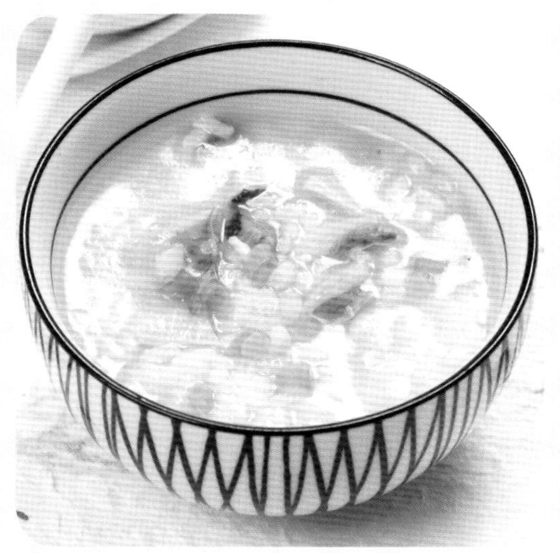

保健功效

1. 白朮能調整腸胃運動，其丙酮提取物能降低胃液酸度，減少胃酸及胃蛋白酶的排出量，對胃黏膜損傷有抑制作用。
2. 白朮可減輕肝糖原減少以及肝細胞病變壞死，促進肝細胞增長，保護肝臟。

對糖尿病的益處

提高胰島素受體敏感性，降低血糖。白朮能促進人體周圍組織對葡萄糖的利用，提高胰島素受體敏感性、對抗胰島素對抗激素，從而達到降血糖作用。

服用禁忌

白朮性燥熱，所以陰虛內熱、津液虧耗者慎服；鬱結氣滯、脹悶積聚、吼喘壅塞、癰疽多膿者禁服。

黃精

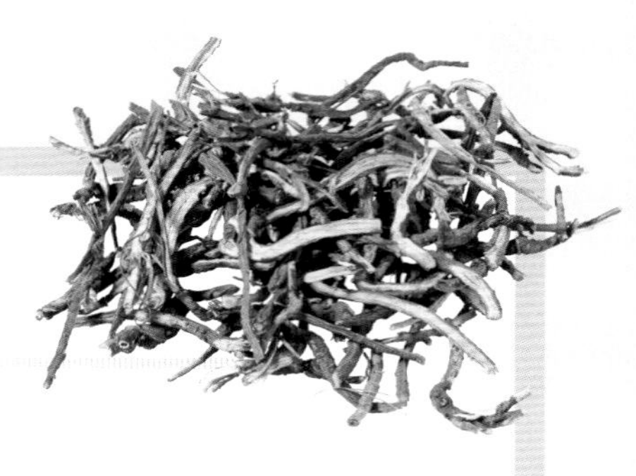

抑制因腎上腺素引起的血糖過高

推薦用量：煎湯，15～25克，鮮品50～100克。

ⓘ 保健功效

1. 黃精含黏液質，有增強免疫功能、抗衰老、抗疲勞、強心等作用。

2. 黃精具有顯著的抗結核桿菌作用，對多種致病性真菌和傷寒桿菌、金黃色葡萄球菌有抑制作用。

對糖尿病的益處

抑制腎上腺素引起的血糖過高。黃精中的多醣成分可預防四氧嘧啶對胰腺的損傷，減輕血糖急性升高，對腎上腺素引起的血糖過高呈顯著抑制作用。

對預防併發症的益處

防治糖尿病併發心血管疾病。黃精可增加冠狀動脈流量，並能調節血脂，減輕冠狀動脈粥狀硬化程度，有助於預防糖尿病併發心血管疾病。

服用禁忌

黃精的藥性比較滋膩，可助濕生疾，痰濕內盛、胃脘脹滿或脾胃陽虛、泄瀉便溏的人不宜單獨應用。

降糖超特效食譜

Ⓖ綠色食物 Ⓡ紅色食物 Ⓨ黃色食物 Ⓦ白色食物 Ⓑ黑色食物

黃精煲雞肉 ⓇⓎⒷ

食材：黃精20克，麥冬15克，雞肉150克，火腿肉50克，乾香菇15克。

調味料：米酒、蔥花、薑末、鹽、雞粉、五香粉各適量。

做法：

1. 黃精、麥冬分別洗淨，切成片；雞肉洗淨，切成小塊；火腿肉洗淨，切成薄片；香菇用溫水泡發，洗淨，去蒂，切成兩半。
2. 將黃精片、麥冬片、雞肉塊、火腿肉片、香菇一起放入湯鍋內，加入適量清水和米酒、蔥花、薑末，先用大火煮滾，改用小火煨1小時，待雞肉酥爛，加鹽、雞粉和五香粉調味，再煮至沸即可。

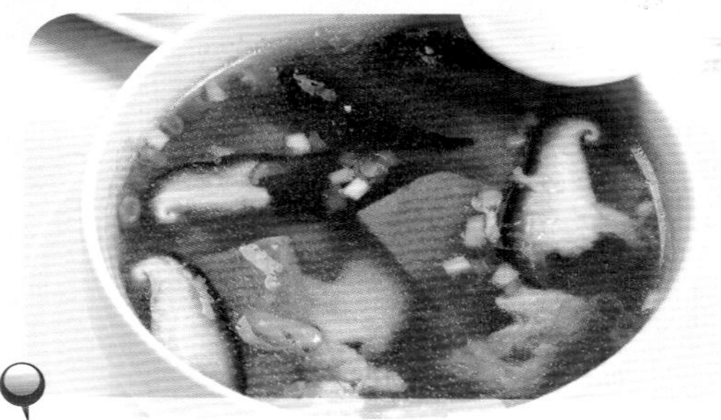

降糖妙招 黃精、麥冬切片；加清水大火煮，小火煨，有利於藥效揮發。

中藥類

枸杞

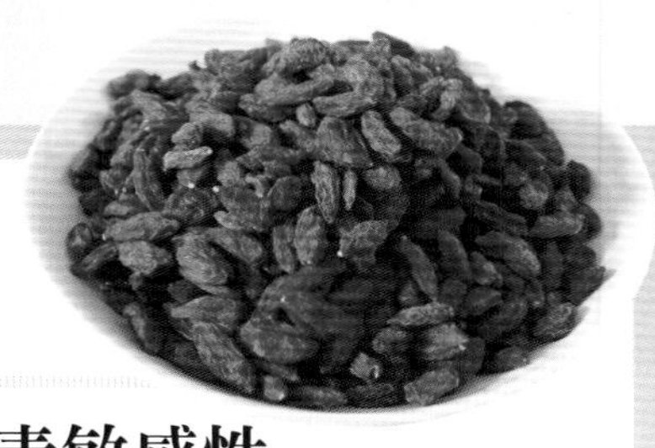

改善胰島 β 細胞功能，增加胰島素敏感性

推薦用量：煎湯，每次 6 ～ 15 克為宜。

降糖超特效食譜

Ⓖ綠色食物 Ⓡ紅色食物 Ⓨ黃色食物 Ⓦ白色食物 Ⓑ黑色食物

枸杞雞腿 ⒼⓇⓎⓌ

食材：母雞腿 2 隻，枸杞 15 克，人參 8 克。

調味料：蔥花、薑末各 5 克，米酒、醬油各 10 克，鹽 3 克。

做法：

1. 將人參洗淨，泡 2 小時，切薄片，再放入泡人參的水中；雞腿洗淨，沸水汆燙，洗去血污，去皮。
2. 鍋中倒入人參片和泡人參的水，加入雞腿、米酒、醬油、蔥花、薑末，大火燒開後，加入枸杞，轉小火煮至肉爛即可。

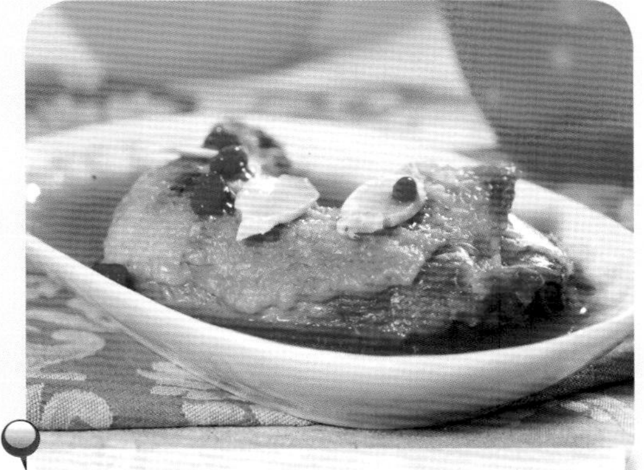

降糖妙招 泡人參的水不要倒掉，以免藥性減弱；雞腿可去皮，以減少攝取熱量和油脂，延緩血糖上升。

保健功效

1. 枸杞含有豐富的胡蘿蔔素、維生素 B1、維生素 B2、鈣、鐵等眼睛保健的必需營養，有很好的明目功效。

2. 枸杞中的多醣能提高人體肌糖原、肝糖原儲備，增強機體體力、消除運動後的疲勞。

對糖尿病的益處

改善胰島 β 細胞功能，增加胰島素敏感性。枸杞中豐富的多糖可透過改善胰島 β 細胞功能及增加胰島素敏感性的雙重作用降低血糖。

對預防併發症的益處

預防糖尿病併發脂肪肝和血脂異常症。枸杞能使肝細胞新生，保護肝臟，還可顯著降低血清膽固醇、三酸甘油脂含量，有利於預防糖尿病併發脂肪肝和血脂異常症。

服用禁忌

枸杞溫熱身體的效果相當強，正在感冒發燒、身體有發炎、腹瀉的人不宜食用。

葛根

減輕胰島素抵抗並清除自由基

推薦用量：煎湯，10 ～ 15 克。

保健功效

1. 葛根中含有的大量黃酮類物質，可防癌抗癌，並透過補充體內雌激素發揮豐胸、滋潤肌膚的作用。

2. 葛根含大豆苷，能抑制腸胃對酒精的吸收，促進血液中酒精的代謝和排泄。

對糖尿病的益處

提高胰島素敏感性，降低血糖。葛根中的葛根素可透過抑制蛋白非酶糖基化反應和醛糖還原酶活性，提高胰島素敏感性，減輕胰島素抵抗並清除自由基而產生降血糖作用。

對預防併發症的益處

防治微血管病變。葛根中的葛根素能擴張周邊血管，改善糖尿病患者微血管病變所致的周圍神經損傷、視網膜病變和腎功能病變。

服用禁忌

葛根能刺激雌激素分泌，因此乳腺增生患者及妊娠期、哺乳期婦女不宜食用。

降糖超特效食譜

Ⓖ綠色食物 Ⓡ紅色食物 Ⓨ黃色食物 Ⓦ白色食物 Ⓑ黑色食物

葛根山楂燉牛肉 ⓌⒷ

食材：葛根 10 克，山楂片 15 克，牛肉 500 克，白蘿蔔 150 克。

調味料：米酒 10 克，鹽 5 克，生薑 8 克。

做法：

1. 葛根洗淨，切片；牛肉和白蘿蔔洗淨，切成 3 公分的塊狀；生薑拍鬆。
2. 將葛根、山楂、牛肉、米酒、白蘿蔔、生薑放入燉鍋內，加水適量，用大火煮滾，再改小火燉 2 小時，加鹽調味即可。

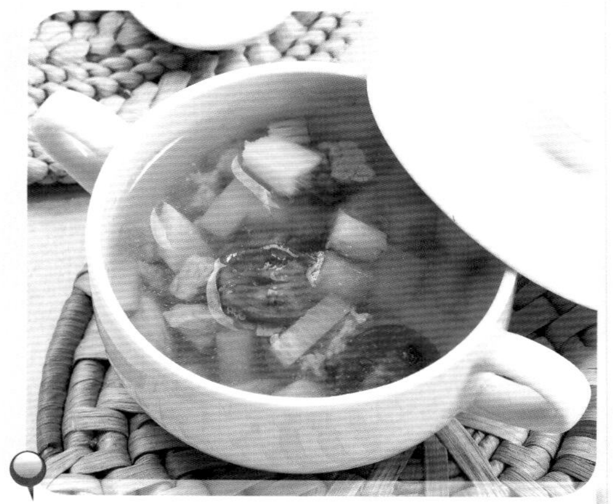

降糖妙招 生薑拍鬆，和牛肉一起煮，有利於薑黃素溶於湯中，菜餚也更入味；加清水煮，不用再放油。

中藥類

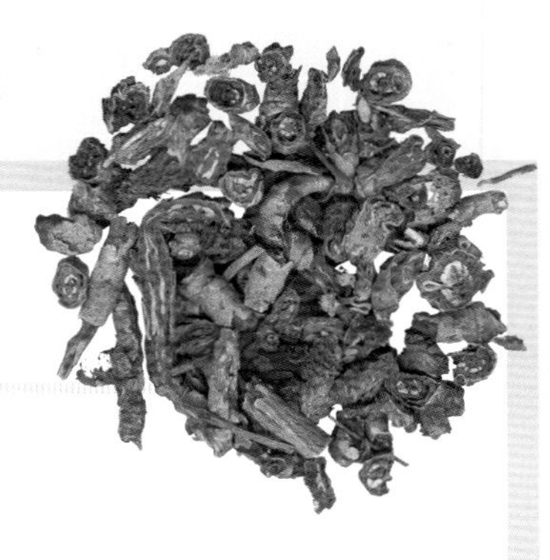

黃連

抑制糖異生，降低血糖

推薦用量：煎湯，2.5～5 克。

降糖超特效食譜

Ⓖ綠色食物 Ⓡ紅色食物 Ⓨ黃色食物 Ⓦ白色食物 Ⓑ黑色食物

黃連山藥飲 ⓎⓌ

食材：黃連 10 克，山藥 200 克。

調味料：鹽 3 克，生薑 8 克。

做法：

1. 黃連洗淨，烘乾，切成薄片，放入紗布袋中，紮口備用；山藥洗淨，除去鬚根，連皮切成厚片。
2. 沙鍋放入黃連藥袋和山藥片，加足量水，用大火煮滾後，改小火煨煮 30 分鐘，取出藥袋即可。

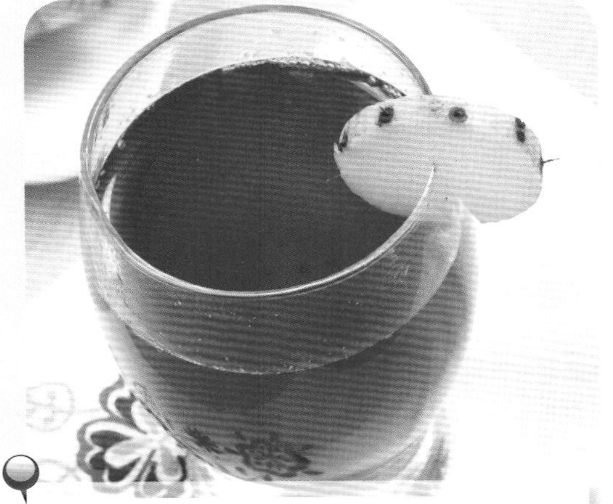

降糖妙招 山藥切厚片，比薄片更容易延緩血糖上升，減少飢餓感。

保健功效

1. 黃連中的小蘗鹼具有廣譜抗菌作用，對多種細菌、結核桿菌及真菌等有抑制或殺滅作用。

2. 黃連中的小蘗鹼對急、慢性發炎症狀均有抑制作用，還可透過抑制中樞發熱介質的生成或釋放產生解熱作用。

對糖尿病的益處

抑制糖異生作用，降低血糖。黃連中的小蘗鹼能降低肝臟和膈肌糖原含量，抑制丙氨酸為受質的糖異生作用，促進葡萄糖酵解產生降血糖效果。

對預防併發症的益處

改善糖尿病併發腎病。黃連所含小蘗鹼可使尿蛋白呈下降趨勢，腎小球病理變化得到明顯改善，對改善糖尿病併發腎病有一定作用。

服用禁忌

特殊體質及高度過敏者服用黃連易產生不良反應，要慎用；低血鉀病患者也應慎用，以免引發心臟驟停等危險。

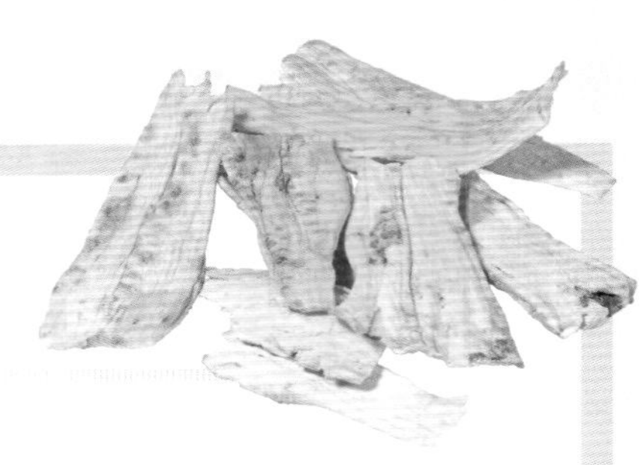

桔梗

抑制食物性血糖上升

推薦用量：煎湯，3～10克。

保健功效

1. 桔梗所含皂苷口服時可引起呼吸道黏膜分泌亢進，使痰液稀釋，促使其排出，粗製桔梗皂苷有鎮咳作用。

2. 桔梗皂苷有抑制胃液分泌和抗消化性潰瘍的作用，可預防壓力性潰瘍。

對糖尿病的益處

抑制食物性血糖上升。桔梗總皂苷有較顯著的降血糖作用，可恢復降低的肝糖原，抑制食物性血糖上升。

對預防併發症的益處

防治糖尿病肝病。桔梗中含有大量的三萜皂苷，能有效地降低血糖、血脂，保護肝臟，改善肝功能，對糖尿病肝病的預防有積極意義。

服用禁忌

桔梗性涼主瀉，所以陰虛久咳及咯血者禁服；脾胃虛弱者慎服。

降糖超特效食譜

Ⓖ綠色食物 Ⓡ紅色食物 Ⓨ黃色食物 Ⓦ白色食物 Ⓑ黑色食物

桔梗香菇湯 ⓎⒷ

食材：鮮桔梗250克，鮮香菇100克。

調味料：鹽2克，香油5克，青蔥5克。

做法：

1. 將桔梗的鮮嫩莖葉洗淨，用開水汆燙一下，再用清水浸洗兩遍，撈出瀝乾水分，切成2公分長的段；將香菇清洗乾淨，去蒂，切成片。
2. 湯鍋加入水、香菇片、蔥花，燒開後加入桔梗、鹽，煮3分鐘，淋入香油，起鍋盛入湯碗中即可。

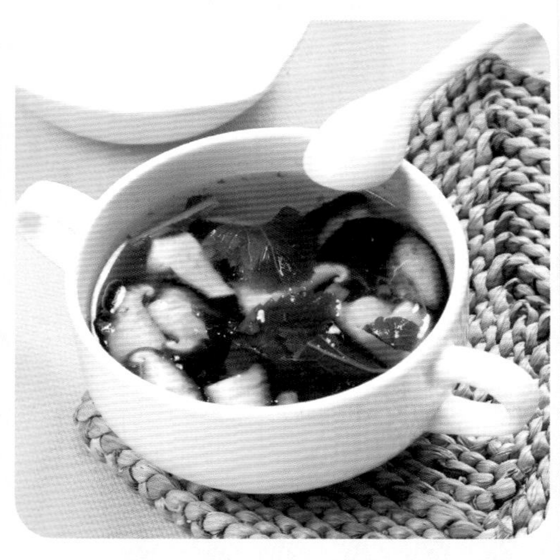

中藥類

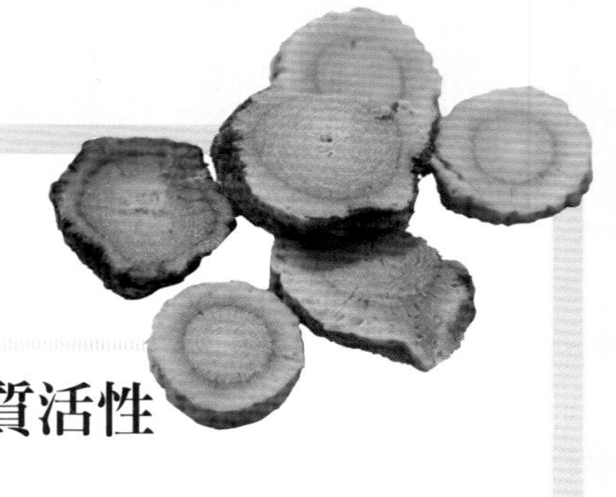

黃耆

增加糖原合成酶、胰島素受體受質活性

推薦用量：煲湯、燉肉、泡水，每次 9 ～ 30 克。

降糖超特效食譜

Ⓖ綠色食物 Ⓡ紅色食物 Ⓨ黃色食物 Ⓦ白色食物 Ⓑ黑色食物

黃耆烏骨雞湯 ⓎⒷ

食材：黃耆 50 克，烏骨雞 1 隻。

調味料：蔥段、薑片、鹽、花椒、米酒各適量。

做法：

1. 烏骨雞宰殺，去毛及內臟，洗淨，切塊，放入沸水中汆燙 3 分鐘，撈出後用涼水洗去血沫；黃耆洗淨，用溫水浸軟，切片備用。
2. 將黃耆及蔥段、薑片、花椒、雞塊放入湯鍋，加入適量水、米酒，大火燒開，轉小火煮熟，加鹽調味即可。

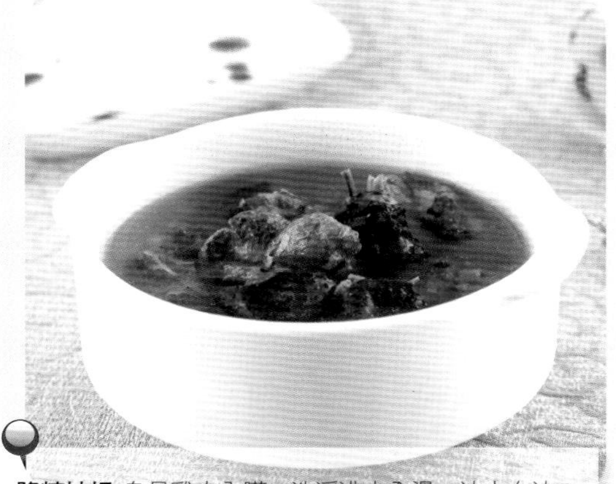

降糖妙招 烏骨雞去內臟，洗淨沸水汆燙，沖去血沫；黃耆和雞肉一起煮。

保健功效

1. 黃耆中所含的黃耆多醣能補氣，增強和調節機體免疫功能，可提高機體的抗病力。

2. 藥理研究證明，黃耆有誘生干擾素和調整機體免疫功能的作用，能抑制病毒繁殖和腫瘤生長。

對糖尿病的益處

增加胰島素敏感性、降低血糖。黃耆可透過增加糖原合成酶、胰島素受體活性而發揮增加胰島素敏感性、降低血糖的作用。

對預防併發症的益處

預防糖尿病併發腎病。黃耆有利尿消腫、防止或逆轉尿蛋白的作用；還可延緩腎臟組織的纖維化、硬化過程，對預防糖尿病併發腎病有一定作用。

服用禁忌

黃耆性溫，因此感冒發熱、胸腹鬱悶等症者，不宜服用黃耆。

玉米鬚

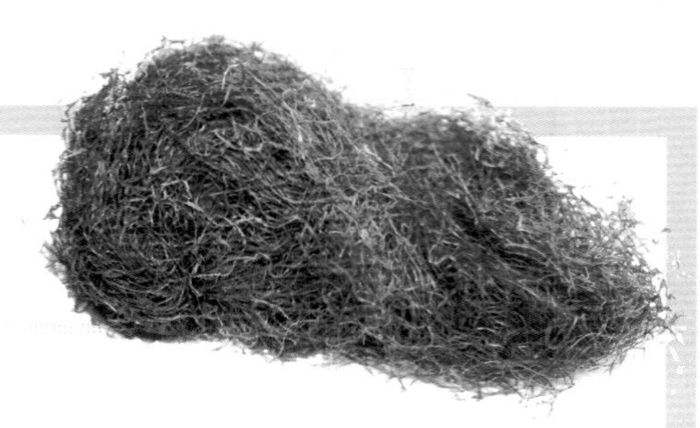

顯著降低血糖

推薦用量：煎湯，15～30 克。

保健功效

1. 玉米鬚對人有利尿作用，可以增加氯化物排出量，其利尿作用是腎外性的，所以對各種原因引起的水腫都有一定的療效。

2. 玉米鬚能加速血液凝固過程，提高血小板數目，能夠抗溶血，所以可以做為止血藥兼利尿藥，應用於膀胱及尿路結石，還可以用於急性溶血性貧血。

對糖尿病的益處

促進肝糖原的合成，降低血糖。玉米鬚中的多醣能顯著降低血糖，促進肝糖原的合成，其所含的皂苷也有輔助治療糖尿病的作用。

對預防併發症的益處

降低血壓。玉米鬚有明顯的降壓效果，可用於預防糖尿病併發高血壓。

服用禁忌

玉米鬚性平和，無明顯禁忌。

降糖超特效食譜

G 綠色食物 R 紅色食物 Y 黃色食物 W 白色食物 B 黑色食物

玉米鬚煲鮮蚌 G Y W

食材：玉米鬚 60 克，鮮蚌肉 100 克，西芹 100 克。

調味料：薑片、蔥段、鹽各 5 克，植物油 10 克。

做法：

1. 玉米鬚洗淨；鮮蚌肉洗淨，切薄片；西芹洗淨，切 5 公分長的段。
2. 將玉米鬚、蚌肉放入燉鍋內，加水適量，用大火煮滾，轉小火煮 20 分鐘，放入西芹段、蚌肉稍煮，去除玉米鬚，吃肉喝湯。

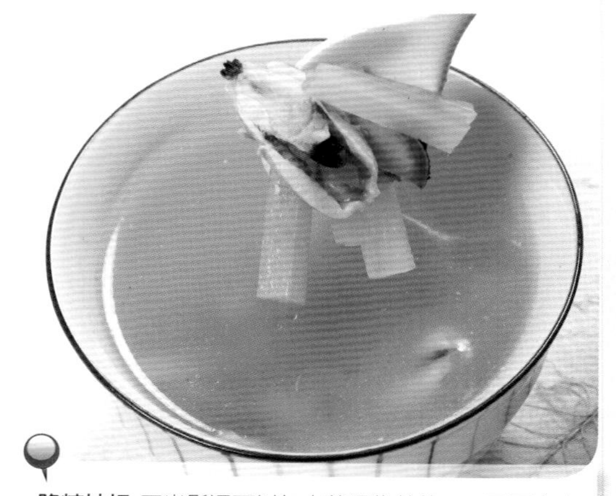

降糖妙招 玉米鬚還可以加水煎湯代茶飲，一天可多次服用。

中藥類

PART 3

4 週超特效飲食，全方位改善糖尿病

Healthy Recipes

4週28天，
透過低熱量、低脂、低鹽、
低糖、高膳食纖維的均衡膳食，
循序漸進地幫你調理身體，
改善糖尿病，從而穩定病情，
一樣可以幸福地享受人生。

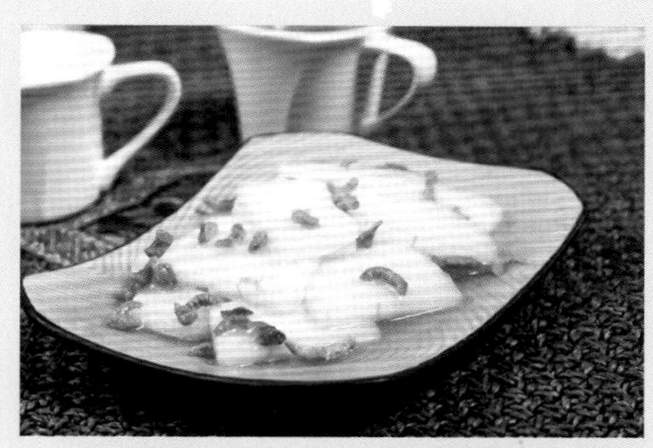

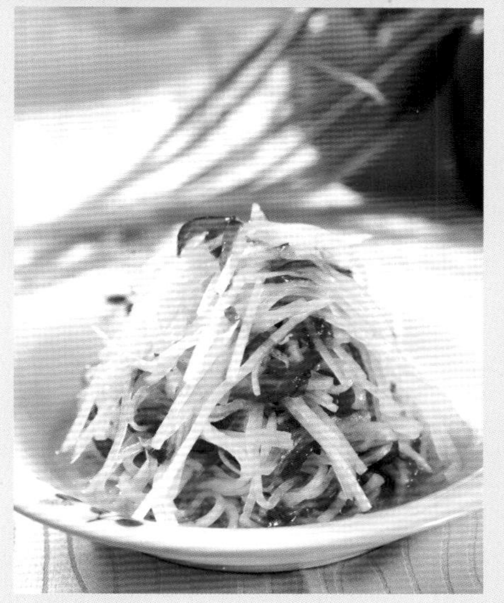

4週超特效飲食改善糖尿病

第1週 低熱量，維持理想體重

低熱量飲食是關鍵

低熱量飲食能降低血糖、三酸甘油脂，提高胰島素敏感性，對糖尿病患者穩定血糖有益；低熱量飲食能夠有效地幫助體重控制不佳的糖尿病患者減重，進而達到控制血糖和減少其他相關疾病的目標。另外，近期國際上的一項研究報告也表示，低熱量飲食是預防第2型糖尿病的關鍵。

維持理想體重只能低熱量飲食

為使體重保持在正常的標準範圍內，攝取總熱量應視病情和患者體重與標準體重之間的差距而定。病情越重，體態越胖，越應嚴格控制攝取的總熱量；而消瘦型患者則要提高全日飲食的總熱量。但要注意，低熱量飲食不是「飢餓療法」，在控制全天總熱量的情況下，三大營養素——碳水化合物（醣類）、蛋白質、脂肪所提供的熱量應分別佔總熱量的50～60％、25～35％、10～15％，兒童、孕婦、消瘦者蛋白質的攝取比例可適當增加，消瘦者脂肪的攝取比例可適當提高。

第2週 均衡飲食，營養不過剩也不欠缺

什麼叫膳食均衡

能使人體的營養需要與膳食供給之間保持平衡狀態，熱量及各種營養素滿足人體生長發育、生理及體力活動的需要，且各種營養素之間保持適當比例的膳食，叫均衡飲食。

兩千年前，《黃帝內經．素問》中提出「五穀為養，五果為助，五畜為益，五菜為充」的配膳原則，已經充分體現了食物多樣化和均衡飲食的要求。均衡飲食的核心內容可用六個字來概括：「全面、均衡、適度」。

全面

膳食要求營養全面，即食物多樣化，人體必需營養素有近50種，一個也不能少，沒有一種天然食物能滿足人體所需的全部營養素。因此要攝取多種食物，如穀類、薯類、肉、禽、蛋、奶、魚、大豆及其製品、蔬菜、水果、乾果等，每天都要盡可能多樣化地攝取。

均衡

每天所吃食物的比例要合適，接近人體需要的模式。正常人三大產能營養素的合理比例，如下：碳水化合物熱量佔每天總熱量的55～65%，蛋白質佔11～15%，脂肪佔20～30%。油脂以2／3植物油、1／3動物油為宜。另外，相同類型的食物也要多變換，如米、麵食可以經常互相交替；肉類中的豬肉、牛肉、羊肉、雞肉等也經常調換，以充分保證各種營養素都能均衡地攝取。

適度

每天攝取的食物量要和我們人體的需要相適應，人體每天需要從食物中攝取蛋白質、碳水化合物、脂肪、礦物質、維生素、水、膳食纖維等七大類40多種營養素，攝取量一定要適度，太多或太少都不行，都會妨礙正常的生理機能，過猶不及的道理在這裡同樣適用。

總之，要做到均衡飲食就要學會合理選擇與搭配食物，以保證膳食中的營養素種類齊全、營養素充足又不過剩，營養素之間的比例適當，並且早、中、晚三餐的分配合理。

均衡飲食是治療糖尿病的基礎

有些糖尿病患者因為懼怕血糖升高，過於嚴格的控制飲食，導致營養不良，甚至厭食，有的患者僅控制主食而對於肉食、零食完全不加以控制，這些都與膳食均衡的原則相違背，其做法都是不可取的，會讓血糖居高不下或大起大落。因為各種食物所含的營養素不完全相同，任何一種天然食物均不能提供人體所需的全部營養成分。均衡飲食是一種科學的、合理的膳食，這種膳食所提供的熱量和各種營養素不僅全面，而且膳食的供給和人體的需要保持平衡，既不過剩也不欠缺，並能照顧到不同年齡、性別、生理狀態及各種特殊的情況，這也是糖尿病治療的飲食基礎。

均衡的飲食必須由多種食物組成。中國營養學會為了表示一個比較理想的模式，設計了「均衡飲食金字塔」（見第8頁），它共分五層，雖然金字塔中所列的食物數量是針對健康的人而言，但均衡飲食的原則，同樣適用於糖尿病患者。

第3週 膳食纖維多一些，預防餐後血糖升高

膳食纖維好，攝取莫過量

膳食纖維可降低葡萄糖的吸收速度，防止餐後血糖急劇上升，維持血糖平衡，有利於糖尿病人病情的改善。但在充分認識膳食纖維益處的同時，糖尿病患者還應清楚地意識到，膳食纖維的攝取也不是越多越好，過多的膳食纖維，會影響鈣、鐵、鋅和一些維生素的吸收。

糖尿病患者每日攝取的膳食纖維應不低於40克。膳食纖維主要來源於植物性食物，如粗糧、豆類、蔬菜、水果等。

膳食纖維的攝取量要一點點地增加

糖尿病患者應循序漸進地增加膳食纖維的攝取量。因為，如果糖尿病患者突然在短時間內由低膳食纖維飲食迅速轉變為高膳食纖維飲食，可能會出現胃腸脹氣、腹痛、腹瀉等一系列消化道不適的反應。

第4週 限制脂肪的攝取量，預防併發症

控制病情，脂肪比糖更重要

數十年前，人們一般都認為糖尿病的病情控制主要與醣類有關，應限制醣類的攝取。然而，幾十年的實踐證明，脂肪對血糖的直接影響雖然小於醣類，但其間接影響卻絕不容小視，飲食中少脂肪，可使糖尿病併發症發作機率下降50％左右。糖尿病對患者身體危害最大的不是糖尿病本身，而是其引發的慢性併發症。

脂肪的攝取量要適宜

糖尿病患者的脂肪攝取量可根據自己的病情而定，一般應佔全天攝取總熱量的20～30％，即一日需要量＝標準體重（千克）×0.6～1.0（克）。糖尿病患者的食物中飽和脂肪酸（動物油）和不飽和脂肪酸（植物油）的含量以1：2為宜。肥胖、血脂異常、動脈粥狀硬化者，脂肪的攝取量宜控制在全天攝取總熱量的25％以下，膽固醇過高或高脂蛋白血症患者，每天膽固醇攝取量應低於300毫克。

一味地遠離脂肪不可取

很多糖尿病患者害怕血脂過高，長期素食，其實一味地遠離脂肪食物，會導致低膽固醇血症，更會增加心血管疾病的發病率，比如腦中風。不僅對糖尿病的治療極其不利，還會對基本的生命維持造成嚴重危害，破壞人體正常的生理功能。

看得見的脂肪和看不見的脂肪

分類	解釋	舉例
看得見的脂肪	從視覺上就知道含脂肪多的食物	動物油、大豆油、花生油、芝麻油、橄欖油及雞皮等動物外皮
看不見的脂肪	從視覺上不知道含脂肪多少的食物。這些看不見的脂肪往往是人們容易過量攝取的，很容易造成肥胖。30顆瓜子或15顆花生相當於10克純油脂（約1湯匙油）	肉、動物內臟、蛋、乳製品、豆製品、大豆、芝麻、核桃、花生

不同熱量食譜推薦，讓均衡營養變簡單

1400～1500大卡4週超特效食譜推薦

※計算個人每日所需熱量，請參考本書第20～21頁

第1週 低熱量，維持理想體重

	早餐	午餐	晚餐
一 Mon	花卷70克，豆漿200克，鴨蛋1顆，番茄100克	米飯200克，肉炒高麗菜（高麗菜100克、瘦肉25克、植物油5克），小白菜湯（小白菜150克、植物油5克）	絲糕115克，雞絲炒青椒（青椒150克、雞胸肉80克、植物油5克），素炒菠菜（菠菜100克、植物油5克）
功效	促進胰島素分泌	可達到預防肥胖的作用	增強體力，提高免疫力
二 Tue	烙餅50克，豆漿300克，水煮蛋1顆，拌白菜心（大白菜心100克、香油2克）	花卷75克，蔥燒魷魚（蔥30克、鮮魷魚300克，植物油5克），菠菜湯（菠菜150克、植物油3克）	米飯50克，玉米麵粥25克，清蒸魚（草魚肉80克、植物油3克），清炒茼蒿（茼蒿250克、植物油3克）
功效	緩解頑固性便祕	緩解疲勞，改善肝臟功能	調中開胃，降血脂
三 Wed	饅頭75克，豆腐腦200克，茶葉蛋1顆	米飯130克，芹菜炒胡蘿蔔（芹菜50克、胡蘿蔔20克、火腿20克、植物油3克），番茄湯（番茄100克、香油2克），清炒蘑菇（鮮蘑菇100克、植物油3克） 下午點心：梨100克	餛飩（麵粉50克、肉末25克），玉米麵窩窩頭35克，炒生菜（生菜200克、植物油3克），炒三丁（萵筍100克、豆乾50克、胡蘿蔔20克、植物油4克） 睡前點心：小蛋糕35克，黃瓜150克
功效	阻止糖的過量吸收	防止餐後血糖值迅速上升	可改善醣代謝

	早 餐	午 餐	晚 餐
四 Thu	饅頭（麵粉75克），豆漿250克，茶葉蛋1顆	米飯（白米75克），炒芥藍（芥藍200克、植物油4克），滷雞翅（雞翅50克、植物油4克）	玉米粥（白米30克、玉米45克），燒雙筍（春筍50克、萵苣筍50克、植物油4克），雞肉燒馬鈴薯（馬鈴薯150克、雞肉100克、植物油4克） 下午點心：橘子100克
功效	增強體質，抗衰老	補虛損，健脾胃	預防血栓形成
五 Fri	花卷（麵粉75克），豆漿220克，炒雜菜（胡蘿蔔50克、水發木耳10克、洋蔥50克、植物油2克）	米飯（白米75克），清蒸魚（鯉魚50克、香油1克），炒花椰菜（花椰菜150克、植物油2克），鹹鴨蛋1顆（帶殼70克）	水煮麵（麵條75克），醋烹豆芽（豆芽200克、植物油2克），豆乾炒雞丁（雞肉50克、豆乾25克、花生米20克、植物油2克） 睡前點心：杏桃100克
功效	預防動脈硬化	改善第2型糖尿病症狀	促進脂肪代謝
六 Sat	饅頭（麵粉25克），綠豆粥（綠豆10克、白米25克），牛奶220克，雞蛋炒蒜苗（蒜苗100克、雞蛋1顆、植物油2克）	米飯（白米75克），清炒皇宮菜（皇宮菜200克、植物油2克），紫菜火腿湯（火腿20克、紫菜10克、香油2克）	米飯（白米75克），炒南瓜絲（南瓜150克、植物油2克），鴨肉煲（鴨肉60克、筍乾20克、芋頭50克、植物油2克） 睡前點心：西瓜100克
功效	止渴、消水腫、利小便	利五臟、止渴潤腸	延緩腸道對醣類的吸收
日 Sun	饅頭（麵粉50克），白米粥（白米25克），牛奶220克，火腿涼拌黃瓜（黃瓜100克、火腿20克、香油3克）	米飯（白米75克），韭菜炒竹筍（韭菜50克、竹筍150克、植物油3克），紫菜蝦皮湯（紫菜5克、蝦皮10克、香油3克）	米飯（白米75克），炒芹菜（芹菜150克、白蘿蔔50克、植物油3克），蘑菇豆腐湯（鮮蘑菇50克、板豆腐100克、植物油3克） 睡前點心：蘋果100克
功效	可抑制醣類物質轉化為脂肪	不易引起血糖的劇烈波動	預防血液黏稠

1400～1500大卡4週超特效食譜推薦

第2週 均衡飲食，營養不過剩也不欠缺

	早　餐	午　餐	晚　餐
一 Mon	饅頭（麵粉75克），牛奶250克，滷蛋1顆，生番茄50克	米飯（白米75克），紅燒排骨（豬肋排50克、植物油2克），熗高麗菜（高麗菜200克、香油2克）	蔥花卷（麵粉75克），木耳炒肉（發泡木耳10克、瘦肉40克、植物油2克），豆皮炒黃瓜（黃瓜200克、豆皮10克、植物油2克） 睡前點心：蘋果100克
功效	生津止渴、健胃消食	預防心臟病等併發症	可減少食物中脂肪的吸收
二 Tue	玉米粥50克，饅頭（麵粉50克），豆漿250克，鹹蛋1顆，涼拌蘆筍（蘆筍50克）	米飯（白米75克），肉絲茭白筍（茭白筍100克、瘦肉20克），魷魚炒青椒（青椒100克、魷魚50克）	米飯（白米75克），西芹冬筍片（西芹100克、冬筍50克、瘦肉20克），鴨血小白菜湯（小白菜150克、鴨血豆腐50克） 睡前點心：芒果100克
功效	預防視網膜損害	促進脂肪的新陳代謝	代謝體內的鉛、銅等重金屬
三 Wed	包子（麵粉75克、茴香100克、瘦肉50克、香油3克），牛奶250克	米飯（白米75克），豆乾炒韭菜（韭菜200克、豆乾50克、植物油3克），紅燒雞肉（雞肉100克、白蘿蔔50克、發泡黑木耳10克、植物油3克）	米飯（白米75克），冬瓜排骨湯（冬瓜60克、子排50克、植物油3克） 睡前點心：葡萄60克
功效	健胃、行氣	改善體形消瘦、小便頻多	消水腫、消耗體內多餘脂肪

	早 餐	午 餐	晚 餐
四 Thu	糯米粥（糯米25克、綠豆10克），牛奶250克，水煮蛋1顆，饅頭（麵粉25克），涼拌洋蔥（洋蔥50克、香油3克）	米飯（白米75克），蘑菇燒肉（鮮蘑菇100克、瘦肉50克、植物油3克），苦瓜豆腐湯（苦瓜100克、南豆腐50克、植物油3克）	米飯（白米75克），蘿蔔鯽魚湯（白蘿蔔100克、鯽魚50克、植物油3克），炒莧菜（莧菜200克、植物油3克）
功效	保護糖尿病患者的心血管系統	延緩糖尿病併發白內障的出現	有助於改善糖尿病患者的骨質疏鬆症
五 Fri	二米粥（白米10克、小米15克），花卷（麵粉25克），熗苦瓜（苦瓜50克、豆乾50克、香油2克）	水煮麵（蕎麥麵條105克），榨菜炒肉（鮮榨菜50克、瘦肉25克、植物油2克），涼拌菜豆（菜豆100克、香油2克）	黑米饅頭35克（熟重），白米粥（白米50克），海帶燒肉（發泡海帶100克、瘦肉50克、植物油2克），番茄燒蝦（番茄50克、青蝦80克、植物油2克）
功效	清熱解渴、健胃除濕	改善葡萄糖耐量	可使血液中膽固醇含量降低
六 Sat	蔥花鹹花卷75克（熟重），茶葉蛋1顆，純牛奶250克，生番茄150克	餛飩（麵粉50克、肉末25克、香油3克），紫米飯（白米10克、紫米15克），冬筍燒肉（冬筍150克、瘦肉25克 、植物油4克）	米飯（白米75克），熗拌豆芽（豆芽150克、香油3克），蘿蔔牛肉湯（白蘿蔔100克、牛肉50克、植物油4克），炒茼蒿（茼蒿100克、植物油3克）
功效	補虛，生津止渴，滋潤肺胃	除煩解渴、利尿通便、清熱解毒	穩定情緒，防止記憶力減退
日 Sun	蘇打餅乾50克，豆漿400克	米飯（白米75克），紅燒鰱魚（帶骨鰱魚80克、植物油3克），木耳炒高麗菜（高麗菜150克、乾黑木耳10克、植物油3克）	包子（麵粉50克、茴香30克、雞蛋30克、植物油3克），玉米麵粥（玉米麵25克），炒蒜苗（蒜苗150克、植物油3克）
功效	保持血管彈性	阻止血液中膽固醇沉積	降低餐後血糖值

1400～1500大卡4週超特效食譜推薦

第3週 膳食纖維多一些，預防餐後血糖升高

	早餐	午餐	晚餐
一 Mon	饅頭75克，清炒蒜苗（蒜苗250克、植物油3克），牛奶250克	米飯200克，香腸炒青椒（青椒100克、胡蘿蔔20克、香腸20克、植物油3克），油菜豆腐湯（小油菜、豆腐各50克，蝦米5克，植物油3克）	玉米麵發糕75克，白米粥（白米25克），香菇燒肉（鮮香菇200克、瘦肉50克、黃瓜50克、植物油3克），涼拌蒟蒻（蒟蒻100克、甜椒25克、胡蘿蔔20克、植物油3克）
功效	保護肝臟，預防血栓	補肝明目，降糖降脂	能夠增強飽足感
二 Tue	全麥麵包75克，豆漿400克，雞蛋炒大白菜（大白菜200克、雞蛋1顆、植物油3克）	蕎麥飯（白米50克、蕎麥25克），豬肝炒韭菜（韭菜100克、豬肝50克、植物油4克），冬瓜湯（冬瓜100克、蝦米5克、植物油3克）	花卷35克，餛飩（麵粉50克、肉末25克、香油3克），肉末豆腐（豬肉末25克、豆腐100克、植物油4克），涼拌海帶（發泡海帶100克、黃瓜200克、香油3克）
功效	保持健康的胰島素值	降血壓、降血脂、降血糖	減少各種心臟疾病的發生
三 Wed	玉米麵窩窩頭35克，牛奶燕麥片粥（牛奶250克、燕麥片25克），水煮蛋1顆，涼拌黃瓜（黃瓜50克、豆乾25克、香油4克）	燒餅75克，黑米粥（黑米25克），熗蘿蔔絲（白蘿蔔100克、胡蘿蔔絲20克、香油4克），鮮蘑菇炒芹菜（芹菜150克、鮮蘑菇20克、植物油5克）	高粱米飯（白米50克、高粱米25克），燒茄子（茄子150克、番茄50克、植物油5克），燉排骨（大白菜100克、帶骨排骨50克、乾香菇5克、植物油4克） 睡前點心：蘋果100克
功效	延緩腸道對碳水化合物的吸收	預防糖尿病併發高血壓	減少各種心臟疾病的發生

	早　餐	午　餐	晚　餐
四 **Thu**	鮮豆漿250克，饅頭片（麵粉25克），拌茄泥（茄子50克、香油3克），水煮蛋1顆	米飯（白米100克），青椒炒肉（青椒100克、豬瘦肉50克、植物油3克），小白菜豆腐湯（小白菜50克、豆腐50克、香油3克） 下午點心：梨100克	花卷（麵粉75克），炒三絲（白蘿蔔50克、萵苣筍50克、熟火腿20克、植物油3克），紫菜蝦米湯（紫菜20克、蝦米10克、香油3克） 睡前點心：柚子100克（帶皮）
功效	預防糖尿病引起的視網膜出血	保持血管彈性，減少動脈硬化	可降低空腹血糖
五 **Fri**	饅頭75克，牛奶250克，煮鵪鶉蛋3顆，白菜心拌蝦米（大白菜心100克、蝦米5克、香油3克）	熱湯麵（生麵條105克、肉末25克、番茄100克、雞蛋25克、香油3克），茼蒿炒肉（茼蒿100克、瘦肉25克、油5克）	烙餅75克，薏仁粥（白米、薏仁共25克），紅燒雞翅（雞翅70克、乾香菇5克、植物油4克），海帶燒冬瓜（冬瓜200克、發泡海帶絲100克、植物油5克） 睡前點心：豆乾50克
功效	補充易流失的鈣質	通利小便，消除水腫	消耗體內多餘脂肪
六 **Sat**	鮮牛奶250克，米飯（白米25克），涼拌紫甘藍（紫甘藍50克、香油3克），荷包蛋1顆	水煮麵（麵條100克），炒鮮蘑菇（鮮蘑菇100克、植物油3克），肉末海帶（豬瘦肉50克、發泡海帶100克、植物油3克） 下午點心：蘋果100克	飯（白米75克），燉鱸魚（鱸魚50克、植物油3克），芹菜拌豆芽（芹菜、豆芽各25克、香油3克） 睡前點心：杏桃100克
功效	預防糖尿病眼疾	降低血壓、保護心血管	減少消化系統對糖分吸收
日 **Sun**	無糖優酪乳200克，鹹麵包（麵粉25克），蔬菜沙拉（生菜、黃瓜各25克、香油2克），鹽水蝦（海蝦80克）	饅頭（麵粉100克），西芹百合（西芹100克、百合10克、香油3克），南瓜燉牛肉（南瓜45克、牛肉50克、植物油4克） 下午點心：西瓜100克	米飯（白米75克），韭菜炒魷魚（韭菜100克、鮮魷魚100克、植物油3克），清炒胡蘿蔔（胡蘿蔔50克、植物油3克） 睡前點心：柳丁100克
功效	預防糖尿病引起的血管病變	降低腸道對膽固醇和糖的吸收	排毒，生津止渴

1400～1500大卡4週超特效食譜推薦

第4週 限制脂肪的攝取量，預防併發症

	早餐	午餐	晚餐
一 Mon	鮮豆漿250克，米飯（白米25克），鹹蛋1顆	饅頭（麵粉75克），冬瓜肉丸湯（冬瓜150克、豬瘦肉100克、植物油3克），蒜泥海帶（發泡海帶100克、香油2克），炒菠菜（菠菜100克、雞蛋1顆、植物油3克）	紅豆飯（白米50克、紅豆25克），肉炒洋蔥（洋蔥75克、豬瘦肉50克、植物油3克），涼拌豆芽（豆芽100克、香油2克），瓜片湯（黃瓜75克、紫菜2克、香油2克）
功效	補心，清肺火	預防糖尿病併發肝病	提高免疫力，減肥降脂
二 Tue	鮮牛奶250克，蘇打餅乾25克，茶葉蛋1顆，黃瓜拌豆絲（黃瓜50克、豆絲25克、香油2克）	米飯（白米75克），芥藍炒肉（芥藍125克、豬瘦肉50克、植物油3克），大白菜燒香菇（大白菜150克、香菇15克、植物油3克），蝦皮紫菜湯（蝦皮5克、紫菜2克、香油2克）	花卷（麵粉75克），雪裡紅燒豆腐（雪裡紅50克、豆腐100克、豬瘦肉25克、植物油3克），素炒茼蒿（茼蒿150克、香油2克）
功效	清熱利尿、解毒、潤燥	防止便祕，降低膽固醇，軟化血管	預防心血管疾病
三 Wed	奶香燕麥粥（牛奶250克、燕麥片25克），鹹麵包35克，拌莧菜（莧菜100克、香油3克）	蕎麥飯（白米75克、蕎麥25克），肉絲炒蘿蔔（白蘿蔔150克、瘦肉25克、植物油4克），蝦仁油菜湯（油菜100克、鮮蝦仁50克、香油3克）	燒餅（麵粉75克），溜豆腐（豆腐100克、植物油4克），炒素什錦（高麗菜100克、洋蔥50克、胡蘿蔔50克、植物油4克）
功效	減肥輕身，促進排毒	預防糖尿病腦血管併發症	提高免疫力，減少併發症

	早　餐	午　餐	晚　餐
四 Thu	鮮牛奶250克，花卷（麵粉25克），涼拌白菜心（大白菜心100克、香油2克），水煮蛋1顆	米飯（白米75克），紅燒雞塊（帶骨雞肉100克、植物油3克），素炒菠菜（菠菜200克、植物油3克），番茄湯（番茄50克、紫菜2克、香油2克）	饅頭（麵粉75克），青椒炒肉（青椒150克、豬瘦肉50克、植物油3克），熗豆絲芹菜（芹菜100克、豆絲50克、香油2克）
功效	促進排便，保持大便通暢	穩定血糖，保護視力	清熱、潤腸、降脂、降壓
五 Fri	豆腐腦300克，饅頭（麵粉50克），洋蔥拌豆芽（豆芽100克、洋蔥25克、香油2克）	紫米飯（白米75克、紫米25克），清燉白鯧魚（白鯧魚100克、植物油4克），炒茴香菜（茴香菜250克、植物油4克）	花卷（麵粉75克），白花椰菜燒雞片（白花椰菜150克、雞胸肉50克、植物油4克），魚香萵苣筍（萵苣筍150克、植物油4克）
功效	防癌、抗衰老	補血益氣、健腎潤肝	降低對胰島素的需要量
六 Sat	麻醬燒餅（麵粉50克、麻醬5克），蒸蛋羹（雞蛋1顆、香油2克），黃瓜150克	二米飯（白米75克、小米25克），清蒸草魚（草魚中段100克、植物油4克），蒜香茼蒿（茼蒿菜100克、植物油4克）	發糕（麵粉50克、玉米麵25克），芹菜溜雞片（芹菜、雞胸肉各50克、植物油4克），熗荷蘭豆（荷蘭豆150克、香油4克）
功效	補肝腎、益精血、潤腸燥	有益心血管健康	健胃、利尿、鎮靜
日 Sun	豆漿200克，素包子（麵粉50克、雞蛋1顆、韭菜100克、植物油5克），番茄100克 上午點心：無糖優酪乳100克	燕麥飯（白米75克、燕麥片25克），肉燒空心菜（空心菜100克、瘦肉75克、植物油4克），絲瓜燒鮮蘑菇（去皮絲瓜100克、鮮蘑菇100克、植物油5克）	花卷（麵粉75克），鹽水蝦（海蝦75克），清炒油菜（油菜250克、植物油4克）
功效	有益於控制第2型糖尿病病情	加速體內有毒物質的排泄	清熱解毒、消腫散血

1600～1700大卡4週超特效食譜推薦

第1週 低熱量，維持理想體重

	早餐	午餐	晚餐
一 Mon	櫛瓜蝦皮湯（櫛瓜50克、蝦皮2克），水煮蛋1顆，雜糧饅頭（麵粉40克、豆麵10克），涼拌三絲（萵苣筍50克、海帶50克、胡蘿蔔25克、香油2克）	米飯（白米50克），饅頭（麵粉50克），鮮蘑菇炒白菜（鮮蘑菇100克、白菜100克、植物油10克），牛肉燉蘿蔔（牛肉50克、蘿蔔100克）	米飯（白米50克），饅頭（麵粉25克），雞丁炒青椒（青椒100克、雞丁50克、植物油8克），豆腐燴番茄（番茄200克、豆腐50克、植物油7克）
功效	利尿、降低血糖	促進胃腸蠕動，調節醣代謝	降低膽固醇，防治高血壓
二 Tue	豆腐腦（300克），雜糧饅頭（麵粉25克、玉米麵25克），涼拌蘿蔔香菜絲（蘿蔔100克、香菜5克、香油2克）	米飯（白米50克），兩麵發糕（紫米麵25克、麵粉25克），排骨燉海帶（排骨50克、發泡海帶100克），素炒小白菜（小白菜200克、植物油8克）	米飯（白米25克），雜糧窩窩頭（麵粉25克、玉米麵25克），菠菜雞蛋湯（菠菜50克、雞蛋10克、香油2克），牛肉絲炒西芹（西芹150克、牛肉75克、植物油10克）
功效	促進脂肪代謝，預防心臟病	潤腸，有利於排出體內垃圾和毒素	預防餐後血糖迅速上升
三 Wed	洋蔥蘑菇湯（洋蔥25克、蘑菇50克），水煮蛋1顆，雜糧饅頭（麵粉40克、豆麵10克），木耳拌青椒（發泡木耳20克、青椒80克、香油2克）	米飯（白米50克），無糖豆包（麵粉50克、紅豆15克），蝦仁炒櫛瓜（櫛瓜150克、蝦仁100克、植物油8克），肉末燒茄子（瘦豬肉25克、茄子200克、植物油8克）	米飯（白米50克），窩窩頭（紫米麵25克），燒牛肉菜底（油菜150克、牛肉100克、植物油5克），豆腐蘿蔔湯（蘿蔔50克、豆腐25克、香油2克）
功效	防治動脈血管粥狀硬化	增強毛細血管彈性，防止微血管破裂出血	預防糖尿病型骨質疏鬆

	早餐	午餐	晚餐
四 Thu	無糖豆漿1杯250克，雜糧饅頭（麵粉25克、紫米麵25克），涼拌青菜（青菜100克、香油2克）	米飯（白米50克），饅頭（麵粉50克），絲瓜炒雞蛋（絲瓜200克、雞蛋1顆、植物油10克），小白菜丸子湯（小白菜100克、瘦牛肉25克）	米飯（白米50克），玉米發糕半個（玉米麵25克），醬爆雞丁（雞肉50克、櫛瓜50克、胡蘿蔔50克、植物油10克），蝦皮豆腐白菜（白菜150克、豆腐50克、蝦皮2克、植物油5克）
功效	可降低葡萄糖的吸收速度	對燥熱傷肺、胃燥傷津型的糖尿病患者有益	低糖，並可調節胰島素分泌
五 Fri	饅蘿蔔紫菜湯（蘿蔔50克、紫菜2克），雜糧饅頭（麵粉25克、玉米麵25克），水煮蛋1顆，涼拌蘑菇油菜（蘑菇、油菜各50克、香油2克）	米飯（白米50克），窩窩頭（玉米麵50克），燜魚塊（魚100克、植物油5克），素燒蝦皮冬瓜（冬瓜200克、蝦皮2克、植物油5克）	米飯（白米50克），雜糧窩窩頭半個（麵粉12.5克、紫米麵12.5克），素炒茼蒿（茼蒿200克、植物油5克），肉絲炒蒜苗（蒜苗100克、豬肉50克、植物油8克）
功效	減慢人體對碳水化合物的吸收	能促進體內澱粉等醣類轉化為熱量	對糖尿病併發眼疾的患者有益
六 Sat	番茄雞蛋湯（番茄50克、雞蛋半顆），雜糧饅頭（麵粉25克、玉米麵25克），拌豆乾高麗菜絲（高麗菜100克、豆乾25克、香油2克）	米飯（白米50克），鹹花卷（麵粉50克），筍片肉末雪裡紅（萵苣筍100克、豬肉50克、雪裡紅50克、植物油10克），蒜蓉生菜（生菜200克、植物油5克）	米飯（白米50克），紫米麵窩窩頭半個（紫米麵25克），鯽魚燉豆腐（鯽魚100克、豆腐200克、植物油5克），黑木耳燒白菜（白菜200克、發泡木耳20克、植物油5克）
功效	調節醣代謝，預防心臟病等併發症	利尿、降糖、降壓	潤腸排毒，並可預防骨質疏鬆
日 Sun	油菜豆腐蝦皮湯（油菜50克、豆腐30克、蝦皮2克），雜糧饅頭（麵粉40克、豆麵10克），拌茄子（茄子100克、香油2克）	米飯（白米50克），窩窩頭（玉米麵50克），雞塊燉蘑菇（雞塊100克、蘑菇150克、植物油5克），素炒茼蒿（茼蒿200克、植物油5克）	米飯（白米50克），雜糧窩窩頭半個（麵粉12.5克、玉米麵12.5克），雞蛋炒韭菜（韭菜150克、雞蛋1顆、植物油8克），茄汁白花椰菜（番茄50克、白花椰菜200克、植物油5克）
功效	增強毛細血管彈性，防止微血管破裂出血	減慢人體對碳水化合物的吸收	幫助糖尿病患者提高胰島素的敏感性

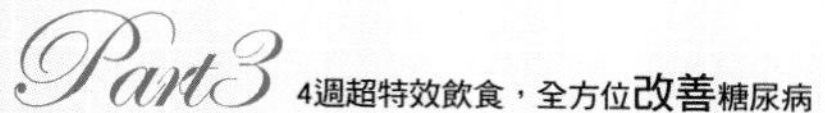

1600～1700大卡4週超特效食譜推薦

第2週 均衡飲食，營養不過剩也不欠缺

	早餐	午餐	晚餐
一 Mon	蘿蔔湯（蘿蔔50克），水煮蛋1顆，雜糧饅頭（麵粉40克、豆麵10克），涼拌黃瓜（黃瓜100克、香油2克）	米飯（白米50克），饅頭（麵粉50克），木耳白菜（白菜200克、發泡木耳20克、植物油10克），醬牛肉（牛肉50克、油菜100克、植物油5克）	菜葉蕎麥雞絲湯麵（蕎麥25克、青菜25克、雞肉50克），饅頭（麵粉50克），豆乾炒芹菜（芹菜100克、豆乾50克、植物油8克）
功效	降低血脂	潤腸，有利於排出體內垃圾和毒素	預防餐後血糖迅速上升
二 Tue	豆腐腦（300克），雜糧饅頭（麵粉25克、玉米麵25克），涼拌白菜海帶絲（發泡海帶50克、白菜50克、香油2克）	米飯（白米50克），兩麵發糕（紫米麵25克、麵粉25克），燒白帶魚（帶魚75克、植物油5克），素炒三絲（洋蔥、豆芽各100克、胡蘿蔔50克、植物油10克）	米飯（白米25克），雜麵窩窩頭（麵粉25克、玉米麵25克），絲瓜雞蛋湯（絲瓜50克、雞蛋10克），木耳炒萵苣筍（萵苣筍150克、發泡木耳20克、瘦豬肉50克、植物油10克）
功效	潤腸排毒	刺激胰島素的合成和分泌	利尿、降糖、降壓
三 Wed	香菇紫菜湯（發泡香菇20克、紫菜2克），水煮蛋1顆，雜糧饅頭（麵粉40克、豆麵10克），涼拌高麗菜絲（高麗菜100克、香油2克）	米飯（白米50克），無糖豆包（麵粉50克、紅豆15克），蝦仁炒黃瓜（黃瓜150克、蝦仁100克、植物油8克），肉末燒冬瓜（瘦豬肉25克、冬瓜200克、植物油8克）	米飯（白米50克），窩窩頭（紫米麵25克），胡蘿蔔燒牛肉（胡蘿蔔150克、牛肉100克、植物油5克），豆腐小白菜湯（小白菜50克、豆腐25克、香油2克）
功效	調節醣代謝，預防心臟病等併發症	能促進體內澱粉等醣類轉化為熱量	預防高血壓、視網膜損傷等併發症

	早　餐	午　餐	晚　餐
四 Thu	無糖豆漿200克，雜糧饅頭（麵粉25克、紫米麵25克），涼拌芹菜花生（芹菜100克、花生20克、香油2克）	米飯（白米50克），饅頭（麵粉50克），番茄炒雞蛋（番茄200克、雞蛋1顆、植物油5克），芹菜炒牛肉絲（芹菜100克、瘦牛肉50克、植物油10克）	米飯（白米50克），玉米發糕（玉米麵25克），醬雞翅（雞翅50克、高麗菜100克、植物油5克），豆腐燴油菜（油菜150克、豆腐50克、植物油5克）
功效	預防餐後血糖迅速上升	低糖、低脂，並可調節血糖	潤腸，有利於排出體內垃圾和毒素
五 Fri	番茄豆腐湯（番茄50克、豆腐30克），雜糧饅頭（麵粉25克、玉米麵25克），水煮蛋1顆，拌油菜（油菜100克、香油2克）	米飯（白米50克），窩窩頭（玉米麵50克），青椒豆乾回鍋肉（青椒100克、豆乾50克、瘦豬肉50克、植物油10克），紫菜蘿蔔湯（蘿蔔50克、香菜5克、紫菜2克、香油2克）	米飯（白米50克），雜糧窩頭（麵粉12.5克、紫米麵12.5克），烏賊炒韭菜（烏賊150克、韭菜150克、植物油10克），蒸茄泥（茄子200 克、蒜泥5克、香油2克）
功效	潤腸排毒，並可預防骨質疏鬆	對糖尿病併發眼疾的患者有益	防治高血壓、視網膜損傷等併發症
六 Sat	菜葉拌荷包蛋（青菜25克、雞蛋1顆），雜糧饅頭（麵粉25克、玉米麵25克），涼拌白菜絲（白菜100克、香油2克）	米飯（白米50克），鹹花卷（麵粉50克），清蒸魚（魚150克），香菇油菜（發泡香菇20克、油菜200克、植物油8克）	米飯（白米50克），紫米麵窩窩頭半個（紫米麵25克），肉末豆腐（豬肉末25克、豆腐200克、植物油10克），蒜蓉油麥菜（油麥菜200克、植物油5克）
功效	低糖、低脂，並可調節血糖	抗氧化，提高免疫力	可為糖尿病患者補充優質蛋白質
日 Sun	小餛飩10個（青菜葉25克、肉10克），雜糧饅頭（麵粉40克、豆麵10克），涼拌萵苣筍絲（萵苣筍100克、香油2克）	米飯（白米50克），窩窩頭（玉米麵50克），肉絲炒茼蒿（茼蒿200克、瘦豬肉50克、植物油10克），番茄雞蛋湯（番茄50克、香菜5克、雞蛋10克）	米飯（白米50克），雜糧窩窩頭（麵粉12.5克、玉米麵12.5克），雞蛋炒絲瓜（絲瓜150克、雞蛋1顆、植物油7克），肉末燒大白菜（大白菜100克、瘦豬肉25克、植物油8克）
功效	利尿、降糖、降壓	潤腸排毒，並可預防骨質疏鬆	對燥熱傷肺、胃燥傷津型的糖尿病患者有益

1600～1700大卡4週超特效食譜推薦

第3週 膳食纖維多一些，預防餐後血糖升高

	早餐	午餐	晚餐
一 Mon	蝦皮絲瓜湯（絲瓜50克、蝦皮2克），水煮蛋1顆，雜糧饅頭（麵粉40克、豆麵10克），涼拌三絲（芹菜50克、海帶50克、胡蘿蔔25克、香油2克）	米飯（白米50克），饅頭半個（麵粉25克），菠菜木耳（菠菜200克、發泡木耳20克、植物油10克），醬牛肉（牛肉50克、油菜100克、植物油5克）	菜葉蕎麥雞絲湯麵（蕎麥25克、青菜25克、雞肉50克），饅頭半個（麵粉25克），豆乾炒油菜薹（油菜薹100克、豆乾50克、植物油8克）
功效	預防餐後血糖迅速上升	含類似胰島素樣物質，使血糖保持穩定	潤腸排毒，並可預防骨質疏鬆
二 Tue	豆腐腦（300克），雜糧饅頭（蕎麥25克、玉米麵25克），香菜絲拌青椒（青椒100克、香菜5克、香油2克）	米飯（白米50克），兩麵發糕半個（紫米麵12.5克、麵粉12.5克），紅燒鯉魚（鯉魚75克、植物油5克），素炒三絲（洋蔥100克、豆芽100克、海帶絲50克、植物油10克）	雜糧窩窩頭（麵粉25克、玉米面25克），黃瓜雞蛋湯（黃瓜50克、雞蛋10克），木耳炒萵苣筍排骨（萵苣筍150克、發泡木耳20克、排骨50克、植物油10克）
功效	預防視網膜病變等併發症	刺激胰島素的合成和分泌，預防併發症	利尿、降糖、降壓
三 Wed	鮮菜豆蘑菇湯（鮮菜豆25克、蘑菇50克），水煮蛋1顆，雜糧饅頭（麵粉40克、豆麵10克），木耳拌冬筍（發泡木耳20克、冬筍80克、香油2克）	米飯（白米50克），無糖豆包半個（麵粉25克、紅豆10克），蝦仁炒絲瓜（絲瓜150克、蝦仁100克、植物油8克），肉片炒櫛瓜（瘦豬肉25克、櫛瓜200克、植物油8克）	米飯（白米50克），肉片炒胡蘿蔔（胡蘿蔔150克、瘦豬肉100克、植物油5克），腐竹拌小白菜（小白菜50克、腐竹5克、香油2克）
功效	利尿，提高免疫力	增強胰島素作用，調節醣代謝	預防高血壓、視網膜損傷等併發症

	早餐	午餐	晚餐
四 Thu	無糖豆漿1杯250克，雜糧饅頭（麵粉25克、紫米麵25克），涼拌黃瓜（黃瓜100克、香油2克）	米飯（白米50克），饅頭半個（麵粉25克），櫛瓜炒雞蛋（櫛瓜200克、雞蛋1顆、植物油5克），肉絲炒萵苣筍（萵苣筍100克、瘦豬肉50克、植物油10克）	玉米發糕1個（玉米麵50克），醬雞翅（雞翅50克、生菜100克、植物油5克），菠菜拌豆絲（油菜150克、豆絲25克、香油5克）
功效	可減少胰島素的使用劑量	增強胰島素作用，調節醣代謝	潤腸排毒，並可預防骨質疏鬆
五 Fri	紫菜茭白筍湯（茭白筍50克、紫菜2克），雜糧饅頭（麵粉25克、玉米麵25克），水煮蛋1顆，涼拌蘑菇油菜（蘑菇、油菜各50克、香油2克）	黃金窩窩頭1個（麵粉35克、玉米麵40克），青椒豆乾肉絲（青椒100克、豆乾50克、牛肉50克、植物油10克），紫菜蘿蔔湯（蘿蔔50克、香菜5克、紫菜2克、香油2克）	米飯（白米25克），窩窩頭半個（玉米麵25克），烏賊炒韭菜（烏賊150克、韭菜150克、植物油10克），蒸茄泥（茄子200克、蒜泥5克、香油2克）
功效	潤腸排毒，提高免疫力	預防視網膜病變等併發症	預防治高血壓、視網膜損傷等併發症
六 Sat	番茄雞蛋湯（番茄50克、雞蛋半顆），雜糧饅頭（麵粉25克、玉米麵25克），拌豆乾高麗菜絲（高麗菜100克、豆腐乾25克、香油2克）	米飯（白米75克），清蒸魚（魚150克），香菇油菜（發泡香菇20克、油菜200克、植物油8克）	紫米麵窩窩頭半個（紫米麵50克），麻婆豆腐（豬肉末25克、豆腐200克、植物油10克），涼拌芹菜（芹菜200克、植物油5克）
功效	調節醣代謝，預防心臟病等併發症	為糖尿病患者提供良好的蛋白質來源	預防骨質疏鬆
日 Sun	小白菜豆腐蝦皮湯（小白菜50克、豆腐30克、蝦皮2克），雜糧饅頭（麵粉40克、豆麵10克），蒸茄子（茄子100克、香油2克）	米飯（白米75克），肉絲炒蒜苗（蒜苗200克、瘦豬肉50克、植物油10克），雞蛋絲瓜湯（絲瓜50克、香菜5克、雞蛋10克）	雜糧窩窩頭1個（麵粉25克、玉米麵25克），番茄炒雞蛋（番茄150克、雞蛋1顆、植物油10克），油菜肉片湯（大白菜100克、瘦豬肉25克、香油5克）
功效	預防高血壓、視網膜損傷等併發症	對燥熱傷肺、胃燥傷津型的糖尿病患者有益	降脂，調節血糖

1600～1700大卡4週超特效食譜推薦

第4週 限制脂肪的攝取量，預防併發症

	早　餐	午　餐	晚　餐
一 Mon	蘿蔔湯（蘿蔔50克），水煮蛋1顆，雜糧饅頭（麵粉40克、豆麵10克），涼拌黃瓜（黃瓜100克、香油2克）	米飯（白米100克），木耳炒芹菜（芹菜200克、發泡木耳20克、植物油10克），牛肉拌黃瓜（熟牛肉50克、黃瓜100克、香油5克）	小白菜肉絲蕎麥麵（蕎麥25克、小白菜25克、雞肉50克），饅頭（麵粉50克），芹菜拌豆絲（芹菜100克、豆絲50克、香油5克）
功效	抑制醣類物質在體內轉化為脂肪	防止餐後血糖迅速上升	潤腸排毒，並可預防骨質疏鬆
二 Tue	豆腐腦（300克），雜糧饅頭（麵粉25克、玉米麵25克），涼拌白菜海帶絲（發泡海帶50克、白菜50克、香油2克）	米飯（白米50克），兩麵發糕（紫米麵25克、麵粉25克），燒白帶魚（白帶魚75克、植物油5克），素拌炒三絲（洋蔥、豆芽各100克，胡蘿蔔50克，香油6克）	雜糧窩窩頭（麵粉35克、玉米麵40克），雞蛋絲瓜湯（絲瓜50克、雞蛋10克），木耳炒萵苣筍肉片（萵苣筍150克、發泡木耳20克、瘦豬肉50克、植物油10克）
功效	預防骨質疏鬆	補充優質蛋白質	利尿、降糖、降壓
三 Wed	香菇紫菜湯（發泡香菇20克、紫菜2克），水煮蛋1顆，雜糧饅頭（麵粉40克、豆麵10克），涼拌高麗菜絲（高麗菜100克、香油2克）	米飯（白米50克），無糖豆包（麵粉50克、紅豆15克），蝦仁炒黃瓜（黃瓜150克、蝦仁100克、植物油8克），肉末燒白菜（瘦豬肉25克、白菜200克、植物油8克）	窩窩頭（紫米麵75克），胡蘿蔔燒牛肉（胡蘿蔔150克、牛肉100克、植物油5克），青菜豆腐湯（青菜50克、豆腐25克、香油2克）
功效	減緩餐後血糖升高，預防心血管併發症	降糖、降脂，防治高血壓	防治高血壓、視網膜損傷等併發症

	早 餐	午 餐	晚 餐
四 Thu	無糖豆漿200克，雜糧饅頭（麵粉25克、紫米麵25克），芹菜拌花生米（芹菜100克、花生米20克、香油2克）	米飯（白米50克），饅頭（麵粉50克），番茄炒雞蛋（番茄200克、雞蛋1顆、植物油5克），蒜苗炒肉絲（蒜苗100克、瘦豬肉50克、植物油5克）	米粥（白米50克），玉米發糕（玉米麵25克），醬牛肉（牛肉50克、生菜100克、香油5克），豆乾燴油菜（油菜150克、豆乾5克、植物油5克）
功效	預防餐後血糖迅速上升	有效調節血糖	減緩餐後血糖升高，預防血管併發症
五 Fri	青菜豆腐湯（青菜50克、豆腐30克），雜糧饅頭（麵粉25克、玉米麵25克），水煮蛋1顆，涼拌大白菜（大白菜100克、香油2克）	米飯（白米50克），窩窩頭（玉米麵50克），青椒豆乾炒肉片（青椒100克、豆乾50克、瘦豬肉50克、植物油10克），番茄紫菜香菜湯（番茄50克、香菜5克、紫菜2克、香油2克）	米粥（白米45克），雜糧窩頭（麵粉15克、紫米麵15克），烏賊炒韭菜（烏賊150克、韭菜150克、植物油5克），蒸茄泥（茄子200克、蒜泥5克、香油2克）
功效	潤腸排毒，並可預防骨質疏鬆	預防高血壓、視網膜損傷等併發症	改善糖尿病症狀
六 Sat	菜葉拌荷包蛋（青菜25克、雞蛋1顆），雜糧饅頭（麵粉25克、玉米麵25克），涼拌芹絲（芹菜100克、香油2克）	米飯（白米50克），鹹花卷（麵粉50克），清蒸魚（魚150克），香菇油菜（發泡香菇20克、油菜200克、植物油8克）	米粥（白米30克），紫米麵窩窩頭半個（紫米麵45克），麻婆豆腐（牛肉末25克、豆腐200克、植物油10克），涼拌洋蔥（洋蔥200克、植物油5克）
功效	防止餐後血糖迅速上升	補充優質蛋白質	潤腸排毒，並可預防骨質疏鬆
日 Sun	清湯水餃6個（青菜葉25克、肉10克），雜糧饅頭（麵粉40克、豆麵10克），紅油拌筍絲（萵苣筍100克、香油2克）	米飯（白米100克），肉絲炒芹菜（芹菜200克、瘦豬肉50克、植物油5克），番茄雞蛋湯（番茄50克、香菜5克、雞蛋10克）	米粥（白米45克），雜糧窩窩頭（麵粉15克、玉米麵15克），絲瓜炒雞蛋（絲瓜150克、雞蛋1顆、植物油7克），肉末燒大白菜（大白菜100克、瘦豬肉25克、植物油8克）
功效	利尿、降糖、降壓	預防餐後血糖迅速上升	對燥熱傷肺、胃燥傷津型的糖尿病患者有益

1800～1900大卡4週超特效食譜推薦

第1週 低熱量，維持理想體重

	早餐	午餐	晚餐
一 Mon	豆漿200克，芝麻醬花卷（麵粉75克、芝麻醬5克），茶葉蛋1顆，生黃瓜150克 上午點心：無糖優酪乳125克	米飯（白米100克），燒黃魚（大黃魚100克、植物油5克），蒜香茼蒿（茼蒿300克、植物油5克）	窩窩頭（麵粉75克、玉米麵25克），雞片溜菠菜（菠菜100克、雞胸肉50克、植物油5克），熗荷蘭豆（荷蘭豆200克、香油5克） 睡前點心：滷豆乾25克
功效	生津止渴，補虛開胃，潤腸通便	輔助降糖、降脂	益五臟、補虛損
二 Tue	牛奶250克，包子（麵粉75克、瘦肉50克、香油4克） 上午點心：杏桃100克	蔥花卷（麵粉100克），蛋絲拌芹菜（芹菜200克、雞蛋1顆、香油3克），冬瓜湯（冬瓜100克、香油3克）	米飯（白米75克），肉末羹（瘦肉50克、盒裝豆腐200克、香油3克），脆炒南瓜絲（南瓜200克、植物油5克） 睡前點心：小番茄100克
功效	生津止渴，補脾胃，益氣血	緩解口渴，改善浮腫	延緩腸道對醣類和脂肪的吸收
三 Wed	豆腐腦200克，饅頭（麵粉75克），水煮蛋1顆，苦瓜拌洋蔥（苦瓜50克、洋蔥50克、香油4克）	燕麥飯（白米75克、燕麥片25克），燒草魚（草魚100克、植物油4克），炒韭菜（韭菜300克、植物油4克） 下午點心：柳丁200克	花卷（麵粉100克），雞片炒白花椰菜（白花椰菜150克、雞胸肉75克、植物油4克），魚香冬瓜（冬瓜150克、植物油4克） 睡前點心：小番茄100克
功效	清除體內自由基，防癌、抗衰老	降低血中膽固醇濃度	預防和抑制第2型糖尿病

	早餐	午餐	晚餐
四 Thu	牛奶250克，燒餅（麵粉75克），滷蛋1顆 上午點心：梨200克	饅頭（麵粉100克），白菜肉片（大白菜梗200克、瘦肉50克、油豆腐50克、植物油4克）	米飯（白米75克），燒魚塊（鯉魚100克、植物油4克），筍乾燒葫蘆（葫蘆200克、筍乾20克、植物油4克）
功效	潤肺降火，改善口渴症狀	滋陰、潤燥，預防乳腺癌	解熱除煩，潤肺，利小便
五 Fri	雞蛋麵（麵條75克、雞蛋1顆、菠菜100克、香油4克）	米飯（白米100克），炒空心菜（空心菜200克、植物油4克），蔥燒河蝦（河蝦100克、小蔥25克、植物油4克），冬瓜肉絲湯（冬瓜100克、瘦肉20克、植物油4克）	花卷（麵粉75克），熗芹菜花生（芹菜200克、花生米10克、香油4克），燉豆腐（盒裝豆腐100克、火腿10克、黑木耳10克、植物油4克） 睡前點心：桃子150克
功效	防止大腦老化，預防老年癡呆症	清熱生津，利尿消浮腫	養胃生津、健足力、癒合傷口
六 Sat	豆漿200克，饅頭片（麵粉75克），水煮蛋1顆，生黃瓜150克	蕎麥飯（白米75克、蕎麥25克），雞肉炒高麗菜（雞肉50克、高麗菜150克、植物油5克），蘑菇燒油菜（蘑菇50克、油菜150克、植物油5克）	發糕（麵粉75克、玉米麵25克），肉炒洋蔥（瘦肉25克、木耳10克、洋蔥150克、植物油5克），熗腐竹青椒（發泡腐竹30克、青椒150克、香油5克）
功效	清熱、除濕、鎮痛	降膽固醇效果明顯	抑制醣類的吸收
日 Sun	牛奶250克，鵪鶉蛋3顆，蒸紅薯胡蘿蔔（紅薯、胡蘿蔔各100克） 上午點心：蘇打餅乾25克	米飯（白米100克），燜鱉（鱉100克、植物油5克），炒小白菜（小白菜300克、植物油5克）	發麵餅（麵粉100克），蘿蔔蘑菇湯（瘦肉50克、白蘿蔔100克、鮮蘑50克、植物油5克），豆絲炒韭菜（韭菜150克、豆絲25克、植物油5克）
功效	抗衰老，預防動脈硬化	增強體質，調節內分泌	潤燥生津、消腫利尿

1800～1900大卡4週超特效食譜推薦

第2週 均衡飲食，營養不過剩也不欠缺

	早餐	午餐	晚餐
一 Mon	牛奶250克，無糖發糕150克，鹹蛋1顆，生黃瓜150克	發麵餅105克，玉米麵粥（玉米麵25克），小蔥拌豆腐（小蔥50克、豆腐100克、香油5克），肉絲炒雜菜（瘦肉絲50克、豆芽100克、芹菜50克、植物油5克）	米飯130克，花卷75克（熟重），冬瓜鰱魚湯（冬瓜150克、鰱魚80克、植物油5克），番茄燒高麗菜（高麗菜150克、番茄50克、植物油5克）
功效	補充鈣質，降肺火	降低血清膽固醇，預防心臟病	減少體內三酸甘油脂的產生
二 Tue	豆漿400克，發麵餅100克，煮鵪鶉蛋6顆，熗油菜（油菜100克、香油4克）	蔥花餅105克，燕麥片粥25克，香椿煎蛋（香椿50克、雞蛋1顆、植物油4克），瘦肉炒韭菜（韭菜150克、瘦肉25克、植物油4克） 下午點心：葡萄200克	米飯130克，熗芹菜（芹菜175克、乾腐竹20克、香油4克），香菇白菜湯（小白菜175克、香菇5克、植物油4克） 睡前點心：蘇打餅乾50克
功效	降低胰腺癌發病危險	清熱利濕、利尿解毒	減緩消化系統對碳水化合物的吸收
三 Wed	牛奶250克，饅頭片150克，涼拌冬瓜（冬瓜100克、香油4克）	湯麵（生麵條140克、油菜150克、雞蛋1顆、豬瘦肉25克、鮮蘑菇20克、植物油4克），豆腐燒番茄（番茄150克、鴨血豆腐50克、豆腐50克、植物油4克）	米飯260克，燉大白菜（大白菜150克、胡蘿蔔50克、植物油4克），涼拌海帶（發泡海帶150克、花生米25克、香油4克） 睡前點心：蘇打餅乾25克
功效	預防血鈣降低	可清除腸道內的沉渣濁垢	保護內臟器官，提高免疫力

	早餐	午餐	晚餐
四 Thu	豆漿400克，水餃（麵粉100克、瘦肉末50克），拌莧菜（莧菜100克、香油3克） 上午點心：柳丁100克	發麵餅105克，燕麥片粥25克，豆乾炒青蒜（青蒜200克、豆乾50克、植物油5克），酸辣蒟蒻（蒟蒻100克、花生米25克、香油3克） 下午點心：蘋果100克	米飯260克，胡蘿蔔拌豆芽（豆芽200克、胡蘿蔔50克、香油4克），鴨血燒黃瓜（黃瓜150克、鴨血50克、植物油5克） 睡前點心：水煮蛋1顆
功效	有助於維持正常的心肌活動	益於減輕胰臟負擔	促進體內有害物質排出
五 Fri	豆腐腦200克，饅頭75克，鹹蛋1顆，生番茄50克	米飯260克，蝦米拌油菜（油菜100克、海米10克、植物油5克），燒海參（發泡海參350克、黃瓜50克、植物油5克） 下午點心：葡萄200克	燒餅105克，小米粥（小米25克），涼拌海帶蘿蔔（發泡海帶150克、白蘿蔔50克、香油5克），鴨肉炒高麗菜（高麗菜200 克、鴨肉50克、植物油5克）
功效	預防老年人智力衰退	改善胰島素抵抗	健脾開胃、保護腎臟
六 Sat	紫米粥（紫米50克），肉包（麵粉50克、瘦肉25克、香油3克），鹽煮黃豆、青豆25克，生番茄100克	米飯250克，燒鱔魚（鱔魚80克、植物油4克），花生菠菜（花生米25克、菠菜250克、香油3克） 下午點心：楊桃200克	窩窩頭75克，餛飩（麵粉50克、肉末25克、香油3克），炒櫛瓜（櫛瓜200克、植物油3克），燒萵苣筍（萵苣筍150克、胡蘿蔔25克、植物油4克） 睡前點心：滷蛋1顆
功效	保持血管彈性，防止脂肪肝形成	有降血糖及調節血糖的作用	含有的菸鹼酸是胰島素的催化劑
日 Sun	無糖優酪乳125克，豆沙包（麵粉60克、紅豆沙15克），水煮蛋1顆，涼拌生菜（生菜50克、番茄50克、紫甘藍25克、香油5克）	二米飯（白米75克、小米25克），醬鴨肉（鴨肉75克），蝦皮油菜（蝦皮3克、油菜300克、植物油5克）	餛飩（麵粉100 克、蝦仁25克、韭菜50 克、香油5克），豆芽拌芹菜（芹菜150克、豆芽100克、香油5克）
功效	護心、利尿，預防結石	清熱消炎、降火滋陰、利水消腫	能擴張血管，穩定血壓

1800～1900大卡4週超特效食譜推薦

第3週 膳食纖維多一些，預防餐後血糖升高

	早餐	午餐	晚餐
一 Mon	奶香麥片粥（牛奶250克、燕麥片25克），饅頭片70克，鵪鶉蛋3顆，涼拌白菜（大白菜心200克、香油4克）	蕎麥米飯（白米75克、蕎麥25克），萵苣筍燒肉（萵苣筍150克、瘦肉25克、植物油4克），蝦仁芹菜（芹菜100克、鮮蝦仁50克、植物油4克） 下午點心：李子200克	花卷（麵粉100克），拌茄泥（茄子150克、香油4克），豆乾炒苦瓜（苦瓜150克、豆乾50克、胡蘿蔔25克、植物油4克） 睡前點心：蘇打餅乾50克
功效	防止血糖升高，還可降低膽固醇	止渴、清熱泄火	改善體內的脂肪平衡
二 Tue	豆漿200克，蒸餃（麵粉75克、雞蛋1顆、茴香200克、香油4克），拌菜（黑木耳5克、銀耳5克、黃瓜50克、番茄50克、香油4克）	紅豆米飯（白米75克、紅豆25克），肉絲拌萵苣筍（瘦肉50克、萵苣筍150克、香油4克），韭菜炒豆芽（韭菜、豆芽各100克、植物油4克）	花卷（麵粉100克），鹽水蝦（青蝦120克），腐乳空心菜（空心菜300克、植物油4克）
功效	增強胰島素的降糖活性	控制餐後血糖上升	通便排毒，增強體質，潔齒防齲
三 Wed	牛奶250克，全麥麵包100克，蔬菜沙拉（洋蔥、生菜、番茄各50克，沙拉醬3克）	牛肉麵（麵條100克、牛肉50克、菠菜150克、香油4克），辣味海帶（發泡海帶200克、香油4克）下午點心：葡萄100克	玉米飯（白米75克、玉米片25克），香菇燒菜豆（菜豆250克、鮮香菇50克、植物油5克），皮蛋豆腐（板豆腐100克、皮蛋25克、香油4克）
功效	增強身體活力及代謝能力	促進腸道蠕動和胰腺分泌	補肝腎、健脾胃，減少腹壁脂肪堆積

	早 餐	午 餐	晚 餐
四 Thu	豆漿400克，小窩頭140克，水煮蛋1顆，拌白花椰菜（白花椰菜100克、香油3克）	米飯260克，魷魚炒芹菜（芹菜200克、發泡魷魚絲100克、植物油3克），白蘿蔔拌萵苣筍（萵苣筍150克、白蘿蔔50克、香油3克）	包子（麵粉100克、瘦肉50克），芥藍豆腐湯（芥藍100克、板豆腐150克、蝦米5克、香油3克），拌豆芽（豆芽100克、胡蘿蔔絲25克、香油3克）
功效	預防易併發的感染	改善糖尿病併發高血壓症狀	抑制神經中樞興奮，可延緩餐後血糖升高
五 Fri	牛奶250克，花卷（麵粉75克），拌海帶胡蘿蔔（發泡海帶150克、胡蘿蔔50克、香油5克）	米飯（白米100克），牛肉炒芹菜（芹菜100克、牛肉50克、植物油5克），芝麻醬拌生菜（生菜200克、芝麻醬3克）	玉米粥（玉米75克、四季豆25克），鹹蛋1顆，黃瓜拌腐竹（黃瓜250克、發泡腐竹20克、香油5克）
功效	可減少脂肪在體內的積存	養脾胃、止渴、提高免疫力	不易引起餐後血糖迅速升高
六 Sat	豆漿400克，全麥麵包35克，水煮蛋1顆，生番茄1個	包子（麵粉75克、瘦肉50克、香油4克），高粱米粥（高粱米25克），豆腐莧菜湯（莧菜150克、豆腐100克、香油4克），拌蘿蔔絲（白蘿蔔100克、香油4克）	米飯200克，黃瓜蛋湯（黃瓜150克、雞蛋1顆，植物油5克、香油4克），炒茼蒿（茼蒿200克、植物油4克）
功效	延緩食物中糖分的吸收	減少腸道對膽固醇的吸收	調節體內水液代謝，通利小便，消除水腫
日 Sun	牛奶250克，滷蛋1顆，芝麻醬拌麵（麵條75克、香油3克、芝麻醬少許）	花卷（麵粉100克），炒雜菜（萵苣筍200克、黑木耳10克、河蝦20克、植物油6克）	綠豆米飯（白米75克、綠豆25克），辣炒藕絲（藕200克、植物油6克），滷鴨（鴨肉100克） 睡前點心：蘋果150克
功效	增強肝臟代謝脂肪的能力	改善胰島的分泌功能	生津止渴，抑制尿糖

1800～1900 大卡 4 週超特效食譜推薦

第4週 限制脂肪的攝取量，預防併發症

	早　餐	午　餐	晚　餐
一 Mon	脫脂牛奶250克，鹹麵包（麵粉50克），水煮蛋1顆，生黃瓜50克 上午點心：蘋果100克	米飯（麵粉125克），生菜肉卷（生菜100克、豬瘦肉50克、植物油5克），鮮蘑菇炒芥藍（芥藍100克、鮮蘑菇50克、植物油5克），番茄雞蛋湯（番茄50克、雞蛋25克、植物油5克） 下午點心：橘子100克	花卷（麵粉100克），蘿蔔燒牛肉（白蘿蔔150克、牛肉50克、植物油5克），油菜豆腐（油菜100克、豆腐50克、植物油5克） 睡前點心：蘇打餅乾25克
功效	預防血糖驟升驟降	富含的膳食纖維有消除多餘脂肪的作用	補充代謝紊亂消耗的蛋白質
二 Tue	鮮豆漿250克，小饅頭（麵粉50克），紫甘藍拌豆乾（紫甘藍50克、豆乾25克、香油5克）	燕麥飯（白米100克、燕麥片25克），冬瓜鯽魚湯（冬瓜150克、鯽魚160克、植物油5克），拌菠菜（菠菜100克、香油5克） 下午點心：桃子100克	燒餅（麵粉100克），拌洋蔥（洋蔥100克、香油5克），木樨肉（豬瘦肉50克、雞蛋1顆、黃瓜150克、木耳2克、黃花菜10克、植物油5克） 睡前點心：草莓100克
功效	能提高免疫力，預防併發症	舒緩飯後血糖上升幅度	具有刺激胰島素合成釋放的效果
三 Wed	脫脂牛奶250克，無糖蛋糕（麵粉50克），拌苦瓜（苦瓜50克、香油5克） 上午點心：蘋果100克	花卷（麵125克），素炒韭菜（韭菜100克、植物油5克），肉炒青蒜（青蒜100克、豬瘦肉50克、豆乾25克、植物油5克） 下午點心：柳丁100克	米飯（白米100克），小白菜湯（小白菜150克、青蝦25克、植物油5克），瓜片蛋湯（黃瓜150克、雞蛋1顆、榨菜15克、植物油5克） 睡前點心：蘇打餅乾25克
功效	促使過剩的糖分轉化為熱量	改善和降低血脂和膽固醇	有利於排出體內垃圾和毒素

	早　餐	午　餐	晚　餐
四 Thu	鮮豆漿250克，鹹麵包（麵粉50克），茶葉蛋1顆 上午點心：李子100克	米飯（白米100克），腐乳空心菜（空心菜100克、植物油5克），酸辣海帶（發泡海帶100克、香油5克），絲瓜豆皮湯（絲瓜50克、豆皮50克、植物油5克）	蔥花卷（麵粉100克），肉燒胡蘿蔔（胡蘿蔔150克、豬瘦肉50克、植物油5克），蒜拌荷蘭豆（荷蘭豆150克、香油5克）
功效	增強體質，減少糖分過量吸收	抗病毒、抗過敏	對多種內臟器官有保護作用
五 Fri	無糖優酪乳125克，鹹麵包100克，水煮蛋1顆，素雜拌（白花椰菜50克、黃瓜50克、番茄50克、香油3克）	饅頭（麵粉100克），牛肉蔬菜湯（牛瘦肉50克、高麗菜100克、番茄50克、植物油4克），魚香茄子（茄子150克、植物油4克）	二米飯（白米75克、小米25克），拌菜豆（菜豆150克、花生米15克、香油3克），豆腐燒油菜（小油菜150克、豆腐100克、植物油4克）
功效	對心血管系統具有保護作用	抗氧化，保護血管	健脾和胃，促進胰島素分泌
六 Sat	脫脂牛奶250克，鹹麵包（麵粉50克），水煮蛋1顆，涼拌蘿蔔絲（紅皮蘿蔔100克、香油4克）	米飯（白米100克），冬筍燒肉（冬筍150克、瘦肉50克、植物油4克），紫菜湯（黃瓜50克、紫菜2克、香油4克）	蔥花餅（麵粉100克），冬瓜海鮮湯（鮮貝160克、冬瓜150克、植物油4克），拌豆腐（豆腐100克、香油4克）
功效	易產生飽足感，控制進食量	降低胃黏膜對脂肪的吸收	養胃、生津、降火
日 Sun	脫脂牛奶250克，無糖蛋糕（麵粉50克），滷蛋1顆，拌茄子（茄子50克、香油5克）	米飯（白米100克），炒莧菜（莧菜200克、植物油5克），涼拌海帶（發泡海帶100克、豆絲50克、香油5克）	花卷（麵粉100克），素炒鮮蘑菇（鮮蘑菇100克、植物油5克），炒三絲（豬瘦肉50克、萵筍75克、青椒75克、植物油5克） 睡前點心：楊桃100克
功效	增強毛細血管彈性，防止微血管破裂出血	促進造血，減肥輕身	可改善醣的代謝功能

PART 4

防治糖尿病併發症飲食調養

Healthy Recipes

了解飲食原則和細節，
補充效果顯著的營養素，
配合穴位按摩，
全方位預防高血壓、高血脂、眼疾等併發症，
健康生活非難事。

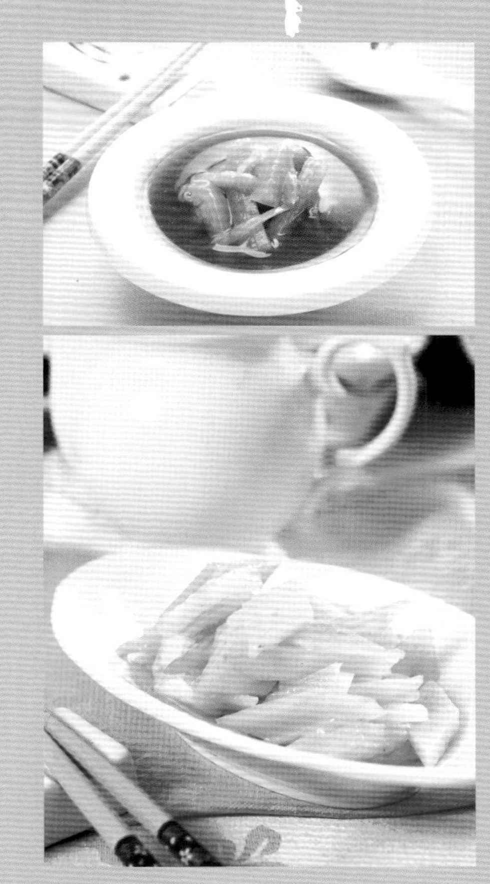

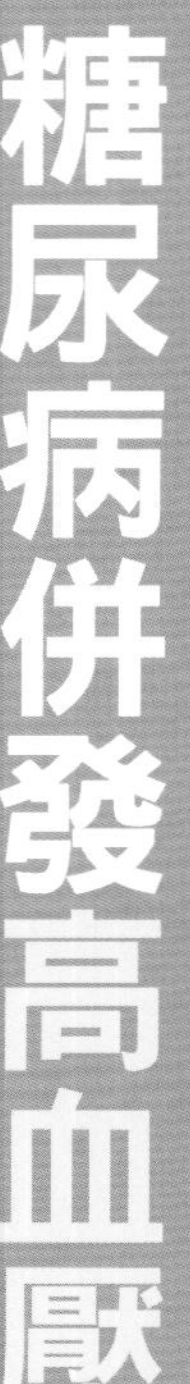

糖尿病併發高血壓

糖尿病併發高血壓患者飲食原則

一、應根據病情、年齡和體力活動等實際情況，由營養師確定適合自己的熱量及各類食物量的攝取。

二、每天至少三餐，並且定時定量，餐後血糖較高者可在總熱量攝取不變的前提下分為4～5餐，但要防止低血糖。

三、每天攝取的碳水化合物佔總熱量的50～60％。主食多選擇全穀類、粗食等血糖指數較低的食物，比如全麥粉、燕麥、蕎麥、玉米等。

四、每天攝取的蛋白質佔總熱量的12～18％，其中50％的蛋白質須為優質蛋白質，來自於瘦肉、魚、奶、蛋等。

五、每天烹調用油不超過25克，可以選用橄欖油、苦茶油等油脂。食物應清淡、少鹽，每日食鹽量不超過2克。

六、盡量不喝酒。

七、適量多吃些富含膳食纖維的食物。每天蔬菜的攝取量不少於500克。

不容忽視的飲食細節

一、高血壓嚴重者應採取無鹽飲食。另外要限制所有含鹽量高的食物，包括：鹹菜、鹹魚、醬菜、速食麵調味料、醬油、皮蛋、鹹蛋等，燒雞、香腸、燻肉、火腿等熟食中的含鹽量比一般菜餚高1～2倍，在吃這些食物時，烹調就要少放些鹽。

二、不用煙燻或油煎炸的方法烹調食物。不吃肥肉、肥禽及油脂含量較高的食物。

三、如果想飲酒，只能少量，每天不超過一瓶啤酒或200克葡萄酒或50克白酒。因為酒中含有碳水化合物，飲酒的同時應在攝取的總熱量中減去飲酒所產生的熱量。

四、不宜大量吃水果。水果易於消化和吸收，但含有較高的果糖，吃水果後會使血糖迅速升高，對患者穩定病情不利。

五、不吃或少量食用：紅糖、冰糖、砂糖、巧克力、軟糖、硬糖、果乾、可樂、雪碧、糖水罐頭、冰淇淋、甜點等。

防治糖尿病併發高血壓的營養素建議

明星營養素	功　效	食物來源
維生素C	維生素C能改善脂肪和膽固醇的代謝，預防心血管疾病。有調查發現，血清中維生素C的含量與血壓呈負向關係，如果糖尿病併發高血壓患者膳食中維生素C的含量較低，可能增加發生腦中風的風險	維生素C廣泛存在於水果和新鮮蔬菜中，如白菜、楊桃、芒果、蘋果、鳳梨、柚子、柳丁、檸檬、冬棗、草莓、柿子、石榴、山楂、無花果、葡萄。另外，豆類食物缺乏維生素C，然而一旦豆子發芽，新芽中就富含維生素C了，如綠豆芽、黃豆芽、豌豆苗等
鉀	鉀可以對抗鈉升高血壓的不利作用，能促進體內鈉鹽的排泄。高鉀膳食有較好的恆定降壓作用，補鉀可降低所需降壓藥的用量，對輕度高血壓更具有明顯的降壓作用	畜肉、禽肉、魚類及各種蔬菜、水果都是鉀元素的良好來源。含鉀比較豐富的食物有：柑橘類水果、香蕉、香瓜、番茄、芹菜、葵花子、馬鈴薯等
鈣	我國流行病學證實，每人平均每日鈣攝取量與血壓值呈顯著的負向關係，也就是說，每日鈣攝取量多者血壓低，少者則反之。每人每日平均鈣攝取量每增加100毫克，平均收縮壓值可下降2.5毫米汞柱，舒張壓值可下降1.3毫米汞柱	食物中的鈣30%來自蔬菜，如菜豆、芥藍、莧菜、小白菜、綠花椰菜等，但蔬菜中的鈣較難被人體吸收；而20%的鈣來自較容易被人體吸收的奶類及其乳製品，如優酪乳、乳酪等。剩下50%的鈣來自水產類、豆類、蛋類、種子類等食品，如豆腐、豆乾、黃豆、黑豆等；水產類如小魚乾、蝦米、蝦皮、連骨吃的魚、海帶、紫菜等；種子類如黑芝麻、白芝麻、蓮子等

糖尿病併發高血壓自我簡易按摩調養

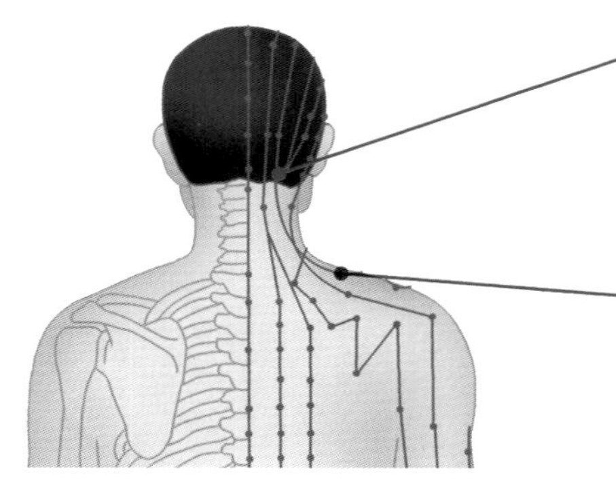

按揉風池穴

用左右手的食、中兩指分別按揉兩側風池穴（頸後枕骨下大筋外側凹陷處），兩手同時按揉，大約按揉2分鐘。

按揉肩井穴

用右手中指按揉左側肩井穴（乳頭正上方與肩線交接處），用左手中指按揉右側肩井穴，按揉大約2分鐘至有酸脹感為好。

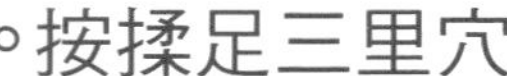

按揉足三里穴

用左手的拇指放在足三里穴（膝眼下3寸處）上，其他四指握住脛骨，再以拇指垂直下按，以指尖有節奏地按壓並配合一些揉的動作，要有一定的力道。

按壓太沖穴

生氣或情緒激動時，可以坐下來按摩太沖穴（第一、二趾骨結合部之前凹陷處），能達到「消氣」的作用。按摩時用拇指或中指直接按壓即可，早晚各按壓2～3分鐘。

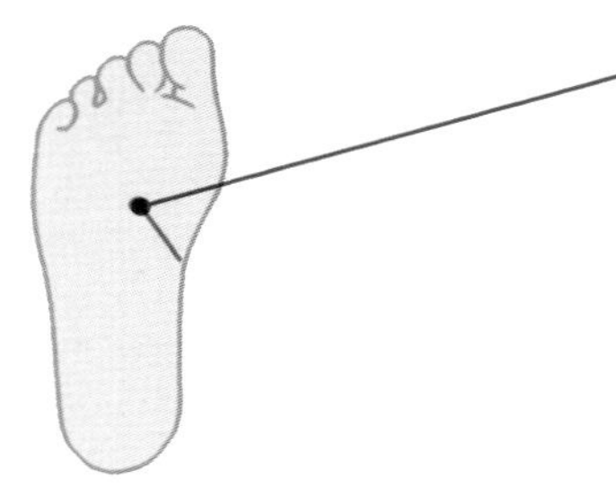

按揉湧泉穴

先用右手按摩左腳心的湧泉穴（足底前部凹陷處，第二、三趾趾縫紋頭端與足跟連線的前1/3處），再用左手按摩右腳心的湧泉穴，按揉至發熱。最好是睡前用溫水洗腳後再按摩，這樣效果更好。

TIPS

上述動作每天可早晚各做一次。

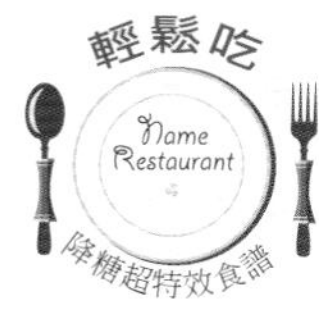

降糖減壓超特效食譜

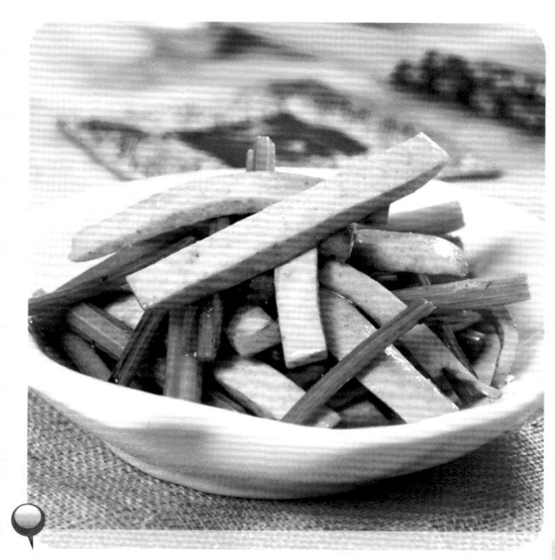

食物代換表 芹菜 0.7 交換份、豆乾 4 交換份

豆乾炒芹菜

食材：芹菜 350 克，豆乾 200 克。

調味料：蔥花 5 克，鹽 3 克，米酒 5 克，植物油 15 克，香油 4 克，雞粉少許。

做法：

1. 芹菜洗淨，剖細後，再切成 4 公分的長段；豆乾切條。
2. 油鍋燒熱，炒香蔥花，放入芹菜段翻炒幾下，再放入豆乾、米酒、鹽炒拌勻，出鍋前淋入香油，撒入雞粉拌勻即可。

營養計算機

總熱量約 505 大卡．蛋白質 33.4 克．脂肪 34.8 克．醣類 19.2 克

芹菜胡蘿蔔果汁

食材：蘋果 1 個（約 100 克），芹菜梗、胡蘿蔔各 25 克。

做法：

1. 胡蘿蔔洗淨，切小丁；蘋果洗淨，去蒂除核，切小丁；芹菜梗洗淨，切小丁。
2. 胡蘿蔔丁、蘋果丁，以及芹菜丁分別放入榨汁機中榨汁。
3. 將三種食材所榨的汁混合後調勻即可。

營養計算機

總熱量約 55 大卡．蛋白質 0.7 克．脂肪 0.2 克．醣類 13.7 克

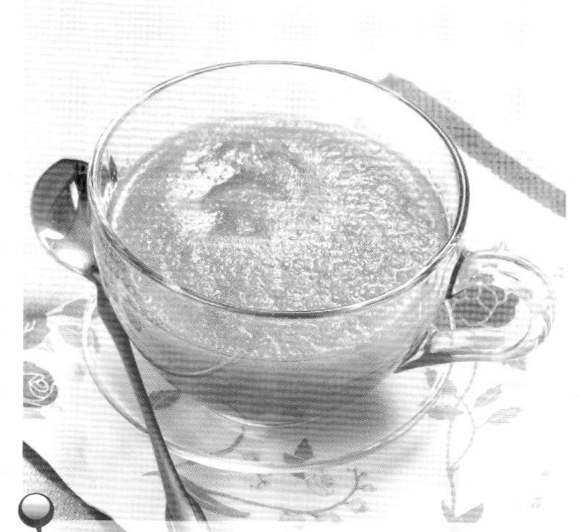

食物代換表 蘋果 1/2 代換份、芹菜 1/20 代換份

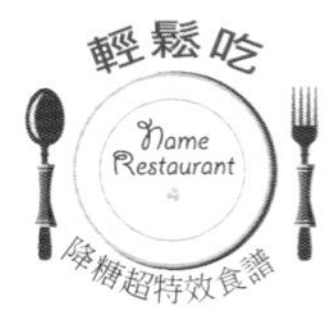

降糖減壓超特效食譜

番茄絲瓜

食材：絲瓜 250 克，番茄 100 克。

調味料：蔥花 5 克，鹽 3 克，植物油 10 克。

做法：
1. 絲瓜去皮和蒂，洗淨，切滾刀塊；番茄洗淨，去蒂，切塊。
2. 油鍋燒至七分熱，加蔥花炒出香味，放入絲瓜塊和番茄塊炒熟，用鹽調味即可。

營養計算機

總熱量約 125 大卡 · 蛋白質 1.7 克 · 脂肪 10.3 克 · 醣類 7.1 克

食物代換表 絲瓜 1/2 代換份、番茄 1/5 代換份

蝦仁豌豆苗

食材：蝦仁 280 克，豌豆苗 200 克，雞蛋 1 顆（取蛋白）。

調味料：鹽 3 克，太白粉 10 克，植物油 10 克，胡椒粉少許。

做法：
1. 蝦仁去腸泥，洗淨，用蛋白、胡椒粉、太白粉、鹽拌勻，醃漬；豌豆苗洗淨，瀝乾待用。
2. 油鍋燒至七分熱，放入蝦仁過油，撈出，瀝油。
3. 鍋留底油燒熱，放入豌豆苗快炒，加入鹽調味，放入蝦仁略炒即可。

營養計算機

總熱量約 742 大卡 · 蛋白質 136 克 · 脂肪 19.0 克 · 醣類 11.1 克

食物代換表 蝦仁 3.5 代換份、豌豆苗 2/5 代換份

海帶蘿蔔湯

食材：白蘿蔔 200 克，發泡海帶 100 克。

調味料：清湯 500 克，醋、醬油各 10 克，鹽 3 克，胡椒粉、香菜葉各少許。

做法：
1. 將白蘿蔔洗淨，去皮，切片；發泡海帶洗淨，切細絲，待用。
2. 鍋中倒入適量清湯，放入蘿蔔片、海帶絲，燒至蘿蔔、海帶入味，起鍋前加醋、胡椒粉、醬油、鹽調味，撒香菜葉即可。

營養計算機

總熱量約 54 大卡 · 蛋白質 2.8 克 · 脂肪 0.3 克 · 醣類 12.5 克

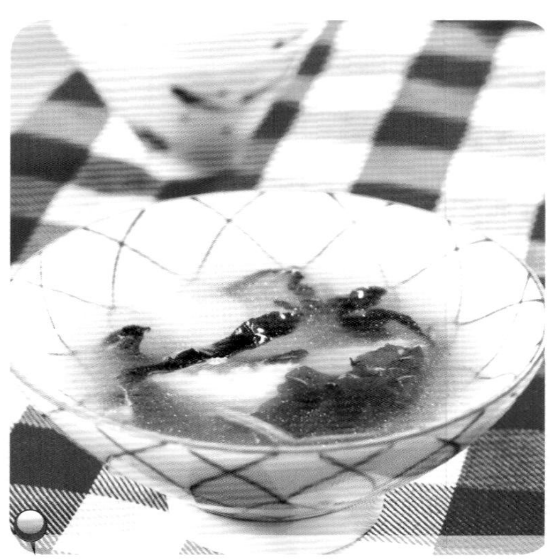

食物代換表 白蘿蔔 1/2 代換份、發泡海帶 1/5 代換份

糖尿病併發高血脂

糖尿病併發高血脂患者飲食原則

一、限制富含飽和脂肪酸的動物脂肪的攝取，如豬、牛、羊等動物脂肪，而應多食用富含不飽和脂肪酸的植物油，如橄欖油、菜籽油、花生油、玉米油、芝麻油等，但通常每日攝取油量不應超過25克。

二、每日攝取的膽固醇不應超過300毫克，如已患心臟病或其他動脈粥狀硬化症，每日攝取的膽固醇應減少至200毫克。動物內臟、動物油脂、蛋類（主要是蛋黃）以及烏賊、干貝、魷魚、蟹黃等海產食品中均含很多膽固醇，應加以限制。

三、增加粗食和蔬菜，以補充膳食纖維，膳食纖維量每天應大於25克，以降低有害血脂。

四、避免重油、油煎、油炸和醃製品，適當地減少鈉鹽的攝取，每日食鹽的攝取量應在4克以下或醬油10克以內。

五、最好不飲酒，或飲少量低度酒，如50克葡萄酒。

不容忽視的飲食細節

一、減少富含糖類的食物，如糖果、點心類和飲料。

二、通常一顆雞蛋含有250毫克的膽固醇，因此建議患者每週食用雞蛋，不要超過3～4顆；每天攝取肉類不要超過75克；食用煎炸食品每週不得超過2次。

三、烹飪宜選用蒸、煮、拌、燉、汆、涮、熬等方式，不但減少營養流失，還可減少烹調油脂。不用油煎、炸、烤、燻的烹調方法。

四、要經常食用具有調脂作用的食物，如香菇、大蒜、豆類食物、綠茶、芹菜、大蔥、洋蔥、海產品等。

五、不喝含咖啡因的咖啡和濃茶。咖啡因可刺激血脂和血糖升高，即便喝含咖啡因的飲料量非常小，也會導致血膽固醇成分比例不調。

六、多喝白開水，一般一天內喝2千毫升比較合適。

七、不要吃宵夜，盡量做到就寢3小時前不要進食。

防治糖尿病併發高血脂的營養素建議

明星營養素	功　效	食物來源
膳食纖維	膳食纖維遇水膨脹，與膽固醇或其他脂質結合，可減少膽固醇的吸收，並增加糞便體積和腸蠕動，促進膽固醇從糞便中排除，達到調節血脂的作用	膳食纖維在蔬菜水果、粗糧雜糧、豆類及菌藻類食物中含量豐富。雜糧如糙米和胚芽精米，以及玉米、小米、大麥、小麥皮（米糠）等；蔬菜水果如芹菜、韭菜、空心菜、洋蔥、萵苣筍、南瓜、大白菜、胡蘿蔔、紅薯、蒟蒻、蘋果、香蕉等；菌藻類如香菇、海帶、紫菜、黑木耳等。豆類中也含有相當豐富的膳食纖維
槲皮素	槲皮素具有強大的抗氧化和自由基清除功能，能抑制細胞膜脂質的過氧化過程，顯著降低食用者體內的氧化低密度脂蛋白的含量。含槲皮素豐富的食物攝取量與高血脂的發病危險性成負向關係	槲皮素是一種在植物界分布很廣且具有多種生物活性的黃酮類化合物。它廣泛存在於蔬菜和水果之中，如洋蔥、馬鈴薯、高麗菜、生菜、蘋果、芒果和黑醋栗等，多種中草藥中也含有槲皮素
菸鹼酸	菸鹼酸可降低三酸甘油脂、低密度脂蛋白膽固醇和脂蛋白值，同時能升高高密度脂蛋白膽固醇值，清除血管內多餘的血脂	動物性食物，特別是動物內臟含有豐富的菸鹼酸；綠葉蔬菜和芝麻、花生等堅果也是菸鹼酸的良好來源；穀類食物中含量也不少，但因加工的影響其利用率受到一定的限制

糖尿病併發高血脂自我簡易按摩調養

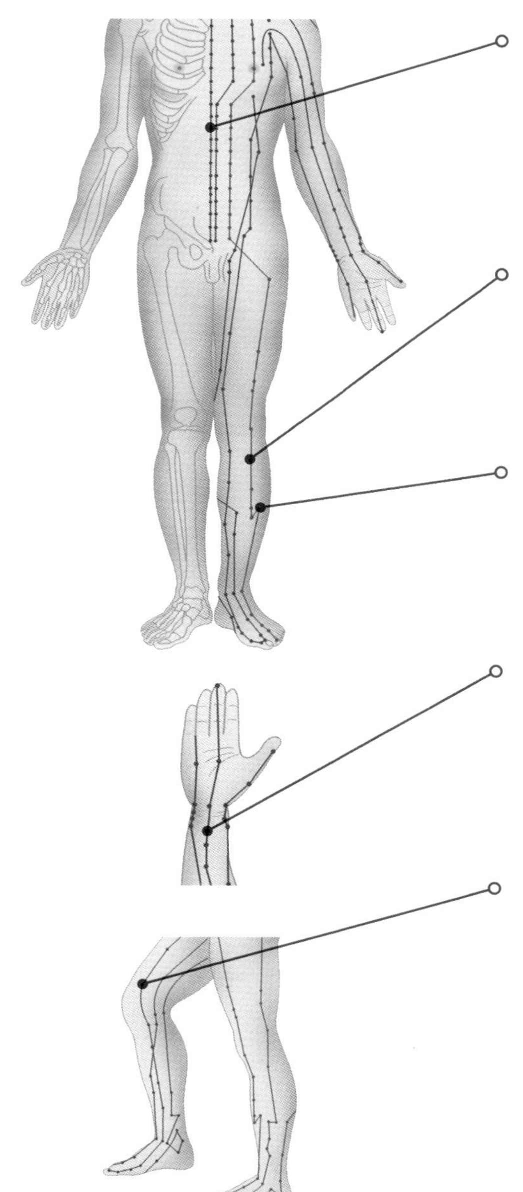

按揉中脘穴

中脘穴（人體前正中線，臍上4寸處）對應胰腺，有增強胰腺功能的作用，同時還能化濕和中，改善濕熱內滯所致的高血脂。用拇指指端輕輕按壓中脘穴20次，能夠調節血脂，輔助治療高血脂。

按揉足三里穴

用左手的拇指放在足三里穴（膝眼下3寸處）上，其他四指握住脛骨，再以拇指垂直下按，以指尖有節奏地按壓並配合一些揉的動作，要有一定的力道。

點揉豐隆穴

用拇指點揉豐隆穴（外踝尖上8寸處），按揉大約2分鐘即可。可去除痰濕，降低痰濕凝滯所致的高血脂，與足三裡共用效果更好。

按捏內關穴

用左手的拇指尖按壓右內關穴（腕橫紋中點直上2寸處）上，左手食指壓在同側外關上，按捏10～15分鐘，每日2～3次；再用右手按壓左側的穴位，反覆操作即可。

點按血海穴

用指尖用力點按血海穴（大腿內側，膝眼內側，股四頭肌隆起處）1分鐘，力道以有較明顯的酸脹感為度，左右腿的血海穴交替點按3～5次。

TIPS

上述動作每天可早晚各做一次。

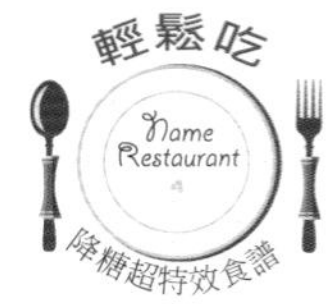

降糖減脂超特效食譜

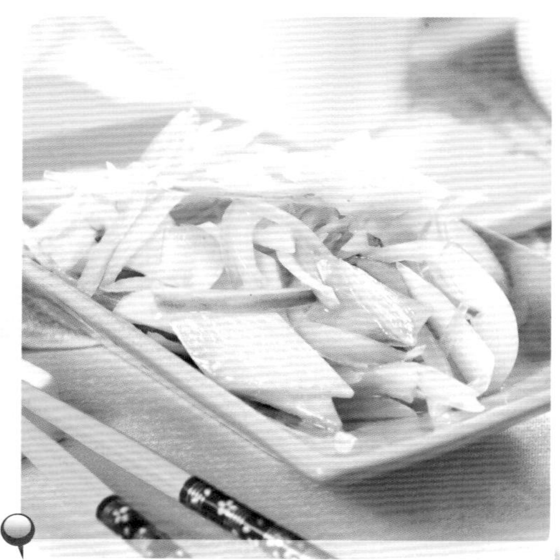

食物代換表 洋蔥 1 代換份、馬鈴薯 5/6 代換份

洋蔥炒馬鈴薯片

食材：洋蔥 250 克，馬鈴薯 100 克。

調味料：香菜末、薑絲、鹽各 3 克，植物油 4 克。

做法：

1. 洋蔥剝去老膜，去蒂，洗淨，切絲；馬鈴薯去皮，洗淨，切片。
2. 炒鍋置火上，倒入適量植物油，待油溫燒至七分熱，放入薑絲炒出香味。
3. 倒入馬鈴薯片翻炒均勻，加適量水燒熟，放入洋蔥絲炒熟，用鹽調味，撒上香菜末即可。

營養計算機

總熱量約 195 大卡．蛋白質 4.4 克．脂肪 4.6 克．醣類 36.4 克

香菇炒芹菜

食材：芹菜 400 克，發泡香菇 200 克。

調味料：蔥末、薑絲各 5 克，米酒、植物油各 10 克，鹽 4 克，香油少許。

做法：

1. 香菇洗淨，切塊；芹菜洗淨，切斜段；香菇、芹菜分別在沸水中汆燙，撈出，瀝乾，待用。
2. 油鍋燒熱，放入蔥末、薑絲翻炒片刻，放入香菇、芹菜繼續翻炒。
3. 最後倒入米酒，加鹽，淋上香油即可。

營養計算機

總熱量約 201 大卡．蛋白質 6.5 克．脂肪 11.9 克．醣類 20.7 克

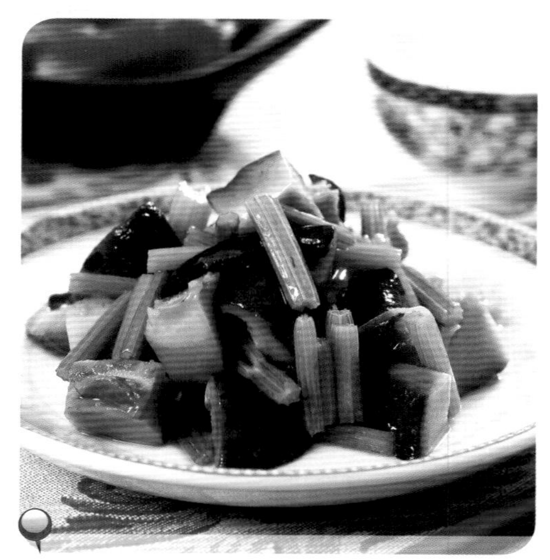

食物代換表 香菇 4/5 代換份、芹菜 4/5 代換份

冬瓜木耳湯

食材：冬瓜 200 克，發泡木耳 50 克，胡蘿蔔 10 克。

調味料：鹽 3 克，蔥末、薑片各 5 克，清湯 500 克，植物油 10 克。

做法：

1. 將冬瓜去皮去瓤，洗淨，斜切大片；發泡木耳去蒂，撕小朵；胡蘿蔔洗淨，切大片，待用。
2. 油鍋燒熱，放入蔥末、薑片炒香，隨後放入冬瓜、木耳、胡蘿蔔翻炒片刻，加入適量清湯煮滾，加鹽調味即可。

營養計算機

總熱量約 77 大卡・蛋白質 1.5 克・脂肪 5.4 克・醣類 8.1 克

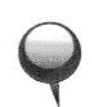

食物代換表 冬瓜 2/5 代換份、發泡木耳 1/6 代換份

菠菜拌豆芽

食材：菠菜 200 克，豆芽 100 克，冬粉 50 克。

調味料：鹽 3 克，芥末醬 5 克，醋 10 克，香油 4 克，雞粉少許。

做法：

1. 菠菜洗淨，放入沸水中汆燙，撈出切段；豆芽掐去頭、根，燙熟；冬粉剪至適當長短，放入沸水中煮至透明，撈出，加入涼開水中冷卻，撈出備用。
2. 芥末醬放入溫水中調勻，加蓋悶幾分鐘至出味。
3. 將菠菜、豆芽、冬粉盛入碗中，加入鹽、芥末醬、醋、香油、雞粉，拌勻即可。

營養計算機

總熱量約 286 大卡・蛋白質 9.4 克・脂肪 5.0 克・醣類 56.8 克

食物代換表 菠菜 2/5 代換份、豆芽 1/5 代換份

番茄肉片湯

食材：番茄、豬肉各 100 克。

調味料：蔥末 5 克，鹽 3 克，米酒、植物油各 10 克，太白粉適量，香油 4 克，胡椒粉少許。

做法：

1. 番茄洗淨，用開水燙一下，將表皮去除，切塊；豬肉洗淨，切片，用鹽、米酒、胡椒粉、太白粉醃漬 10 分鐘。
2. 水中加入番茄煮開，將肉片逐一放入，待肉片浮起，用勺子攪動，最後撒上鹽、蔥末，淋上香油即可。

營養計算機

總熱量約 513 大卡・蛋白質 14.9 克・脂肪 46.4 克・醣類 9.6 克

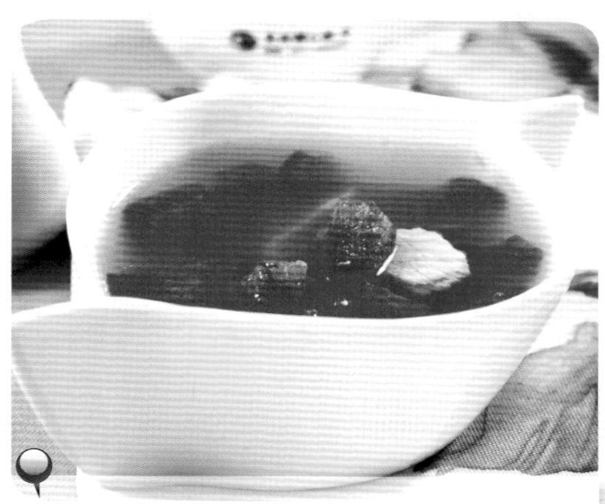

食物代換表 豬肉 4 代換份、番茄 2/5 代換份

糖尿病併發眼疾

糖尿病併發眼疾患者飲食原則

一、每天計算總熱量，不要超標。肥胖患者應減少熱量的攝取，以減輕體重；消瘦患者應提高熱量的攝取，增加體重，使之接近標準體重。

二、原則上應根據病人的具體情況限制碳水化合物的攝取量，但不能過低。飲食中碳水化合物太少，很少病人能夠忍受，同時，機體因缺少醣類而利用脂肪代謝供給熱量，更容易發生酮症酸中毒。

三、脂肪的攝取應根據病人的具體情況而定。肥胖病人應嚴格限制脂肪的攝取，每日不宜超過40克。消瘦病人由於碳水化合物限量，熱量來源不足，可相應提高脂肪攝取量。

四、糖尿病併發眼疾患者飲食中的蛋白質供應要充足，攝取量要與正常人相當或稍高，或按醫生的指導決定蛋白質的攝取量。

五、每次的飲水量應適當限制，每天至少喝2千毫升，可少量多次飲用。

六、八分飽為宜，進食時間規律，忌飢飽無常。

不容忽視的飲食細節

一、不要吃辛辣的食物。辛辣、發散的食物容易引起視網膜出血，導致血管擴張。特別是在視網膜出血的階段不要吃辣椒、蔥、蒜等辛辣食物。

二、忌飲濃茶、咖啡，絕對不能喝酒。

三、油炸食品、肥肉等肥膩食品多會生痰成結，阻礙已變質混濁的晶體纖維蛋白吸收，一定要少食。

四、糖尿病併發眼疾患者每週應吃一次動物肝臟，但有血脂紊亂及合併痛風的糖尿病患者在選擇動物肝臟時要慎重。

五、常吃大白菜、白蘿蔔、芹菜、海帶等富含膳食纖維的食物，避免因排便困難引起腹內壓增高，導致眼部切口裂開或眼內出血。

六、糖尿病併發眼疾患者可適當多飲用有養肝明目作用的茶，如決明子茶、枸杞茶、菊花茶等，對延緩視力衰退有良好的效果。

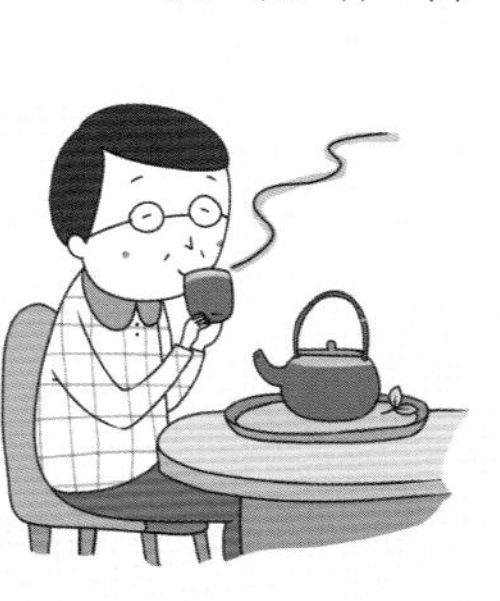

糖尿病併發眼疾患者喝茶宜選擇溫淡茶，不僅利於視網膜功能恢復，而且不會刺激腸胃。

防治糖尿病併發眼疾的營養素建議

明星營養素	功　效	食物來源
維生素A	維生素A能在眼睛內合成一種叫視紫紅質的物質，對保持正常良好的視力有重要作用，可以防止視網膜病變和夜盲症的發生	食物中的維生素A來自於兩部分：一部分是直接由動物性食物提供的維生素，例如動物肝臟、蛋黃、奶油、其他動物內臟等；另一部分則來自於富含胡蘿蔔素的黃綠色蔬菜和水果，如胡蘿蔔、油菜、辣椒、番茄和橘子等
牛磺酸	在人類的視網膜中存在大量牛磺酸，它能提高視覺機能，促進視網膜的發育。牛磺酸還可以保護視網膜，利於視覺感受器發育，改善視功能，對於預防糖尿病併發眼疾有重要意義	牛磺酸幾乎存在於所有的生物之中，哺乳動物的主要內臟器官，如心臟、腦、肝臟中含量較高；含量最豐富的是海魚、貝類，如烏賊、章魚、蝦，貝類的牡蠣、海螺、蛤蜊等。魚類中的青花魚、竹筴魚、沙丁魚等牛磺酸含量很豐富。在魚類中，魚背發黑的部位牛磺酸含量較多，是其他白色部分的5～10倍。因此，多攝取此類食物，可以獲取較多的牛磺酸
葉黃素	葉黃素能顯著提高血管抵抗力，恢復血管內外滲透壓失去的平衡，降低血管滲透性，讓眼睛得到充足的血液供應，同時可以防止自由基和眼睛膠原蛋白結合造成損害，從而提高糖尿病併發眼疾的治癒率，幫助改善、恢復因此導致的視力喪失	葉黃素多存在於天然的深綠色和黃色蔬菜瓜果中，如胡蘿蔔、南瓜、玉米、菠菜、綠花椰菜、楊桃等

糖尿病併發眼疾自我簡易按摩調養

點按攢竹穴

攢竹穴（位於面部，眉毛內側邊緣凹陷處）有明目疏肝的作用，可改善糖尿病併發眼疾患者視力模糊的症狀。用雙手大拇指同時點按攢竹穴(兩眉的內側末端各有1個)100次，至微微發熱。

按揉魚腰穴

用食指按住魚腰穴（位於額部，瞳孔直上，眉毛中），中指放在食指上，兩手同時進行，逆時針和順時針按揉36次，按摩時力道宜均勻輕緩。

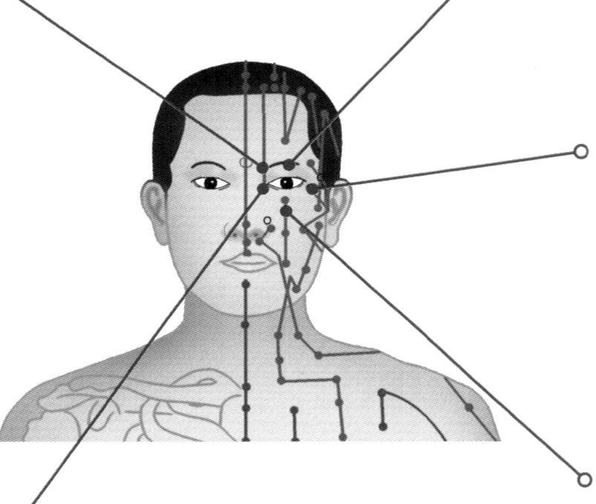

按揉瞳子穴

兩手以食指按於瞳子穴（位於面部，眼睛外側1公分處）上，隨吸氣之勢向上、向前揉按；呼氣時向下、向後揉按。如此旋轉揉按至少8次，多可64次，最好至頭腦清醒、眼內發熱清亮、舒適為宜。

按揉四白穴

用雙手食指輕輕按揉四白穴（眼眶下緣正中直下一橫指處），順時針和逆時針各36次，可以緩解糖尿病患者的眼睛澀痛，對眼部產生很好的保健作用。

按揉睛明穴

用兩手拇指按在睛明穴（位於面部，目內眥角稍上方凹陷處）上，擠按鼻根，先向下按後向上擠，按揉72下，力道以鼻翼深處略有痛感為宜。

TIPS

上述動作每天可早晚各做一次。

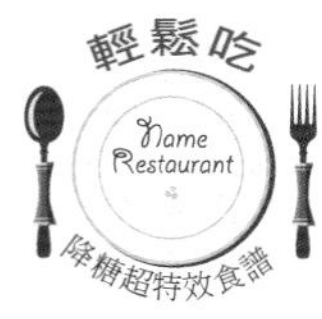

降糖護眼超特效食譜

南瓜排骨湯

食材：南瓜 150 克，豬排骨 250 克，草菇 20 克。

調味料：蔥段、薑片各 10 克，鹽 3 克，胡椒粉少許。

做法：

1. 豬排骨洗淨切成小塊，汆燙；南瓜去皮、去瓤洗淨切塊；草菇洗淨，切碎。
2. 鍋中加適量清水，放入排骨、蔥段、薑片大火煮滾，轉小火煮 30 分鐘，放入南瓜塊、草菇煮至食材熟透，最後加鹽、胡椒粉調味即可。

營養計算機

總熱量約 533 大卡．蛋白質 31.5 克．脂肪 41.7 克．醣類 8.9 克

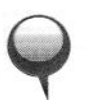

食物代換表 南瓜 1/2 代換份、豬排骨 5 代換份

香菇綠花椰菜

食材：香菇、綠花椰菜各 150 克。

調味料：蔥花 5 克，鹽 3 克，植物油 10 克。

做法：

1. 鮮香菇去蒂，洗淨，放入沸水中汆透，撈出，放涼，切絲；綠花椰菜洗淨，切成小朵，放入沸水中汆燙 1 分鐘，撈出。
2. 油鍋溫燒至七分熱，放入蔥花炒出香味，加入香菇絲和綠花椰菜翻炒至熟，用鹽調味即可

營養計算機

總熱量約 160 大卡．蛋白質 8.4 克．脂肪 8.2 克．醣類 13.2 克

食物代換表 香菇 0.3 代換份、綠花椰菜 1/2 代換份

胡蘿蔔芹菜粥

食材：白米 50 克，胡蘿蔔、芹菜葉各 20 克。

調味料：鹽 3 克。

做法：

1. 將白米洗淨，在水中浸泡 20 分鐘；芹菜葉洗淨，切碎。
2. 鍋中放入白米和清水煮滾後，改用小火熬粥。
3. 胡蘿蔔削皮，洗淨，切小丁，放入粥內同煮，待熟軟後加鹽調味，熄火盛出，再加入洗淨、切碎的芹菜葉即可。

營養計算機

總熱量約 183 大卡．蛋白質 4.1 克．脂肪 0.5 克．醣類 41.4 克

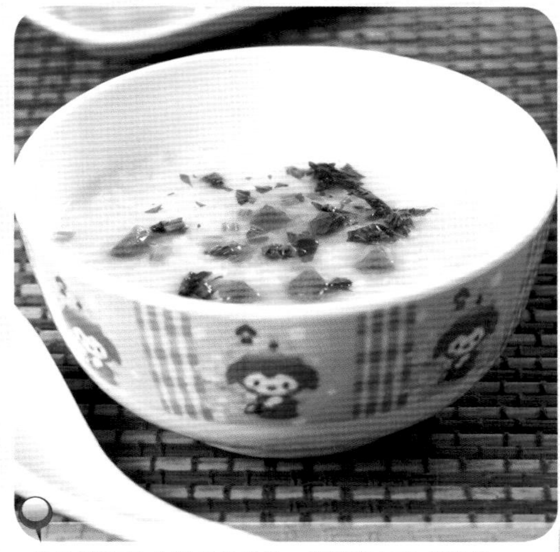

食物代換表 白米 2 代換份、胡蘿蔔 1/10 代換份

糖尿病併發腎臟病

糖尿病併發腎臟病患者飲食原則

一、控制總熱量，原則上基準體重以30大卡／千克為一般日常消耗量。

二、糖尿病併發腎臟病患者要控制碳水化合物的攝取，熱量不應大於70%。

三、植物蛋白，比如豆製品、日常的饅頭、米飯所含的蛋白，應該限制，以免增加腎臟負擔。

四、早期糖尿病腎臟病患者的腎功能正常，可給予優質蛋白（動物蛋白）每日0.8克／千克體重；腎衰竭尿毒症優質蛋白每日0.5克／千克體重。

五、限制脂肪攝取量為總熱量的25%以內，30～40克（以糖尿病飲食單位計算約0.8單位）。植物油日攝取量也應控制在25克以內。

糖尿病併發腎病患者血尿酸高時，尤其應注意不能食用魚、蝦、蟹、蚌等海鮮產品。

不容忽視的飲食細節

一、限制高普林的食物，各種肉湯、豬頭肉、沙丁魚及動物內臟等都含有大量的普林，應該嚴格控制攝取量。瘦肉也含有普林，可先將肉煮一下，棄湯食用。

二、糖尿病併發腎臟病患者有飢餓感時，可採用低熱量、高營養、含碳水化合物的蔬菜，如黃瓜、番茄、大白菜、油菜、高麗菜、冬瓜、南瓜、白花椰菜、豆芽、萵苣筍等含醣量少的食物來充饑。

三、糖尿病併發腎臟病患者如出現水腫和高血壓時，應限制食鹽量，一般日攝鹽量以2～4克為宜；雞蛋的蛋白質在腎功能受損時，會使代謝產物積蓄體內而加重腎臟負擔，出現腎功能不全時應忌食。

四、糖尿病併發腎臟病患者若沒有尿少水腫的情況，是不需控制水的攝取量的，水腫的患者主要應根據尿量及水腫的程度來掌握水的攝取量，一般而言，若水腫明顯時，除進食以外，水的攝取量最好限制在500～800毫升／日較為適宜。患尿路感染之後，患者應多飲水。

五、限制攝取對腎臟細胞刺激作用的食物，如芥末、辣椒等。

防治糖尿病併發腎臟病的營養素建議

明星營養素	功　效	食物來源
維生素B1	維生素B1可大大減少白蛋白的排泄，預防因高血糖所致的腎細胞代謝紊亂，從而扭轉第2型糖尿病患者早期腎臟疾病	維生素B1含量豐富的食物有糧穀類、豆類、乾果、酵母、硬殼果類，尤其在糧穀類的表皮部分含量更高。動物內臟、蛋類及綠葉菜中含量也較高，芹菜葉、萵苣筍葉中含量也較豐富，應當充分利用
維生素B6	維生素B6能降低糖尿病併發腎臟病患者的血三酸甘油脂和血總膽固醇的含量，增加腎小球濾過率，抑制腎臟腎小球提取物糖基化終末產物在糖尿病患者腎臟蓄積的作用，發揮其對糖尿病腎病的防治作用	維生素B6的食物來源很廣泛，動植物中均含有，但一般含量不高。含量最高的為白色肉類（如雞肉、魚肉）；其次為動物肝臟、豆類和蛋黃等；水果和綠葉蔬菜中維生素B6含量也較多
葉酸	貧血是糖尿病併發腎衰的主要臨床症狀之一，而葉酸具有預防貧血的作用。糖尿病慢性腎衰合併貧血的患者補充葉酸後，症狀可有所緩解，甚至消失	葉酸大量存在於帶葉的蔬菜中，如菠菜、小白菜及其他帶葉的蔬菜，還有萵苣筍、菜花、黃豆、玉米、荷蘭豆、豌豆等。水果包括香蕉、葡萄柚、草莓。動物食品如動物的肝臟、腎臟、禽肉及蛋類也含有豐富的葉酸

糖尿病併發腎臟病自我簡易按摩調養

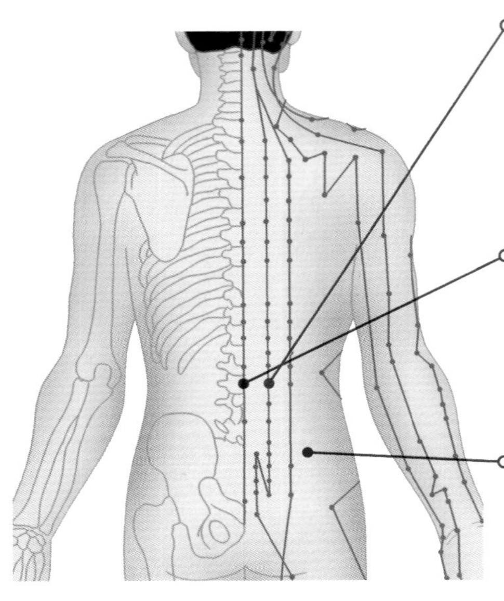

擊擦腎腧穴

持續按摩、擊打腎腧穴（第2腰椎棘突旁開1.5寸處），可增加腎臟的血流量，改善腎功能。每日臨睡前，兩手摩擦雙腎腧穴，每次10～15分鐘；或每日散步時，雙手握空拳，邊走邊擊打雙腎腧穴，每次擊打30～50次。

按揉命門穴

用一手中指按壓在命門穴（第2腰椎與第3腰椎棘突之間）上，用力按揉10～30分鐘。再用另一隻手按揉10～30分鐘。每日至少按揉3次。

擠壓腰眼穴

採用坐姿，身體微向前傾，使腰部肌肉拉緊，然後用拇指指間關節背側在腰眼穴（第4腰椎棘突下，旁開約3.5寸凹陷中）位上擠壓，手法力道要大一些，使之產生酸痛感為宜，時間2分鐘。

按揉複溜穴

將雙手拇指肚按在複溜穴（太溪穴直上2寸，跟腱的前方）處，食指放於適當部位，按揉左右側複溜穴各36次為一遍，交替按揉至局部有溫熱感為宜。

按揉太溪穴

太溪穴（足內側，內踝後方與腳跟骨筋腱之間的凹陷處）是腎經的原穴，即腎水的源頭所在，具有明顯提高腎功能的作用。每天晚上泡腳時，分別按揉兩腳的太溪穴各5分鐘。速度不宜太快，感覺皮膚微微發熱就行了。

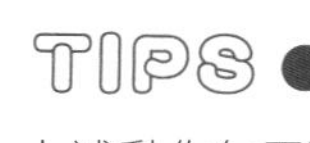

上述動作每天可早晚各做一次。

降糖護腎超特效食譜

芹菜炒馬鈴薯片

食材：芹菜 250 克，馬鈴薯 100 克。

調味料：蔥花 5 克，鹽 3 克，植物油 4 克，花椒粉、雞粉各適量。

做法：

1. 芹菜洗淨，切段，放入沸水中汆透；馬鈴薯去皮，洗淨，切片。
2. 油鍋溫燒至七分熱，加入蔥花、花椒粉炒出香味。
3. 倒入馬鈴薯片翻炒均勻，加適量清水燒熟，放入芹菜段翻炒均勻，用鹽和雞粉調味即可。

營養計算機

總熱量約 140 大卡．蛋白質 3.2 克．脂肪 4.4 克．醣類 22.6 克

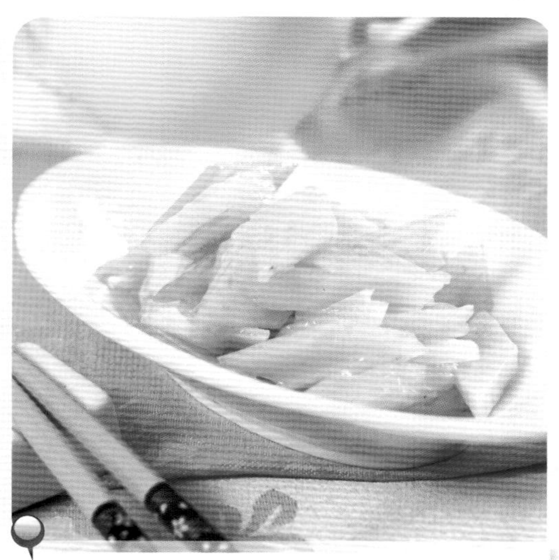

食物代換表 芹菜 1/2 代換份、馬鈴薯 5/6 代換份

海帶豆腐湯

食材：板豆腐 200 克，發泡海帶 100 克。

調味料：鹽 3 克，蔥花 5 克，雞粉、香油各少許。

做法：

1. 板豆腐洗淨，切塊；發泡海帶洗淨，切菱形片。
2. 鍋置火上，加適量清水煮滾，放入豆腐、海帶片、蔥花煮 8 分鐘，用鹽、雞粉和香油調味即可。

營養計算機

總熱量約 173 大卡．蛋白質 13.5 克．脂肪 10.1 克．醣類 8.2 克

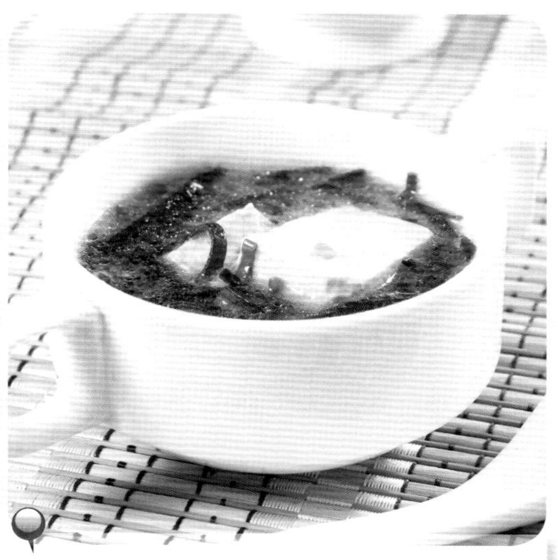

食物代換表 板豆腐 2 代換份、發泡海帶 1/5 代換份

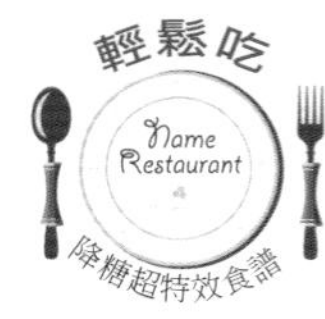

降糖護腎超特效食譜

薑絲炒肉

食材：薑 100 克，豬里肌肉 250 克。

調味料：蔥絲、米酒、蛋白、太白粉、鹽、雞粉各適量，植物油 10 克。

做法：

1. 薑洗淨，切絲；豬里肌肉洗淨，切絲，用米酒、蛋白和太白粉抓勻。
2. 炒鍋置火上，倒入適量植物油，待油溫燒至七分熱，放入蔥絲炒香。
3. 加豬肉絲炒熟，放入薑絲翻炒 3 分鐘，用鹽和雞粉調味即可。

營養計算機

總熱量約 486 大卡．蛋白質 52.0 克．脂肪 26.1 克．醣類 13.5 克

食物代換表 豬里肌肉 5 代換份、植物油 1 代換份

生菜蛋花湯

食材：生菜150克，雞蛋1顆，發泡黑木耳25克。

調味料：鹽、胡椒粉各適量。

做法：

1. 將生菜逐葉洗淨，瀝去水分；雞蛋打入碗內攪勻；發泡木耳洗淨，撕成小片。
2. 鍋中倒入適量水煮滾後，加入鹽、胡椒粉、生菜、木耳燒開，淋入雞蛋液，起鍋盛入湯碗內即可。

營養計算機

總熱量約 182 大卡．蛋白質 16.9 克．脂肪 9.9 克．醣類 8.2 克

食物代換表 生菜 3/10 代換份、雞蛋 1 代換份

香蕉拌桃

食材：香蕉 50 克，鮮桃 100 克。

調味料：檸檬汁適量。

做法：

1. 香蕉去皮，切片；鮮桃洗淨，去皮除核，切片。
2. 將香蕉片和鮮桃片一同放入盤內，均勻地淋上檸檬汁即可。

營養計算機

總熱量約 78 大卡．蛋白質 1.2 克．脂肪 0.1 克．醣類 20.3 克

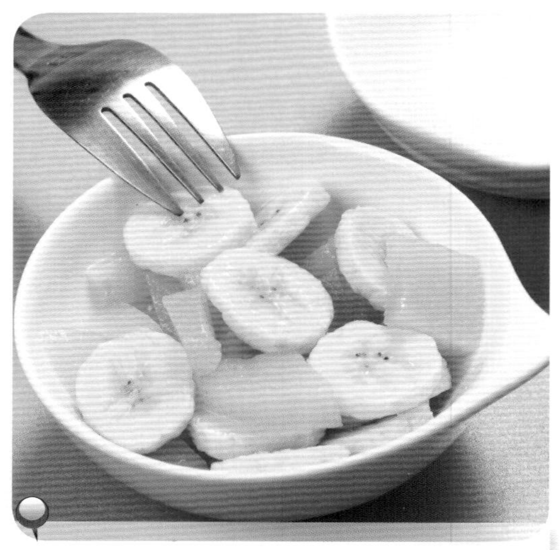

食物代換表 香蕉 1/3 代換份、鮮桃 1/2 代換份

糖尿病併發脂肪肝

糖尿病併發脂肪肝飲食原則

一、根據糖尿病併發脂肪肝患者的具體情況限制熱量的攝取，並控制體重。體重正常的患者，從事輕體力活動，每日應按每千克標準體重25～30大卡供給；對於超重及肥胖者每日每千克標準體重供給20～25大卡，使體重逐漸下降。

二、糖尿病併發脂肪肝患者攝取的碳水化合物一般應佔全日總熱量的60％為宜，主要來源於粗雜糧，少吃加工精細的穀類食品。

三、提高蛋白質佔全體總熱量比重，蛋白質的供給量為每日每千克標準體重1.2～1.5克。

四、忌高動物脂肪、高膽固醇飲食，按標準體重計算，每千克標準體重每天供給脂肪0.5～0.8克。宜適量攝取植物油類，植物油的總量不超過20克。

五、忌過鹹，以免水鈉滯留，體重增加，一般每天食鹽攝取量以4克以內為宜。

六、宜有規律的飲食習慣，做到定時、定量、細嚼慢嚥、粗細糧搭配。

七、限制飲酒。

不容忽視的飲食細節

一、忌過量進食、暴飲暴食、隨意攝取零食，以及過分追求高營養和重口味的食物，晚飯應少吃，臨睡前切忌吃點心，以免導致體內脂肪過度蓄積，加重肝臟的負擔。

二、忌油炸煎烤食物，尤其是一些脂肪類食物，如豬排、牛排、羊肉串、炸花生等。

三、應忌吃動物內臟（如動物的肝、腸等）、雞皮、肥肉及魚子、蟹黃，同時還要適當限制醣類的攝取。

四、宜充分合理飲水，平均每3小時應攝取300～500毫升。飲用水的最佳選擇是白開水、礦泉水及清淡的綠茶、菊花茶等，忌用各種飲料代替飲水。也可以每天用山楂30克、決明子15克，加開水沖泡代替茶飲。

睡前、夜間及晨起後飲水，可降低血液黏稠度，減少心腦血管意外的發生。

防治糖尿病併發脂肪肝的營養素建議

明星營養素	功　效	食物來源
維生素C	維生素C可增加肝細胞抵抗力，促進肝細胞的再生，改善肝臟代謝功能，防止肝臟病變為脂肪肝和肝硬化，增加肝臟解毒能力	維生素C主要來源有新鮮蔬菜和水果，水果中以酸棗、山楂、柑橘、草莓、野薔薇果、楊桃等含量高；蔬菜中以辣椒含量最多，其他蔬菜也含有較多的維生素C，蔬菜中的葉部比莖部含量高，新葉比老葉高，有光合作用的葉部含量最高
硒	微量元素硒與維生素E聯用，有調節血脂代謝，阻止脂肪肝形成及提高機體氧化能力的作用，對血脂紊亂也有一定的防治作用	硒的食物來源主要有：芝麻、大蒜、蘑菇、蝦米、鮮貝、貽貝（淡菜）、金針、海參、魷魚、莧菜、小麥、小米、玉米等
維生素B_{12}	維生素B_{12}參與脂肪的代謝，有助於從肝臟移出脂肪，有防止肝脂肪病變及保護肝臟的作用，在預防脂肪肝形成中具有極為重要的作用	膳食中的維生素B_{12}主要來源於動物性食品，如水產品（魚、蝦、蟹類）、牛奶、瘦肉等，雞蛋、豆豉中含量也較多

糖尿病併發脂肪肝自我簡易按摩調養

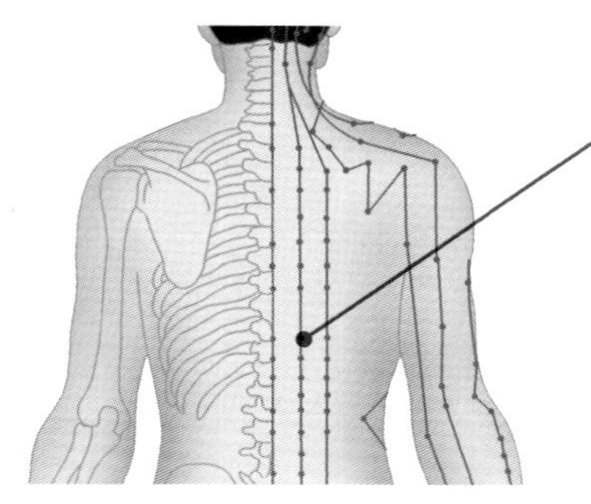

按揉肝腧穴

肝腧穴（第9胸椎棘突下，旁開1.5寸）是肝臟在背部的反應點，刺激此穴有利於脂肪肝的預防。按摩時，雙手拇指分別按壓在雙側肝腧穴上，做旋轉運動，3～5分鐘，力道由輕到重至能承受為止。

按揉足三里穴

按摩足三里穴（膝眼下3寸處）有改善肝功能，降低肝臟脂肪的功用。每天每側按揉30～50次，適度酸脹為宜。

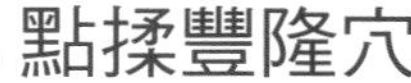

點揉豐隆穴

用拇指點揉豐隆穴（外踝尖上8寸處），按揉大約2分鐘即可。

按壓太沖穴

愛生悶氣、鬱悶、焦慮、憂愁難解的糖尿病併發脂肪肝患者可經常用拇指指尖對太沖穴（位於腳背大腳趾和第二趾結合前凹陷處）慢慢地進行垂直按壓，一次持續5秒鐘左右，持續到疼痛緩解為止。

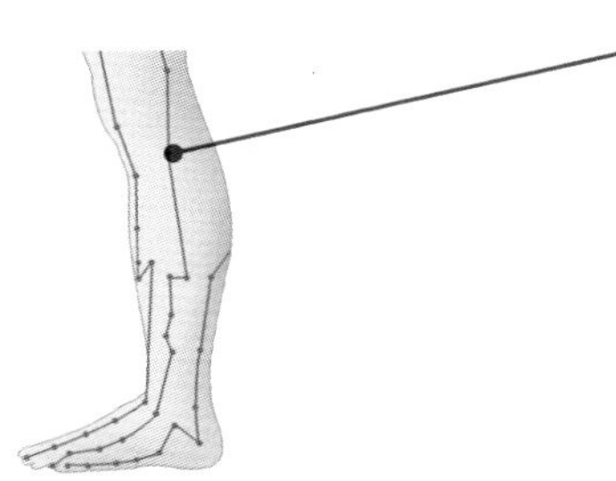

按揉陽陵泉穴

陽陵泉穴（膝蓋斜下方，小腿外側之腓骨小頭稍前凹陷中）為脂肪肝治療的要穴，按摩時用拇指用力按住陽陵泉穴，其餘四指併攏托住腿肚，按揉3分鐘。

TIPS

上述動作每天可早晚各做一次。

降糖顧肝超特效食譜

蒜香莧菜

食材：莧菜 200 克，蒜瓣 10 克。

調味料：蔥花、鹽各適量，植物油 10 克。

做法：

1. 莧菜洗淨；蒜瓣去皮，洗淨，切末。
2. 油鍋溫燒至七分熱，加蔥花炒香。
3. 放入莧菜翻炒至熟，用鹽和蒜末調味即可。

營養計算機

總熱量約 65 大卡．蛋白質 2.0 克．脂肪 4.3 克．醣類 5.8 克

食物代換表 莧菜 4/25 代換份、植物油 2/5 代換份

蘑菇燒白花椰菜

食材：白花椰菜 350 克，鮮蘑菇 200 克。

調味料：蔥絲、薑絲各 5 克，鹽 3 克，植物油 10 克。

做法：

1. 白花椰菜洗淨，切成小朵；蘑菇洗淨切片。
2. 油鍋燒熱，爆香蔥絲、薑絲，加入白花椰菜、少許水燒開，放入蘑菇、鹽翻炒至熟即可。

營養計算機

總熱量約 196 大卡．蛋白質 9.6 克．脂肪 11.1 克．醣類 21.8 克

食物代換表 白花椰菜 1 代換份、蘑菇 2/5 代換份

青椒豆豉炒蛋

食材：青椒 200 克，雞蛋 1 顆，豆豉 50 克。

調味料：鹽 3 克，植物油 10 克。

做法：

1. 雞蛋打散，加鹽攪勻；青椒洗淨，去蒂及籽，切菱形片；豆豉剁碎，待用。
2. 油鍋燒熱，倒入雞蛋液翻炒至熟，盛出。
3. 鍋留底油燒熱，倒入豆豉炒香，再加入青椒炒至八分熟，最後加雞蛋炒勻，並加鹽調味即可。

營養計算機

總熱量約 276.1 大卡．蛋白質 17.8 克．脂肪 12.3 克．醣類 15.5 克

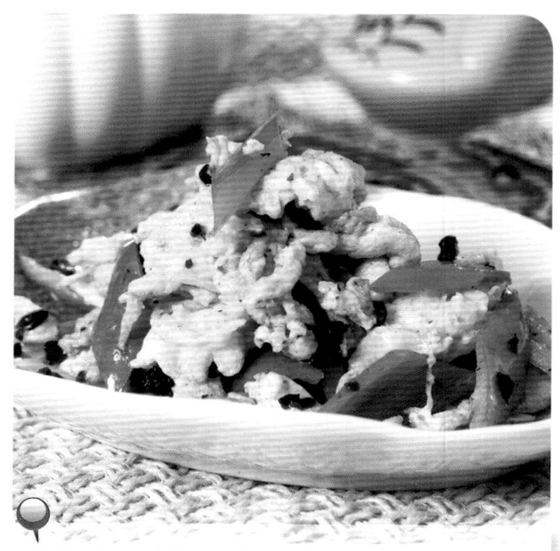

食物代換表 青椒 1/2 代換份、雞蛋 1 代換份

糖尿病合併心臟病

糖尿病合併心臟病患者飲食原則

一、飲食中的總熱量宜低於正常生理需要，以防熱量過多而導致肥胖。建議每日熱量分配的比例為早餐30％、午餐50％、晚餐20％。

二、蛋白質按勞動強度供給，其中輕度體力勞動為1.26克／千克標準體重；極重體力勞動可達1.75克／千克標準體重。蛋白質應佔總熱量15％。

三、限制脂肪攝取的質和量。一般認為膳食中的多元不飽和脂肪酸、飽和脂肪酸、單元不飽和脂肪酸之比以1：1：1為宜。每日膽固醇攝取量應控制在300毫克以下，有助於降低血清膽固醇的含量。

四、要嚴格控制碳水化合物攝取總量，尤其是控制糖類的攝取量，一般以不超過總熱量的10％為宜。

五、食鹽的攝取量應限制在每天2克以內，以減輕心臟負擔。

六、少用或不用濃茶、咖啡、辣椒、芥末、酒等興奮神經系統的食物。

七、少量多餐，定時進餐，不宜吃得過飽、過多，不可暴飲暴食。

不容忽視的飲食細節

一、鹽醃、鹽漬加工的食物及醬油中均含有大量的食鹽，應敬而遠之。雞粉雖無鹹味，但其鈉的含量是食鹽的80％左右，糖尿病合併心臟病患者應盡量避免食用。

二、烹調應選擇植物油，最好是含多元不飽和脂肪的菜籽油、橄欖油等，且用量應控制在每天25克以內。

三、動物性食品特別是畜禽類含有豐富的脂肪和膽固醇，病人不宜過多食用。習慣食用的肉類量要減少，除去肉上的脂肪，吃燒煮的肉，不要吃油煎的肉。

四、忌飲烈酒。即使是酒精含量較低的酒類，也應少用或不用。

五、不吃或少吃：豬腦、蛋類、豬腰、豬肝、豬皮、魷魚、螃蟹、雞肫、肥牛肉、豬大腸、豬肚、奶油、豬心、明蝦、鱔魚、雞肉、豬排骨等。

防治糖尿病併發心臟病的營養素建議

明星營養素	功　效	食物來源
碘	碘能抑制膽固醇被腸道吸收，降低膽固醇在血管壁上的附著，所以能減緩或阻止動脈粥狀硬化的發展，降低心臟病發病率	含碘量最高的食物為海產品，如海帶、紫菜、海魚、蚶子、蛤蜊、干貝、海參等。其中海帶含碘量最高，乾海帶中可達到240毫克/千克，其次為海貝類及海魚。陸地食品則以蛋、奶含碘量較高，其次為肉類
硒	硒參與穩定、修復損傷的心肌細胞膜，維持細胞的正常功能。充足的硒可改善心肌供血不足，加速損傷細胞的修復，可讓心肌梗死範圍減少，增加冠狀血管的血流量，改善微循環，降低心肌耗氧量	硒的豐富來源有芝麻、動物內臟、大蒜、蘑菇、蝦米、鮮貝、貽貝（淡菜）、金針菇、海參、魷魚、莧菜、魚粉、奶油、啤酒酵母、小麥胚芽和龍蝦。良好來源有海蟹、白帶魚、松花魚、黃魚、龍蝦、大豆油、全小麥粒（粉）、螃蟹、豬肉和羊肉
鉻	鉻的缺乏會導致醣和脂肪代謝障礙，間接影響心臟病。最近證實，糖尿病併發心臟病患者血漿鉻水平明顯低於正常人，鉻缺乏可使在循環中的胰島素值增高，最終導致動脈硬化。補充鉻可降低低密度脂蛋白膽固醇及總膽固醇值，降低心臟病的發病危險	啤酒酵母、未加工的穀物、麩糠、堅果類、乳酪提供較多的鉻

糖尿病併發心臟病自我簡易按摩調養

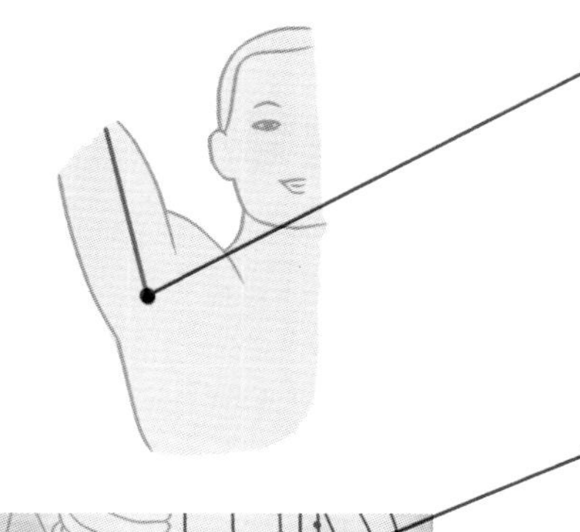

點撥極泉穴

極泉穴（位於腋窩頂點，腋動脈搏動處）是手少陰心經要穴，長期點撥此穴可取得較好的預防效果。先用手點按在極泉穴上，稍微用力至酸脹感為宜，再向旁邊撥動，一般會有麻感順手臂向下傳導至手指。

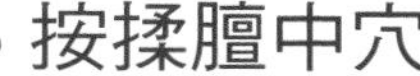

按揉膻中穴

每天用拇指或由手掌大魚際部先順時針後逆時針方向各按揉膻中穴（兩乳頭連線中點處）20次，反覆10次。若配合睡前暖水加浴鹽泡澡15～20分鐘的習慣，能更快緩解心臟病症狀。

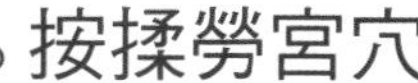

按揉勞宮穴

用拇指指腹反覆按壓或按揉勞宮穴（屈指，中指指尖指向處），或兩手握拳，以中指尖按壓此穴，或兩手間夾一個核桃或鋼球之類的東西，使其在勞宮穴上旋轉按摩。

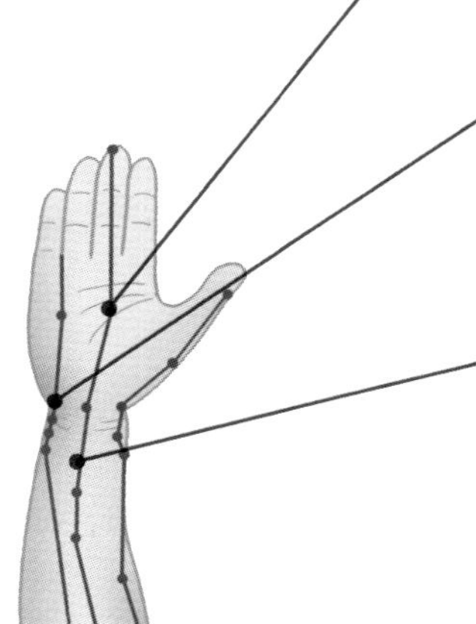

按揉神門穴

用拇指對神門穴（腕橫紋尺側端）稍向下用點力後保持壓力不變，繼而旋轉揉動，以產生酸脹感為宜。

點按內關穴

糖尿病合併心臟病患者心絞痛、心律失常發作時，用力不停點按內關穴（腕橫紋中點直上2寸處），每次3分鐘，間歇1分鐘，能迅速止痛或調整心律。

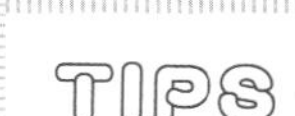

上述動作每天可早晚各做一次。

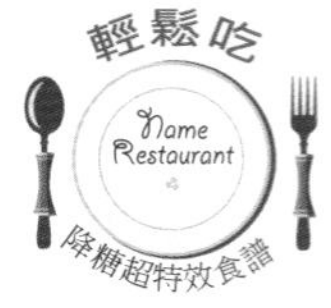

降糖護心超特效食譜

炒鮭魚丁

食材：鮭魚肉 500 克，山藥、香菇各 25 克，蛋白 1 顆。

調味料：蔥絲、薑絲各 5 克，太白粉、米酒各 10 克，鹽 3 克，植物油 15 克。

做法：

1. 將鮭魚肉洗淨，切成丁，放入蛋白、太白粉拌勻；將山藥洗淨，切丁；香菇洗淨，去柄，切丁。
2. 用油滑炒鮭魚，待魚肉變色，盛出瀝油。
3. 鍋內放少許油，放入蔥絲、薑絲炒香，倒入山藥丁、香菇丁，以及炒好的鮭魚，最後加米酒、鹽調味即可。

營養計算機

總熱量約 864 大卡．蛋白質 90.4 克．脂肪 54.1 克．醣類 4.8 克

食物代換表 鮭魚 6 代換份、山藥 1/6 代換份

冬瓜海帶湯

食材：冬瓜 150 克，海帶 50 克。

調味料：鹽 3 克，蔥花 5 克。

做法：

1. 將冬瓜洗淨，去皮去瓤，切塊；海帶泡軟洗淨，切絲，待用。
2. 鍋中倒入適量清水，放入冬瓜、海帶煮熟，出鍋前撒上蔥花，放少許鹽調味即可。

營養計算機

總熱量約 51 大卡．蛋白質 1.4 克．脂肪 0.3 克．醣類 4.1 克

食物代換表 冬瓜 0.3 代換份、海帶 1/2 代換份

豆苗金針菇湯

食材：豌豆苗、鮮金針菇各 100 克。

調味料：蔥花、鹽各適量，植物油 4 克。

做法：

1. 豌豆苗洗淨；金針菇去根，洗淨，放入沸水中汆透，撈出。
2. 油鍋溫燒至七分熱，放入蔥花炒香。
3. 加適量水中火煮滾，放入豌豆苗和金針菇煮 3 分鐘，用鹽調味即可。

營養計算機

總熱量約 100 大卡．蛋白質 7.4 克．脂肪 5.5 克．醣類 9.1 克

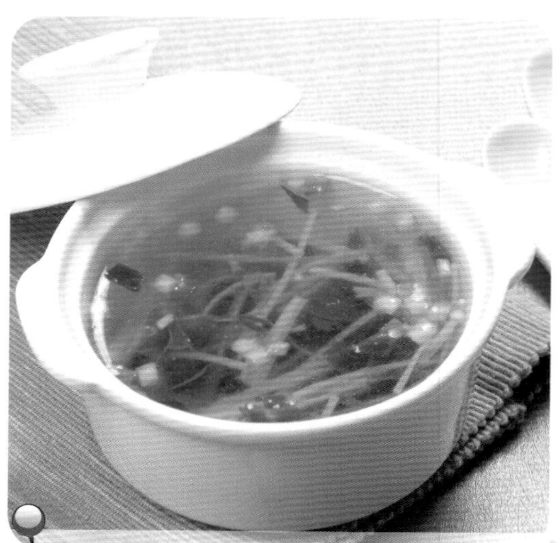

食物代換表 豆苗 2/5 代換份、鮮金針菇 1/25 代換份

糖尿病合併痛風

糖尿病合併痛風患者飲食原則

一、在總熱量限制的前提下，蛋白質的熱量比為10～15％，或每公斤理想體重給予0.8～1.0克，並以牛奶、雞蛋為主。

二、脂肪攝取應控制在總熱量的20～25％，其中飽和脂肪酸、單元不飽和脂肪酸、多元不飽和脂肪酸比例約為1：1：1，全日脂肪包括食物中的脂肪及烹調油在50克以內。

三、避免暴飲暴食，避免食用高普林食品（見第210頁）。

四、在痛風急性發作期的2～3天內，選用普林含量很少或基本不含普林的食品。

五、在痛風緩解期採以蔬菜瓜果為主的食品，將每日膳食中普林含量限制在100～150毫克以內。

六、每日喝水2～3千毫升，促進尿酸排出。以普通開水、淡茶水、礦泉水、鮮果汁、菜汁、豆漿等為宜。

七、酒精尤其是啤酒本身含大量普林，可使血尿酸濃度增高。因此，糖尿病合併痛風患者不宜飲酒，更不能空腹飲酒。

不容忽視的飲食細節

一、多採用蒸、煮、燉、汆、滷等用油少的烹調方法，減少食鹽的攝取。

二、吃畜瘦肉、雞鴨肉等肉類時，在煮滾後去湯食用，避免吃燉肉或滷肉，可將蔬菜加入湯中燉煮。

三、食用魚肉類食物時可先用沸水汆燙過後再烹飪，能減少普林含量和熱量。

四、不要吃火鍋，因為火鍋原料多有牛羊肉、動物內臟、海鮮、蘑菇等富含普林的食物。

五、辣椒、咖哩、胡椒、芥末、生薑等食品調料，均能興奮自主神經，誘使痛風急性發作，應盡量避免應用。

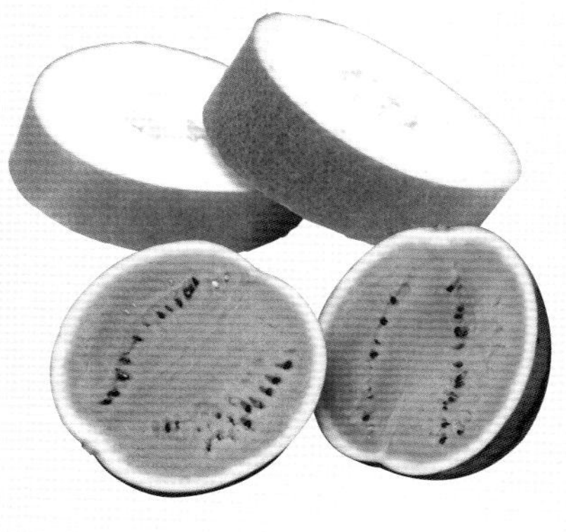

西瓜與冬瓜不但屬於鹼性食物，且有利尿作用，對痛風治療有利。

食物普林含量對照表

級　別	食　物
低普林 **（每100克含普林低於75毫克）**	主食類：米、麥、麵類製品、澱粉、高粱、通心粉、馬鈴薯、甘薯、山芋等 奶類：牛奶、乳酪、冰淇淋等 葷食：蛋類、豬血、雞血、鴨血等 蔬菜水果類：大部分蔬菜和水果均屬於低普林食物 飲料：礦泉水、蘇打水、可樂、汽水、茶、果汁、咖啡、巧克力、可可等 其他：醬類、蜂蜜 油脂類：植物油、瓜子、牛油、奶油、杏仁、核桃、榛果、動物瓊脂（吉利丁）及調味品
中等普林 **（每100克含普林75～150毫克）**	豆類及其製品：豆製品（豆漿、豆乾等）、乾豆類（綠豆、紅豆、黑豆、蠶豆）、豆苗、豆芽 肉類：禽瘦肉、畜瘦肉 水產類：草魚、鯉魚、鱈魚、比目魚、鱸魚、螃蟹、鰻魚、鱔魚、鮑魚、魚丸、魚翅、海帶 蔬菜類：菠菜、筍（冬筍、蘆筍、筍乾）、豆類（四季豆、青豆、菜豆、豌豆）、金針、銀耳、蘑菇、白花耶菜 油脂類及其他：花生、腰果、芝麻、栗子、蓮子、杏仁
高普林 **（每100克含普林151～1000毫克）**	豆類及蔬菜類：黃豆、香菇、荷蘭豆、紫菜 肉類：動物內臟、肉脯、濃肉汁、肉餡等 水產類：魚類（魚皮、魚卵、魚乾、沙丁魚、鳳尾魚等海魚）、貝殼類、蝦類、海參 其他：各類酒

防治糖尿病合併痛風的營養素建議

明星營養素	功　效	食物來源
維生素C	根據最近一項新的研究發現，維生素C可降低血液中的尿酸值，從而降低發生痛風的風險。這項研究結果顯示，每天攝取維生素C的量每增加500毫克，就能使患痛風的風險降低17%；每天攝取1500毫克維生素C的人要比每天攝取不到250毫克維生素C的人，患痛風的風險低於45%	含維生素C較多的食物為蔬菜與水果，如紫甘藍、韭菜、菠菜、青椒等深色蔬菜和白花椰菜，水果有柑橘、山楂、柚子等。另外，野生的莧菜、苜蓿、刺梨、沙棘、楊桃、酸棗等含量尤其豐富
泛酸（維生素 B_5）	人體內部倘若泛酸含量充足，則尿酸會充分利用，轉化成尿素和氨，很快就能隨尿排出體外，不會變成尿酸鹽結晶沉積在體內各處	泛酸的最主要來源有：蘑菇、雞蛋、白花椰菜和某些酵母。全穀物也是良好的泛酸來源。泛酸最豐富的天然來源是蜂王漿；母乳和牛奶也含有豐富的泛酸
鉀	鉀可以調節細胞內適宜的滲透壓和體液的酸鹼平衡，參與細胞內醣和蛋白質的代謝，不僅能逐漸緩解痛風疼痛，而且還能液化尿酸結晶，將尿酸值逐漸降低到正常範圍以內	海帶、紫菜、羊棲菜等海藻類食品一般含鉀較多。菠菜、莧菜、香菜、油菜、紫甘藍、芹菜、青蔥、萵苣筍、馬鈴薯、山藥、鮮豌豆、毛豆含鉀量也很高；糧食類以蕎麥麵、紅薯含鉀量較高；水果以香蕉含鉀量最豐富

糖尿病併發痛風自我簡易按摩調養

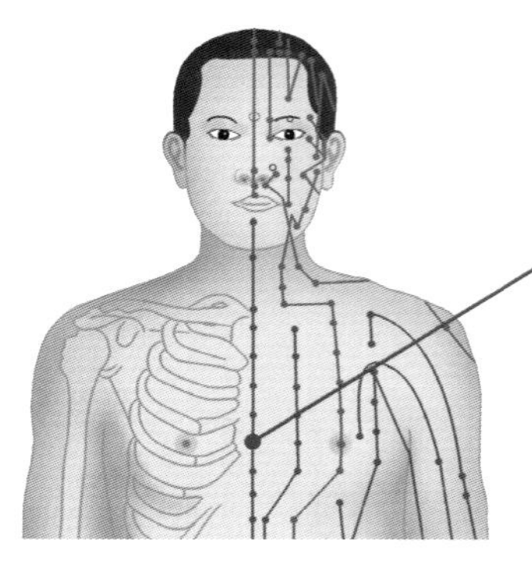

按揉膻中穴

天用拇指或由手掌大魚際部先順時針後逆時針方向各按揉膻中穴（兩乳頭連線中點處）20次，反覆10次。若配合睡前熱水加浴鹽泡澡15～20分鐘的習慣，能更快緩解痛風。

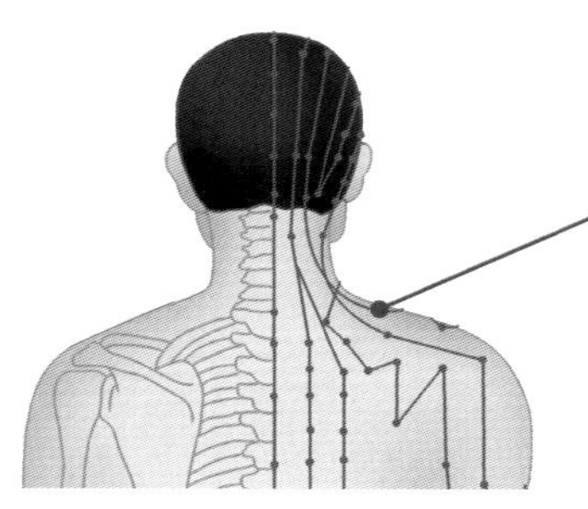

按揉肩井穴

用右手中指按揉左側肩井穴（乳頭正上方與肩線交接處），用左手中指按揉右側肩井穴，按揉大約2分鐘至有酸脹感為宜。

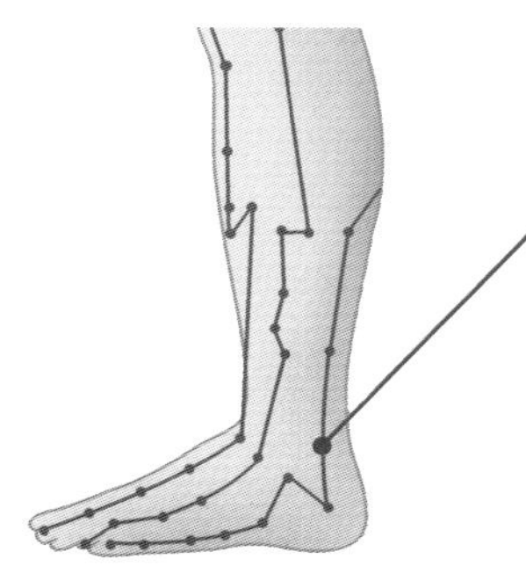

按揉昆侖穴

昆侖穴（在外踝後方，當外踝尖與跟腱之間的凹陷處）屬膀胱經，有利於尿酸排出，能緩解痛風。按摩時，用右手拇指按揉右腳外側踝骨後方的昆侖穴，時間3～5分鐘，再用左拇指按揉左側昆侖穴3～5分鐘。

TIPS

上述動作每天可早晚各做一次。

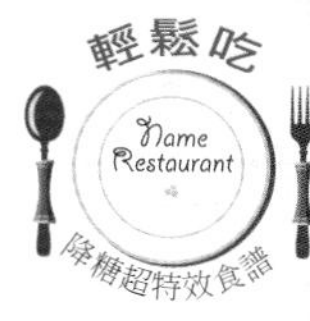

降糖消痛超特效食譜

黃瓜炒彩椒

食材：黃瓜 250 克，紅椒、黃椒各 50 克。

調味料：蔥花 5 克，鹽 3 克，植物油 10 克。

做法：

1. 紅椒、黃椒洗淨，去蒂除籽，切片；黃瓜洗淨，去蒂，切片。
2. 油鍋溫燒至六分熱時，放入蔥花炒香，倒入紅椒片、黃椒片和黃瓜片翻炒 3 分鐘，用鹽調味即可。

營養計算機

總熱量約 135 大卡．蛋白質 3.0 克．脂肪 9.7 克．醣類 11.5 克

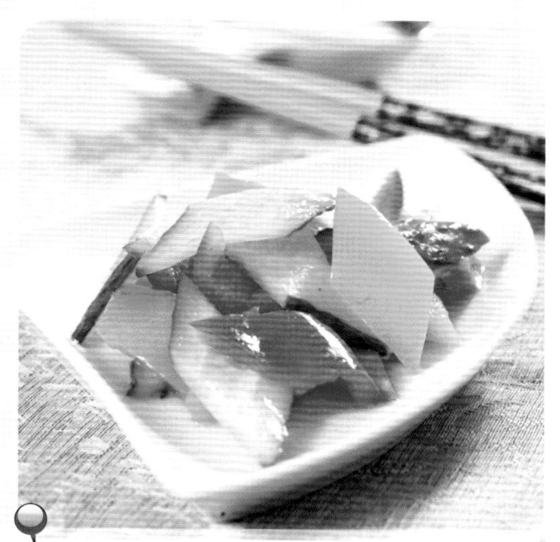

食物代換表 黃瓜 1/2 代換份、彩椒 1/8 代換份

鮮橙五色羹

食材：柳丁 1 個（約 100 克），牛肉、芹菜、馬鈴薯、蘆筍各 25 克。

調味料：鹽、米酒各適量，香油 3 克，太白粉 15 克。

做法：

1. 柳丁洗淨，去皮，切小塊；牛肉洗淨，切末；芹菜去葉留梗，洗淨，切末；馬鈴薯去皮，洗淨，切小丁；蘆筍洗淨，切丁。
2. 鍋中放入牛肉末和600毫升的水燒至八分熟，撈去浮沫，淋入米酒，倒入馬鈴薯丁和蘆筍丁煮至九分熟，加芹菜末和柳丁肉煮 5 分鐘，用鹽調味，太白粉勾薄芡，淋上香油即可。

營養計算機

總熱量約 87 大卡．蛋白質 6.6 克．脂肪 3.8 克．醣類 14.3 克

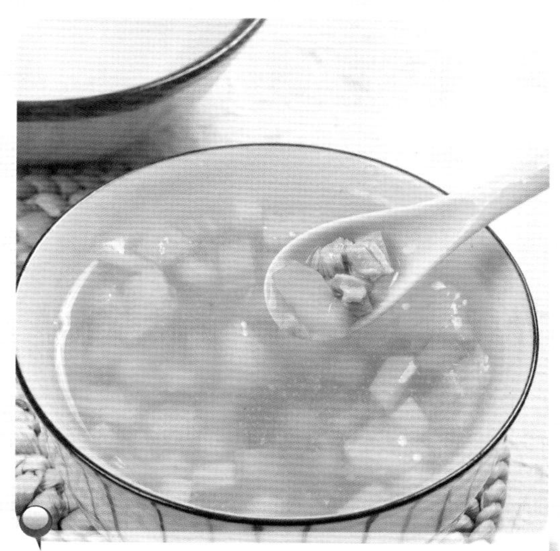

食物代換表 柳丁 1/2 代換份、馬鈴薯 1/5 代換份

附錄1 糖尿病中醫簡易調養法

按摩調養法

按摩法釋義

用手掌或手指的指腹按、揉、壓、點、推、捏、掐人體的穴位、經絡等，達到疏通經絡，改善局部或全身的血液循環，調節身體代謝的作用。

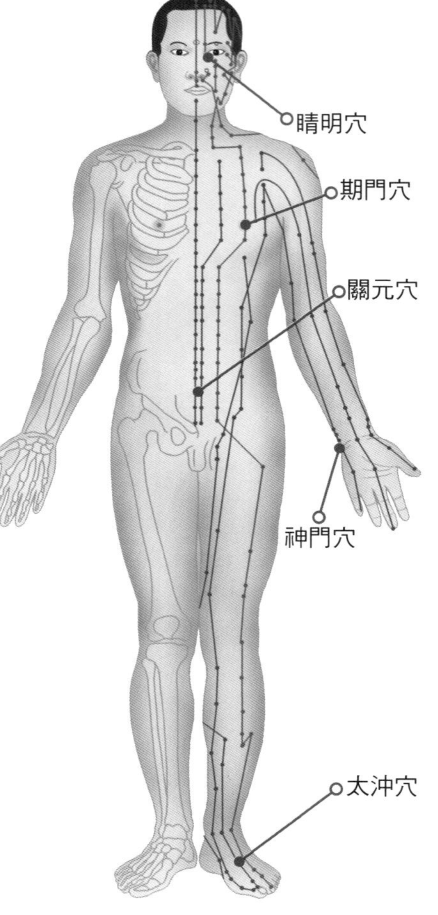

按摩調養法 step by step

❶取穴：關元穴（臍下3寸處）。

操作方法：取站姿，雙手相疊，放在關元穴上，先順時針再逆時針各按揉20～40次。

作用：適用於有尿頻、尿淋濁症狀的糖尿病患者。

❷取穴：期門穴（在臍上6寸、巨闕穴旁開3寸5分處）。

操作方法：取站姿，兩手分開放在肋下，將手掌心放在期門穴上，兩手均先順時針再逆時針各按揉20～40次

作用：可以達到平衡血糖的作用。

❸取穴：睛明穴（位於面部，目內眥角稍上方凹陷處）。

操作方法：取坐姿，用兩手的拇指指腹按揉雙側的睛明穴各1分鐘。

作用：防治糖尿病眼疾。

❹取穴：太沖穴（位於腳背大腳趾和第二結合前凹陷處）。

操作方法：取坐姿，用兩手的拇指指腹按揉雙側的太沖穴各1分鐘。

作用：防治糖尿病性高血壓。

❺取穴：神門穴（腕橫紋尺側端）。

操作方法：用兩手的拇指指腹分別按揉雙上肢兩側的神門穴各50～100次。

作用：調節體內的脂肪代謝，調節糖尿病合併肥胖者的內分泌。

按摩法注意事項

按摩時用力輕重適當，由輕到重，操作頻率不宜過快，以防過多地消耗體力。患有血友病、血小板減少性紫癜、肺結核等患者不宜按摩。皮膚破損或有皮膚病者，病變處禁用手觸摸。骨折初期、骨髓炎、骨腫瘤、骨關節結核、重度骨質疏鬆症等不宜按摩。患有急性傳染病、急性炎症和胃及十二指腸合併急性穿孔者，以及所有腹痛難以忍受者不宜按摩。患有嚴重的心、腦、腎疾患或腫瘤，以及體質極度虛弱者不宜按摩。懷孕3個月以上的婦女和月經期禁按合谷、三陰交及腹部、腰骶部有關穴位。

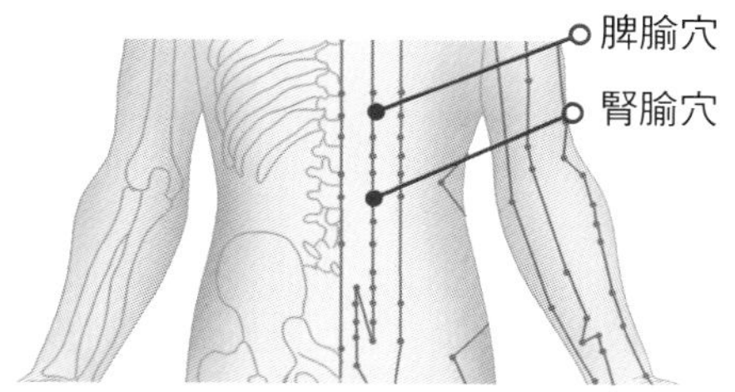

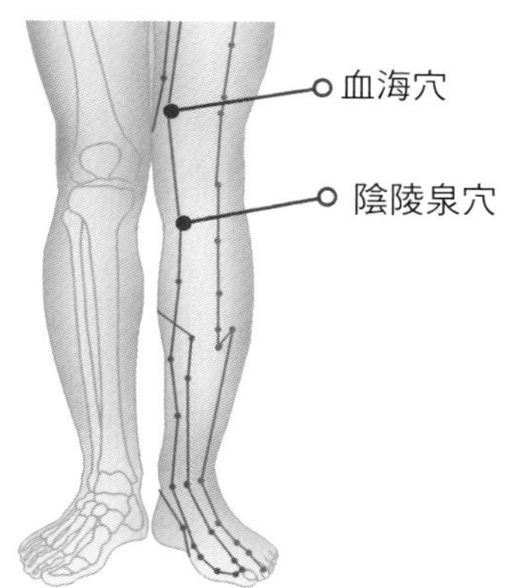

拔罐（抽氣罐）調養法

拔罐法釋義

將罐具緊扣在需要拔罐的部位上，用抽氣筒將罐內的空氣抽出，使罐內形成負壓，從而將罐具吸在皮膚表面。這種拔罐方法比火罐操作簡單，且不易燙傷皮膚，即使拔背部也可以自己操作。

拔罐調養法 step by step

❶**取穴：脾腧穴**（第 11 胸椎棘突下，旁開 1.5 寸處）。

操作方法：被拔罐者取俯臥位，取口徑合適的罐具，用抽氣法吸拔在雙側的脾腧穴處，留罐5～10分鐘。

作用：改善口渴症狀。

❷**取穴：腎腧穴**（兩手叉腰，大拇指向後按處即是）。

操作方法：被拔罐者取俯臥位，取口徑合適的罐具，用抽氣法吸拔在雙側的腎腧穴處，留罐5～10分鐘。

作用：改善多尿症狀。

❸**取穴：血海穴**（大腿內側，膝眼內側，股四頭肌隆起處）、**陰陵泉穴**（小腿內側，膝下脛骨內側凹陷中）。

操作方法：被拔罐者取坐位，取口徑合適的罐具，用抽氣法吸拔在血海穴和陰陵泉穴處，留罐5～10分鐘。

作用：改善下肢麻木、疼痛等神經症狀。

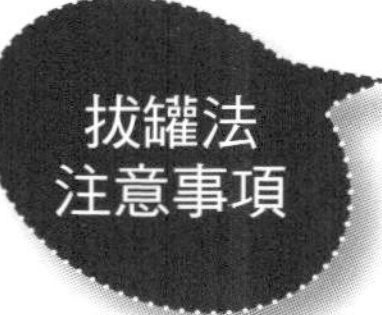

拔罐以皮下組織豐富、肌肉豐滿及毛髮較少的部位為宜。前一次拔罐部位的罐斑印未消退前，不宜再在原處拔罐。拔罐數目多時，罐具間要保持一定的距離，不宜太近。拔罐時不要移動身體，以免罐具脫落。過飢、過飽、過渴或過度疲勞時不宜拔罐。有出血傾向者，或患有出血性疾病者禁止拔罐。皮膚有水腫、潰瘍、過敏，以及大血管相應部位不宜拔罐。

艾灸調養法

艾灸法釋義

將艾條點燃後懸在穴位上方二、三公分處靜止不動地施灸。也可以把艾條點燃後懸在穴位上方二、三公分處做順時針或逆時針移動著施灸。

艾灸調養法 step by step

❶**取穴：脾腧穴**（位於第二胸椎棘突下旁開 1.5 寸處）、**肺腧穴**（第 3 胸椎棘突下旁開 1.5 寸處）、**大椎穴**（位於第 7 頸椎棘突下凹陷中）、**神闕穴**（即肚臍）、**關元穴**（位於臍下 3 寸處）、**足三里穴**（膝眼下 3 寸處）。

操作方法：用點燃的艾條分別懸在脾腧穴、肺腧穴、大椎穴、神闕穴、關元穴、足三里穴施灸，每個穴位每次灸 30～40 分鐘，每天灸一、二次，10 天為一個療程，每個療程間休息 3 天。

作用：交通心腎，改善目眩、耳鳴、心悸、胸悶、失眠、潮熱盜汗、食欲減退等症狀。

❷**取穴：脾腧穴、命門穴**（位於腰部，當後正中線上，第 2 腰椎棘突下凹陷中，約與肚臍在同一水平處）、**身柱穴**（位於背部，當後正中線上，第 3 胸椎棘突下凹陷中）、**大都穴**（在足內側緣，當足大趾本節前下方赤白肉際凹陷處）、**胃腧穴**（第 12 胸椎棘突下，左右旁開二指寬處）、**內關穴**（位於前臂正中，腕橫紋上 2 寸）、**魚際穴**（位於拇指本節後凹陷處）、**少府穴**（位於人體的手掌面，第四五掌骨之間，握拳時，當小指尖處）、**然谷穴**（內踝前下方，足舟骨粗隆下方凹陷中）、**湧泉穴**（足底前部凹陷處，第二三趾趾縫紋頭端與足跟連線的前 1／3 處）。

操作方法：用點燃的艾條分別懸在脾腧穴、命門穴、身柱穴施灸，每個穴位每次灸 20～30 分鐘，隔天灸一次。容易飢餓者加灸雙側的大都穴和胃腧穴；口渴嚴重者可加灸雙側的內關穴及魚際穴、少府穴；多尿者可加灸然谷穴、湧泉穴、複溜穴（在小腿內側，跟腱的前方）。

作用：增加胰島素分泌，達到降血糖的作用。

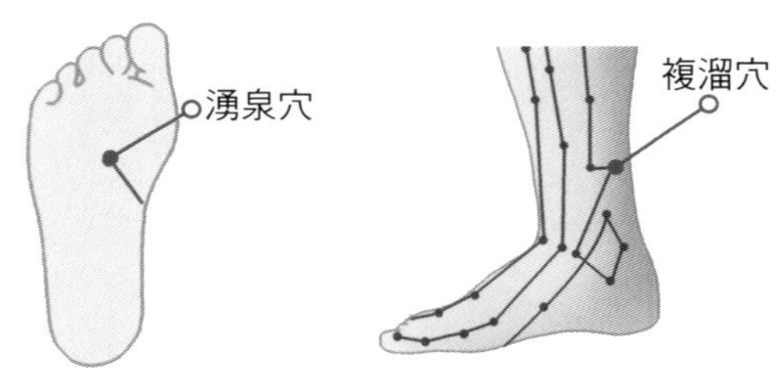

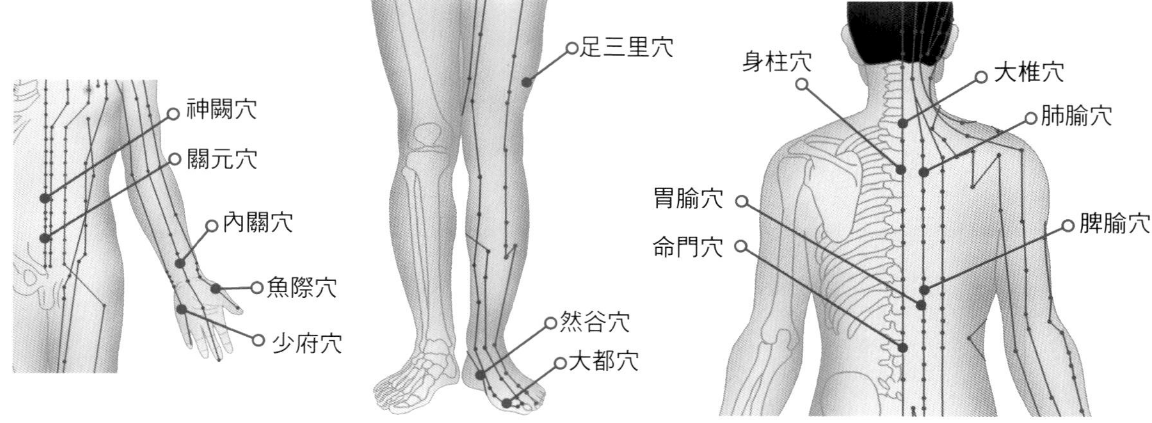

艾灸法注意事項

艾灸後30分鐘內不能碰冷水，20～30分鐘後可以洗熱水澡。女性經期忌灸，孕期下腹部和腰骶部忌灸。眼球、大血管處、心臟部位忌灸。男女的乳頭、陰部、睪丸處忌灸。極度疲勞、過飢、過飽、醉酒、情緒不穩時忌灸。如果灸的穴位多且分散，應按先頭、身後四肢，先背部後胸腹的順序進行。初次進行艾灸，應先小劑量或灸的時間短一些，以後再加大劑量。

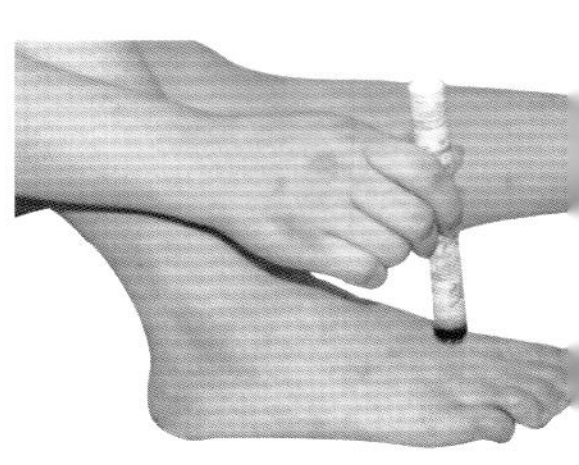

刮痧調養法

刮痧法釋義

露出需要刮痧的部位，用濃度為75%的酒精棉球，或用乾淨毛巾沾肥皂，將刮治部位擦拭乾淨，然後在刮拭部位均勻、適量地塗抹上一層刮痧油，接下來用刮痧工具力量適中地從內向外反覆刮動或由上而下順刮（忌來回刮），刮出紅點即為「痧」。

刮痧調養法 step by step

❶**取穴：肺腧穴**、**心腧穴**（位於第5胸椎棘突下旁開1.5寸處）。

操作方法：被刮痧者取站姿，從背部的肺腧穴刮至心腧，刮痧操作時間不宜超過6分鐘。力道適中，頻率不宜太快。

作用：改善多飲症狀。

❷**取穴：內庭穴**（位於足背第二、三趾間縫紋端）、**漏谷穴**（位於小腿內側，當內踝尖與陰陵泉穴的連線上，距內踝尖6寸，脛骨內側緣後方）。

操作方法：被刮痧者取坐姿，分別刮拭雙下肢的內庭穴和漏谷穴，每穴的刮拭時間不宜超過3分鐘。力道適中，頻率不宜太快。

作用：改善多食的症狀。

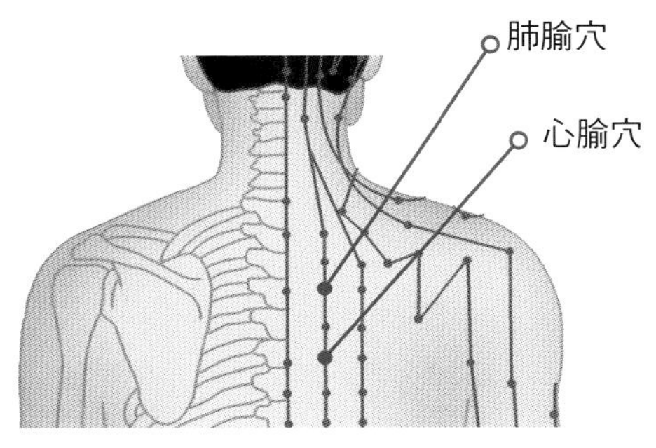

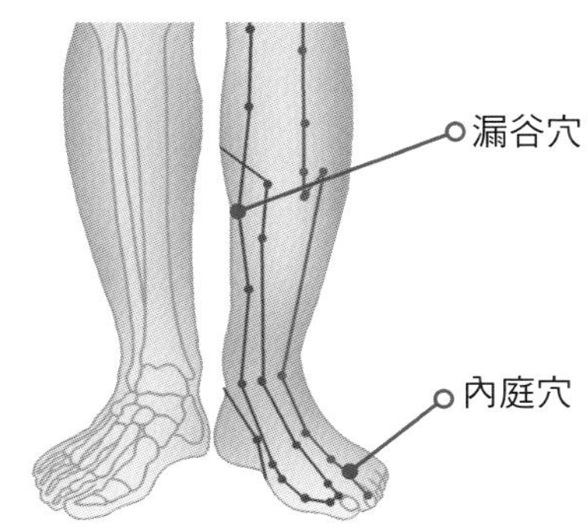

❸取穴：脾腧穴、腎腧穴、陽綱穴、意舍穴、中脘穴、氣海穴、陽池穴、足三里穴、三陰交穴。

操作方法：按順序分別刮拭脾腧穴（見第215頁）、腎腧穴（見第215頁）、陽綱穴（位於人體的背部，當第10胸椎棘突下旁開3寸）、意舍穴（在背部，當第11胸椎棘突下，旁開3寸）、中脘穴（胸骨下端和肚臍連接線中點）、氣海穴（位於體前正中線，臍下1寸半）、陽池穴（在腕背橫紋中，當指總伸肌腱的尺側緣凹陷處）、足三里穴（見第218頁）、三陰交穴（內踝尖直上3寸處），每個穴位的刮拭時間不宜超過3分鐘。力道適中，頻率不宜太快

作用：改善多飲症狀。

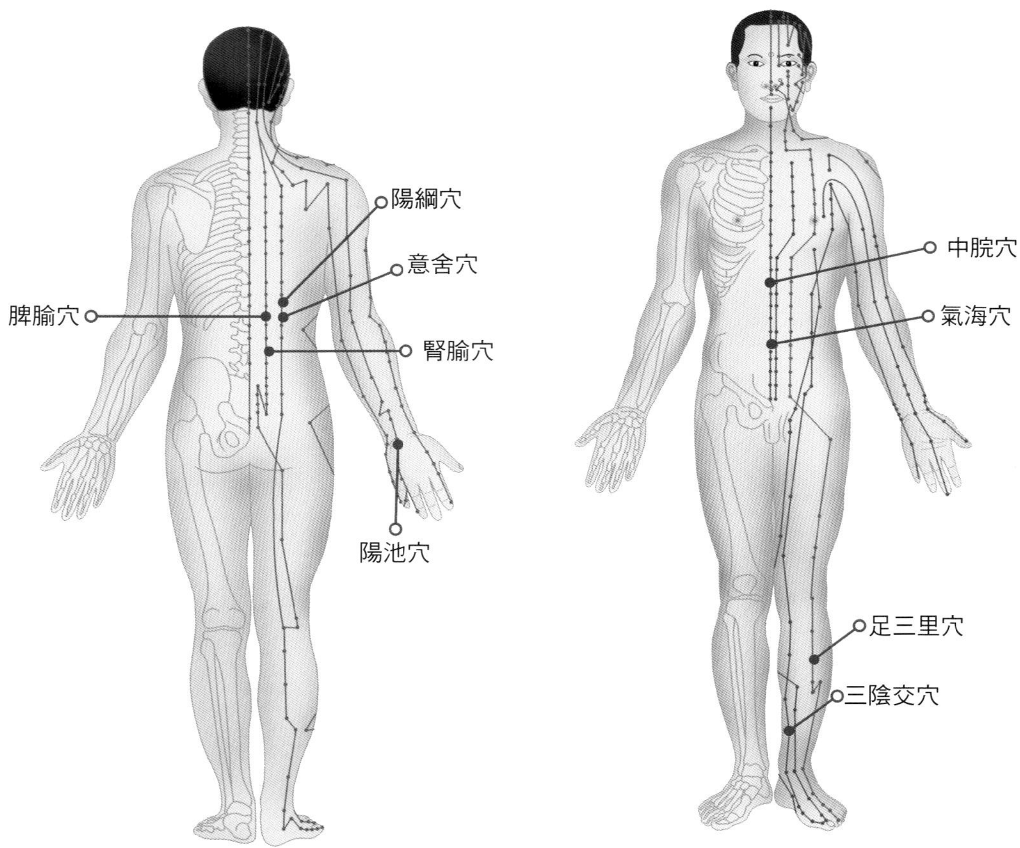

刮痧法注意事項

身體的帶孔處不宜刮痧，如眼睛、鼻子、乳頭、肚臍等。刮痧後刮痧油不宜立即擦乾淨。刮痧三、四小時後才能洗澡，禁洗冷水澡。如果刮痧同一部位，應間隔3～5天。刮痧後休息30分鐘方可活動。禁食生冷、油膩的食物。皮膚癤腫、潰破、瘢痕，以及傳染性皮膚病的病灶部位不宜刮痧；有出血傾向、伴有嚴重的心臟病，以及年老體弱的高血壓患者不宜刮痧。

附錄2 一學就會的降血糖茶飲

玉米鬚茶

取15克鮮玉米鬚洗淨，放入杯中，再放入3克綠茶，沖入沸水沖泡，蓋上杯蓋悶10～15分鐘，代茶飲用即可。玉米鬚茶能利尿消腫，還能改善糖尿病併發高血壓的不適症狀。

荷葉茶

取11張荷葉，洗淨，撕成大片，放入沙鍋中，加淹過荷葉的清水浸泡30分鐘，把沙鍋置火上，小火煎至鍋中的水沸騰後再煎30分鐘，代茶飲用即可。適用於口渴多飲、胸悶及合併心臟病的患者。

蓮子心茶

取3克蓮子心，洗淨，瀝乾水分，放入大杯中，倒入3克綠茶，沖入500毫升的開水，蓋上杯蓋悶10～15分鐘，揭蓋，放涼至溫熱飲用即可。適用於有心悸、失眠等症狀的糖尿病併發高血壓患者。

金銀花茶

取10克金銀花洗淨，倒入杯中，放入3克綠茶，沖入開水，蓋上杯蓋悶10～15分鐘，揭蓋，放涼至溫熱飲用即可。金銀花茶除修復損傷的胰島β細胞外，還能改善肌體的胰島素抵抗，啟動受體，增強受體對胰島素的敏感性。

薑鹽茶

取2克生薑洗淨，切片，放入沙鍋中，倒入約800毫升的清水後置火上，小火煎至鍋中的湯汁剩下500毫升；將6克綠茶、2克鹽倒入大杯中，沖入煎好的湯汁，蓋上杯蓋悶10～15分鐘，揭蓋，放涼至溫熱飲用即可。適用於口渴多飲、煩躁尿頻的糖尿病患者。

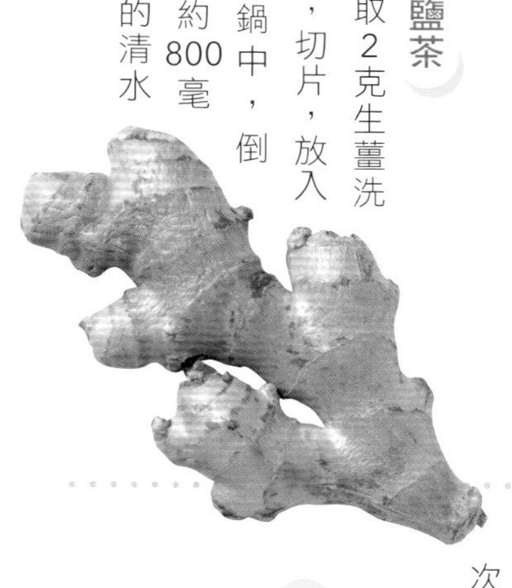

羅漢果茶

取2個鮮羅漢果，洗淨，切片，放入杯中，沖入沸水沖泡，蓋上杯蓋悶10～15分鐘，代茶飲用即可。2個鮮羅漢果一般可連續沖泡3～5次。適用於口渴多飲、情緒煩躁的糖尿病患者。

西洋參茶

取5片乾西洋參放入大杯中，沖入開水，蓋上杯蓋悶10～15分鐘，揭蓋，放涼至溫熱後代茶飲用。適合因氣陰虛所致的口乾、口渴、無力的糖尿病患者飲用。

烏梅茶

取20顆烏梅加水煎汁，去渣後取汁代茶飲用。適用於口渴、汗多等症狀比較明顯的糖尿病患者。

菊槐綠茶飲

取乾菊花、乾槐樹花及綠茶各3克，放入杯中，沖入適量開水，蓋上杯蓋悶10～15分鐘，揭蓋，放涼至溫熱後飲用。可預防糖尿病併發腦血管病。

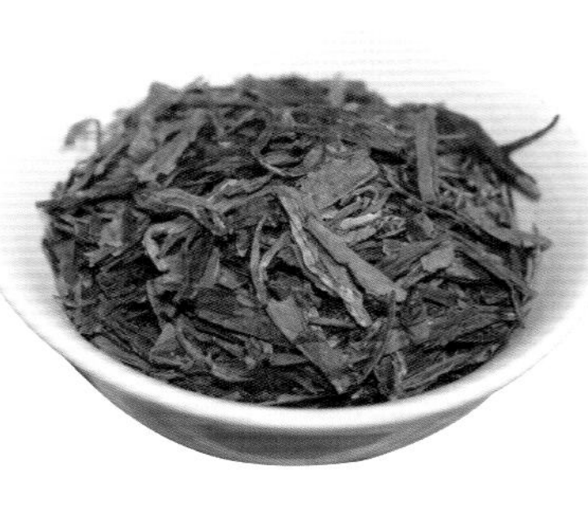

苦瓜茶

取10～15克乾苦瓜片，倒入杯中，再放入4克綠茶，沖入沸水，蓋上杯蓋悶30分鐘，代茶飲用，可連續換沖開水3～5次。具有清熱利尿、明目減肥和降血糖的功效。適合中老年糖尿病合併肥胖、視網膜病變者飲用。

麥冬茶

取20克麥冬放入杯中沖入沸水，蓋上杯蓋悶10～15分鐘，代茶飲用。具益胃生津、清心除煩和滋陰清肺的功效。

天花粉茶

取20克天花粉，研磨成粗末，倒入杯中，沖入80℃左右的熱水，蓋上杯蓋悶10分鐘，代茶飲用。具有清熱生津、止渴的功效。

蠶繭茶

取50克蠶繭，剪開，拿出蛾蛹，把蠶繭放入水中浸泡1小時後加適量水煎汁，取出蠶繭，取汁飲用，有涼血止渴的功效。

桑葉茶

取5張鮮桑葉洗淨，放入沸水中煎10分鐘，去渣取汁飲用。有解渴、降血糖和降血壓的功效。

南瓜茶

取25克乾南瓜片，放入杯中，沖入適量溫水，蓋上杯蓋悶10～15分鐘，代茶飲用。具有健脾止渴、降血糖的功效，適合病情較輕的中老年第2型糖尿病患者飲用。

冬瓜子茶

食用冬瓜時，別將冬瓜子扔掉，將其洗淨、瀝乾水分後曬乾；沙鍋置火上，加入400毫升的水，取10克冬瓜子放到鍋內用小火煎，水量剩一半時，關火，將冬瓜子過濾掉後飲用。能夠促使體內澱粉等醣類轉化為熱量，而不變成脂肪積聚在體內，比較適合糖尿病患者飲用。

柿葉茶

取60克無農藥污染的柿子葉，洗淨，放入燉杯內，加水300毫升，然後把燉杯置大火上煮滾，再用小火煎煮20分鐘，過濾去柿子葉，取煎汁飲用即可。具有潤肺化痰、軟堅、止渴生津、健脾的功效。

甘草藕汁茶

沙鍋置火上，放入6克甘草，加入適量清水，大火煮開後轉小火煮25分鐘，濾去甘草，取汁備用；取350克藕，去皮，洗淨，切絲，放入榨汁機中榨成藕汁，倒入大杯中，再倒入煎好的甘草汁，加3克木糖醇攪拌均勻飲用即可。具有清肺潤燥、生津涼血的功效，能改善口渴症狀。

葛根茶

取葛根、麥冬各9克，洗淨，放入置於火上的沙鍋中，加250毫升的清水，大火燒開轉小火煎煮20分鐘，倒出汁液，再加入250毫升的清水煎煮20分鐘，把兩次煎取的汁液混合，涼至溫熱，倒入50毫升的牛奶攪拌均勻後飲用即可。具有滋陰補腎、生津止渴的功效。

三子菊花茶

取10克女貞子、15克枸杞子和桑椹子，洗淨，放入沙鍋中加適量清水浸泡1小時後把沙鍋置火上，加水至1500毫升，大火燒開後用小火煮15分鐘，加入菊花再煮5分鐘，倒出煎汁，在鍋中再加800毫升的清水，煮開後再煮10分鐘，取兩次煎得的汁液混合後飲用即可。適合糖尿病合併眼疾，有兩眼乾澀、視物不清症狀的患者飲用。

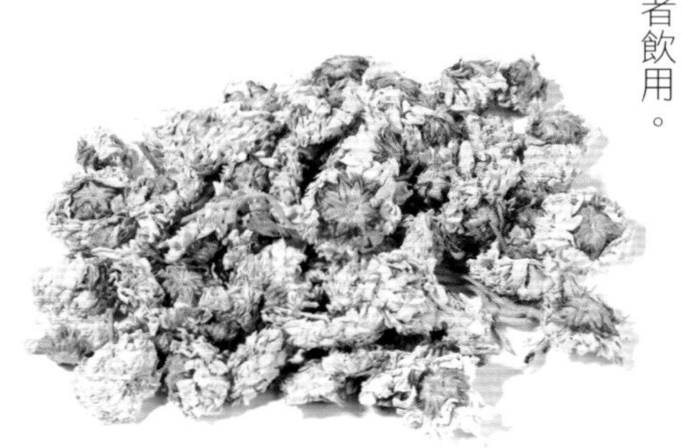

附錄3 一做見效的降血糖運動

散步

散步是一種最方便最自然的運動方式，適合於各類型的糖尿病患者。散步不但可減輕胰島β細胞的過度負擔，利於病情的控制，還能預防骨質疏鬆。步行時應直視前方，肩膀不晃動，背挺直，收緊小腹，手臂應大幅度擺動，穿輕便的服裝和運動鞋，且一定要穿襪子。步行20分鐘以上才可達到降血糖的作用，同時步伐盡可能的大一些。

病情較輕的患者每天可以進行快走：20分鐘走1600～1800公尺或30分鐘走2400～2700公尺；病情中等的糖尿病患者每天可選擇20分鐘走1200～1600公尺或30分鐘走1800～2400公尺。

足部有發炎、感染或水腫的糖尿病患者不宜散步。散步宜在飯後進行；散步時不宜穿皮鞋和高跟鞋，最好穿運動鞋或休閒鞋，衣服合身、寬鬆。散步10分鐘後心率應在（220－年齡）×（60％～70％）之間，這樣散步才能達到鍛鍊的目的。

另外，小雨中散步有利於消除鬱悶情緒和精神壓力。

游泳

游泳是一項全身運動，幾乎所有的肌肉群和內臟器官都要積極參與活動，能增強各器官和系統的功能，使身體得到全面的鍛鍊，能改善胰島素抵抗，提高胰島素作用。

游泳適用於大多數糖尿病患者，一般認為第2型糖尿病肥胖者和血糖在200～300毫克／分升以下者，以及第1型糖尿病穩定期病人均適合。

年輕力壯的糖尿病患者，每週大運動量（游泳後脈搏頻率120～140次／分鐘）的游泳鍛鍊不應超過2次；中年糖尿病患者宜進行中等運動量（游泳後脈搏頻率90～110次／分鐘）的游泳鍛鍊；老年糖尿病患者宜進行小運動量（游泳後脈搏頻率70～80次／分鐘）的游泳鍛鍊。

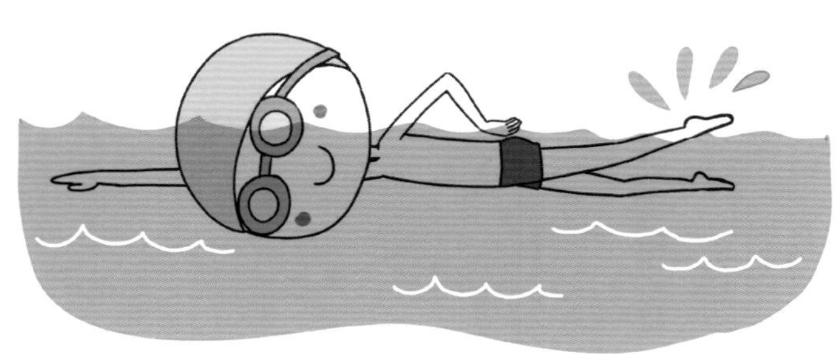

糖尿病患者最好在餐後半小時或1小時之後再游泳，不可在空腹及睡前游泳。雙腳出現皮膚損傷、潰爛的糖尿病患者不宜游泳，以免造成傷口感染。游泳時應隨身攜帶糖尿病卡及餅乾、糖果等含糖食物，以備發生低血糖時能馬上得到救治。

慢跑

慢跑能促進新陳代謝，消耗大量血糖，減少脂肪存積，預防血脂異常、動脈硬化、心臟病等併發症，對糖尿病患者穩定病情有益，但要在醫生認可後進行。

開始練習慢跑的體弱者可以進行短距離慢跑，從50公尺開始，逐漸增至100公尺、150公尺、200公尺，速度為30～40秒／100公尺；慢速長跑的距離可從1千公尺開始，適應後每兩週增加1千公尺，建議增至3～6千公尺，速度可掌握在跑1千公尺用時6～8分鐘。

不要在飯後立即慢跑，也不宜在慢跑後立即進食。慢跑宜在每天上午9～10點和下午4～5點進行。進行慢跑要持之以恆，循序漸進，不要急於求成而盲目延長距離或加快速度，也不要隨意間斷或偶爾跑一次，這樣達不到運動治療的目的。慢跑結束前，要逐漸減慢速度或改為步行，切忌突然停止或蹲下休息。

慢跑過程中，要隨時補充水分，可避免身體脫水。

爬山

爬山可使糖尿病患者對胰島素的敏感性增強，促進身體比靜坐時更多地利用血糖，從總體上降低血糖；爬山能加速脂肪的分解，改善脂肪的代謝，有利於預防糖尿病心腦血管併發症。

爬山還有助於改善糖尿病患者的精神狀態，消除不良的情緒。糖尿病患者最好在飯後1

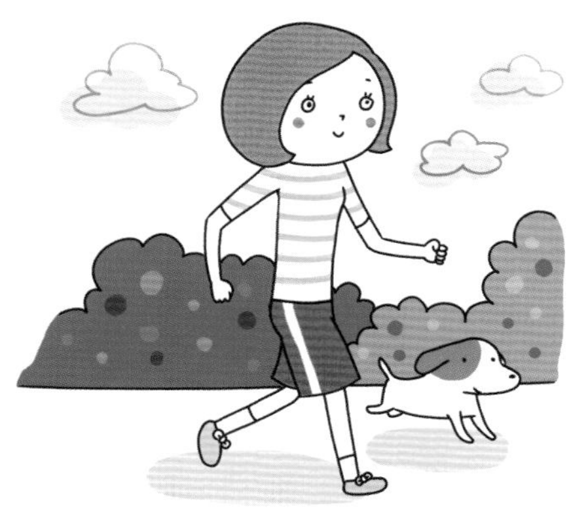

小時之後再開始爬山或在爬山前少吃一些食物，以免發生低血糖。

爬山的過程中不宜突然加大運動量和運動強度，以爬山後不感覺過度疲勞為度。

踢毽子

踢毽子不但要跳，上肢、頸部也要隨之運動，同時也能充分活動到腰部，對於調節全身血液流量，加速血脂、血糖的代謝，都有相當重要的作用，從而使降血糖的作用比較明顯。

剛開始踢毽子，宜從每次5～10分鐘開始，一兩個月內將踢毽子的時間延長到20～30分鐘。每次結束運動時，再做10分鐘左右的恢復運動。

踢毽子的時間過短達不到降低血糖的目的，踢毽子20～30分鐘降血糖的效果最佳。

踢毽子前先做15分鐘左右的熱身，以免運動中出現肌肉拉傷。中老年人踢毽子，可以從不十分激烈的動作開始，要以不出現心悸、氣促為宜。

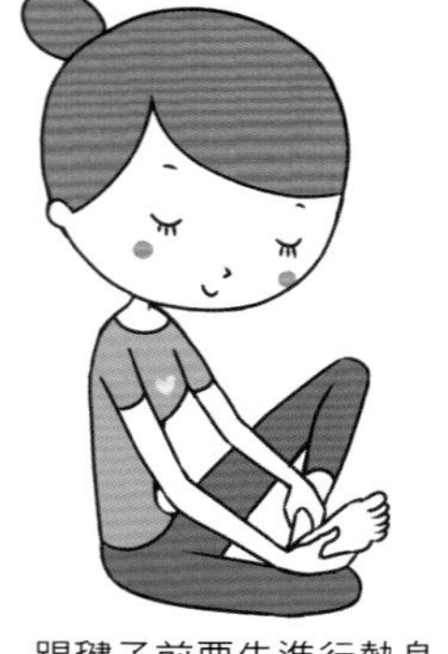

踢毽子前要先進行熱身，可減少肌肉拉傷的機會。

水中步行

穿好游泳衣，進入溫水泳池，剛開始可嘗試在沒過腹部的水深中開始行走，以後可以逐漸嘗試在淹過胸部的水深中行走。水中步行以朝前走的方式開始，大步伐行走，膝蓋抬高，手在水中揮動，這樣有助於抵擋水流的阻力。

在水中適應朝前走後可嘗試向左走、向右走或倒退著走。剛開始水中步行時，每天以30分鐘為宜，以後逐漸加大到每天60分鐘，可分早晚兩次進行。

鱔魚

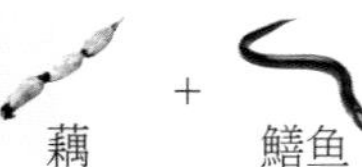

藕 + 鱔魚：有利於保持酸鹼平衡

泥鰍

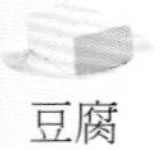 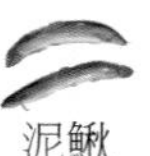

豆腐 + 泥鰍：營養互補

牡蠣（蠔）

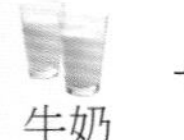 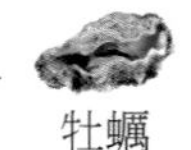

牛奶 + 牡蠣：強化骨骼，有助於發育

鯉魚

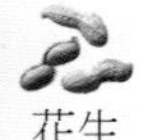

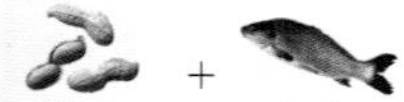

花生 + 鯉魚：有利營養保存和利用

鱈魚

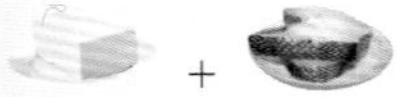

豆腐 + 鱈魚：營養互補，增強補鈣功效

扇貝

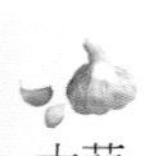

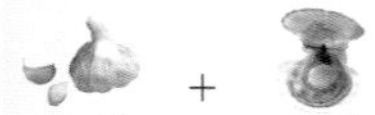

大蒜 + 扇貝：延長維生素B群在人體內的停留時間

山楂

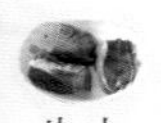 

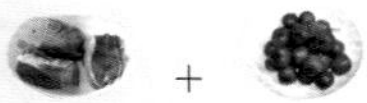

牛肉 + 山楂：促進鐵質吸收

蘋果

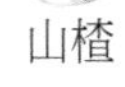 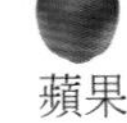

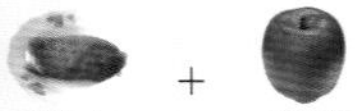

豬肉 + 蘋果：減少膽固醇的吸收

柚子

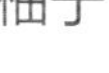 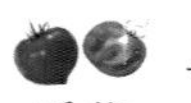

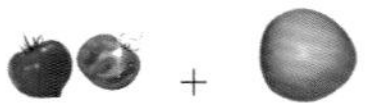

番茄 + 柚子：預防糖尿病併發症

櫻桃

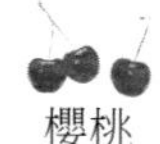

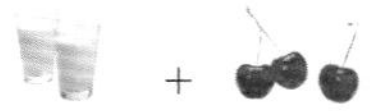

牛奶 + 櫻桃：可中和櫻桃的熱性

草莓

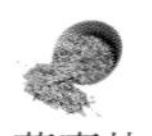 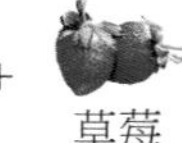

燕麥片 + 草莓：提高鐵的吸收率

橘子

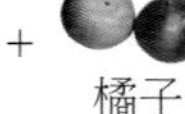

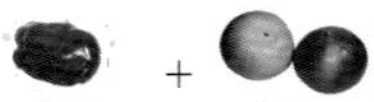

豬肝 + 橘子：促進鐵質吸收

生薑

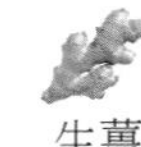

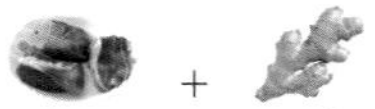

牛肉 + 生薑：去寒、治腹痛

醋

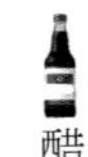

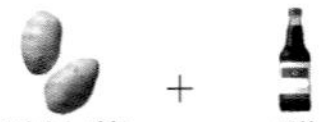

馬鈴薯 + 醋：分解有毒物質

黑芝麻

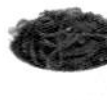 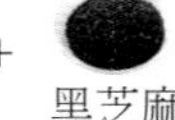

海帶 + 黑芝麻：美容、抗衰老

核桃

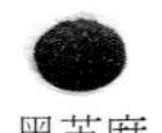 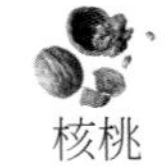

黑芝麻 + 核桃：增強智力，補充體力，延緩衰老

糖尿病
常用食材搭配宜忌速查表

玉米（粟米）

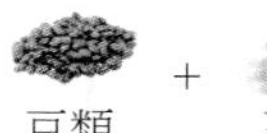

豆類 ＋ 玉米 ✓ 補充色氨酸，避免皮膚病

黃豆

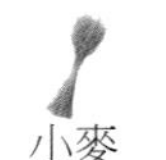
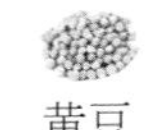

小麥 ＋ 黃豆 ✓ 提高蛋白質的營養價值

薏仁

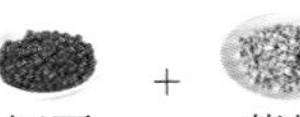

紅豆 ＋ 薏仁 ✓ 降低血糖

綠豆

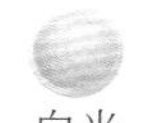
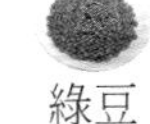

白米 ＋ 綠豆 ✓ 補充微量元素和維生素B群

燕麥

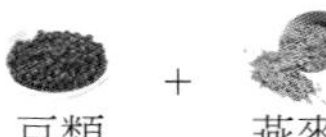

豆類 ＋ 燕麥 ✓ 抑制餐後血糖值上升

大白菜

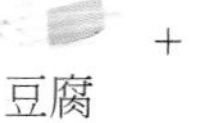

豆腐 ＋ 大白菜 ✓ 幫助鈣的吸收

蕎麥

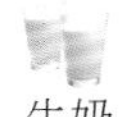
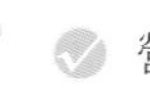
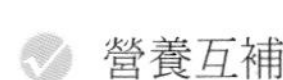

牛奶 ＋ 蕎麥 ✓ 營養互補

菠菜

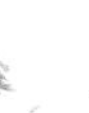
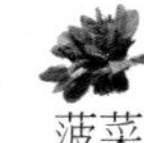

鹼性食物 ＋ 菠菜 ✓ 防止結石

裸燕麥

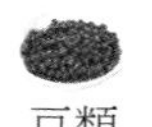

豆類 ＋ 裸燕麥 ✓ 降低膽固醇

莧菜

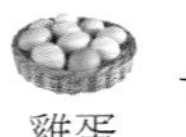
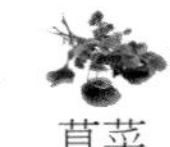

雞蛋 ＋ 莧菜 ✓ 增強人體免疫力

黑豆

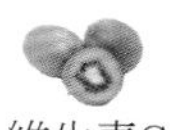
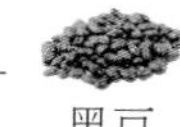

維生素C ＋ 黑豆 ✓ 幫助吸收鋅和鐵

豌豆苗

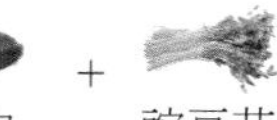

豬肉 ＋ 豌豆苗 ✓ 利尿止瀉、消腫止痛、助消化

紅豆

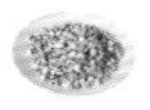
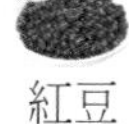

薏仁 ＋ 紅豆 ✓ 輔助治療腎炎水腫

韭菜

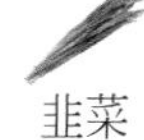

豬肉 ＋ 韭菜 ✓ 提高胡蘿蔔素的吸收率